U0364726

药学理论与
药物临床应用

YAOXUE LILUN YU
YAOWU LINCHUANG YINGYONG

时慧　主编

中国纺织出版社有限公司

图书在版编目（CIP）数据

药学理论与药物临床应用 / 时慧主编. -- 北京：
中国纺织出版社有限公司，2020.12
ISBN 978-7-5180-8196-7

Ⅰ.①药… Ⅱ.①时… Ⅲ.①临床药学 Ⅳ.①R97

中国版本图书馆CIP数据核字（2020）第222535号

责任编辑：樊雅莉　范红梅　责任校对：高　涵　责任印制：王艳丽

中国纺织出版社有限公司出版发行
地址：北京市朝阳区百子湾东里A407号楼　邮政编码：100124
销售电话：010 — 67004422　传真：010 — 87155801
http://www.c-textilep.com
中国纺织出版社天猫旗舰店
官方微博 http://weibo.com/2119887771
北京玺诚印务有限公司印刷　各地新华书店经销
2020年12月第1版第1次印刷
开本：889×1194　1／16　印张：9.5
字数：282千字　定价：68.00元

编　委　会

前　言

　　社会经济的高速发展和医药科技的不断进步，极大地推动了临床药学的发展；新药物及新制剂的不断上市，也极大地丰富了临床药学的内容。为了顺应时代变化，更好地指导医疗、药学等方面的实际工作，进一步满足医药工作者的实际临床需求，编者结合自身丰富的药学经验，并参考国家颁布的药事法规文件、临床诊治指南和国内外相关文献，倾力编写了本书。

　　本书结合临床用药现状和实践经验，较系统地阐述了药学基础理论、药剂学、中药学等内容，针对不同病情和不同人群的特点合理用药以及药物相互作用等方面内容均有详细阐述。在编写中，编者坚持内容完整性、启发性、多样性的原则，力求创新，资料新颖，科学实用，希望能为广大医药同仁提供参考和帮助。

　　由于药学涉及面广，内容繁多，加之编者众多，认知水平有限，尽管在编写的过程中反复校对、多次审核，但书中难免有不足和疏漏之处，望读者不吝赐教，提出宝贵意见，以便再版时修订，谢谢。

编　者
2020 年 8 月

目 录

第一章

绪 论

第一节　药物学总论

　　药物学是一门综合性学科。它包含药学许多方面的内容，并且与一些专门学科如药物治疗学、药理学、药剂学、药物化学等在内容上有一定程度的交叉，因此它涉及的领域具有相当的广度，但深度往往不如各有关专门学科。尽管如此，药物学仍是一门实用性很强的学科，也在与时俱进和不断提高。虽然现在各级医药院校一般都没有开设药物学课程，但药物学类的书籍却大量出版，而且经久不衰，这表明作为信息，药物学仍具有强大的生命力，拥有广大的医药专业读者，在获取基本医药知识、提高医疗和用药水平上发挥着不容忽视的作用。其所以能如此，是由于它的内容实用性强，能指导医疗、药学等方面的实际工作，满足了广大医药人员学习、参考的需要。

一、我国药物学史

　　药物学是一门古老的学科，在西方是如此，在我国也是如此。我华夏之邦素称文明古国，向来以历史悠久、文化发达著称于世。我国医药起源很早，古代典籍有"伏羲氏尝味百草""神农尝百草"之说，虽然伏羲、神农是否实有其人尚待确定，但肯定有人将前人的发现、经验进行归纳、总结和提高。这也表明我国早在原始社会，人们通过长期的生产、生活实践，已逐渐认识了某些植物、动物、矿物药的治疗作用。

　　根据现有史料记载，远在公元前11世纪以前的夏代和商代，我国就已有了酒和汤液的发明。周代的《诗经》《山海》等著作中已收载许多种药物。长沙马王堆三号汉墓出土帛书《五十二病方》（据考证是公元前3世纪的写本）记载的药物达242种。秦汉之际，新的药物品种更不断增加。西汉初年已有药物著作在民间流传。汉平帝元始五年（公元5年）曾征集天下通晓方术本草者来京师，"本草"已成为药物学的通称。《神农本草经》成书于公元1~2世纪。它总结了东汉以前的药物知识，是我国现存最早的药物学专书，收载药物365种。以后的许多朝代都曾编修过本草。南北朝时陶弘景将《神农本草经》加以整理补充，汇编成《本草经集注》，药物由365种增加到730种，这是《神农本草经》以后药物学的又一次整理提高。显庆二年（公元657年）唐政府组织长孙无忌、苏敬等20余人编撰本草，并向各地征集药物标本，绘制成图，于显庆四年编成，收载药物850种，取名《新修本草》。这是我国第一部由国家颁行的药物学权威著作，有人认为它是世界上最早的一部国家药典。宋代官方与私人均从事本草的编修。宋初，政府曾组织编修《开宝本草》《嘉祐本草》《图经本草》，并颁行全国。四川名医唐慎微独力编成《经史证类备急本草》（简称《证类本草》），收载药物达1 558种，附单方验方3 000余首，为保存我国古代本草史料做出了贡献。明代李时珍所编《本草纲目》，集历代本草之大成，收载药物1 892种，附方11 000余首，共有插图1 160幅，内容非常丰富。1596年出版以后，不仅在国内广为流传，而且还陆续译成德、日、英、法文等文字，传播海外，成为国际上研究药学和生物学的宝贵参考资料。清代赵学敏编著《本草纲目拾遗》，收《本草纲目》未收载之药700余种，同时还博采国外及国内民间医药资料，内容很有参考价值。

鸦片战争（1840 年）以后，我国海禁大开，西方医药大量传入，从而于传统医药之外逐渐形成西方医药体系。反映在药物学著作方面，既有传统本草著述（如吴其浚的《植物名实图考》、屠道和的《本草汇纂》）和中西结合的生药学（如赵黄等的《现代本草——生药学》）的编撰，又有单纯介绍西方药物的著译作品，如博约翰（亦译为傅兰雅）的《西药大成》及洪士提的译作《万国药方》等。

以后，药物学著作的编撰出版逐渐增多。1949 年以前，陆续出版的有戴虹溥的《新体实用药物学》、梁心的《新纂药物学》、吴建瀛的《实用药物学》、顾学裘的《现代药物学》等，对普及西方药物知识起了有益作用。1949 年以后，特别是改革开放之后，药物学书籍更如雨后春笋般地大量呈现，内容丰富，各具特色，对我国医药事业的发展起到重要的作用。

二、药物的来源及植物药的成分

（一）药物的来源

药物来源有二，一是自然界，二是人工制备（包括仿生药）。来自自然界的药物为天然药物，包括中药及一部分西药；来自人工制备的药物为化学药物，包括大部分西药。

植物性天然药物（植物药）在天然药物（包括中药）中占较大比例，它的化学成分一直受到人们的重视。经过近百年来的研究，其成分现已大体为人们所了解。

（二）较重要的植物药化学成分

（1）生物碱（赝碱）：是一类含氮的碱性有机物质，大多数是无色或白色的结晶性粉末或细小结晶，味苦，少数是液体（如槟榔碱）或有颜色（如小檗碱）。在水中多数难溶，比较易溶于有机溶剂如醚、氯仿、醇等（但与酸化合成盐后，易溶于水，能溶或稍溶于醇，而难溶于醚、氯仿等）。这类成分一般都具有相当强烈的生理作用。重要的生物碱如吗啡、可待因（含于阿片）、奎宁（含于金鸡纳皮）、咖啡因（含于茶叶、咖啡豆）、阿托品（含于颠茄等）、东茛菪碱（含于洋金花）、士的宁（含于番木鳖）、依来丁（含于吐根）、麻黄碱（含于麻黄）、可卡因（含于古柯叶）、毒扁豆碱（含于毒扁豆）、毛果芸香碱（含于毛果芸香）、麦角新碱、麦角胺（含于麦角）、小檗碱（含于黄连、黄檗、三颗针等）、四氢帕马丁（含于元胡）、粉防己碱（含于粉防己）等。

（2）多聚糖：（简称多糖）是由十个以上的单糖基通过苷键连接而成的，一般多聚糖常由几百甚至几千个单糖组成。许多中草药中含有的多糖具有免疫促进作用，如黄芪多糖。从香菇分离出的香菇多糖具有明显的抑制实验动物肿瘤生长的作用。鹿茸多糖则可抗溃疡。

（3）苷（糖杂体）：是糖或糖的衍生物与另一称为苷元（甙元或配基）的非糖物质，通过糖端的碳原子连接而成的化合物。苷的共性在糖的部分，而苷元部分几乎包罗各种类型的天然成分，故其性质各异。苷大多数是无色无臭的结晶或粉末，味苦或无味；多能溶于水与稀醇，亦能溶于其他溶剂；遇湿气及酶或酸、碱时即能被分解，生成苷元和糖。苷类可根据苷键原子不同而分为氧苷、硫苷、氮苷和碳苷，其中氧苷为最常见。氧苷以苷元不同，又可分为醇苷、酚苷、氰苷、酯苷、吲哚苷等，现简述如下。

1）醇苷：如具有适应原样作用的红景天苷和具有解痉止痛作用的獐牙菜苦苷均属醇苷。醇苷苷元中不少属于萜类和甾醇类化合物，其中强心苷和皂苷是重要的类型。含有强心苷的药物有洋地黄、羊角拗、夹竹桃、铃兰等。皂苷是一类比较复杂的苷类化合物，广泛存在于植物界，它大多可以溶于水，振摇后可生成胶体溶液，并具有持久性、似肥皂溶液的泡沫。皂苷是由皂苷元和糖、糖醛酸或其他有机酸所组成。按照皂苷被水解后所生成的苷元的结构，皂苷可分为两大类：甾体皂苷和三萜皂苷。薯蓣科薯蓣属许多植物所含的薯蓣皂苷元属于甾体皂苷；三萜皂苷在自然界的分布也很广泛，种类很多，如桔梗、人参、三七、甘草、远志、柴胡等均含有三萜皂苷。

2）酚苷：黄酮、蒽醌类化合物通过酚羟基而形成黄酮苷、蒽醌苷。如芦丁、橙皮苷均属黄酮苷，分解后可产生具有药理活性的黄酮；大黄、芦荟、白番泻叶等含有蒽醌苷分解后产生的蒽醌具有导泻作用。

3）氰苷：氰苷易水解而产生羟腈，后者很不稳定，可迅速分解为醛和氢氰酸。如苦杏仁苷属于芳香族氰苷，分解所释出的少量氢氰酸，具有镇咳作用。

4）酯苷：如土槿皮中的抗真菌成分属酯苷。

5）吲哚苷：如中药所含的靛苷是一种吲哚苷，其苷元吲哚醇氧化成靛蓝，具有抗病毒作用。

（4）黄酮：为广泛存在于植物界中的一类黄色素，大都与糖类结合为苷状结构存在。多具有降血脂、扩张冠脉、止血、镇咳、祛痰、减低血管脆性等作用。银杏、毛冬青、黄芩、陈皮、枳实、紫菀、满山红、紫花杜鹃、小叶枇杷、芫花、槐米、蒲黄等都含有此成分。

（5）内酯和香豆素（精）：内酯属含氧的杂环化合物。香豆素系邻羟基桂皮酸的内酯，为内酯中的一大类，单独存在或与糖结合成苷，可有镇咳、祛痰、平喘、抑菌、扩张冠脉、抗辐射等作用，含存于秦皮、矮地茶、补骨脂、蛇床子、白芷、前胡等。其他内酯含存于穿心莲、白头翁、当归、银杏叶等，具有各自的特殊作用。

（6）甾醇：常与油脂类共存于种子和花粉粒中，也可能与糖结合成苷。β-谷甾醇（黄檗、黄芩、人参、附子、天门冬、铁包金等含有）、豆甾醇（柴胡、汉防己、人参、款冬、黄檗等含有）、麦角甾醇（麦角、灵芝、猪苓等含有）及胆甾醇（即胆固醇，含于牛黄、蟾酥等）都属本类成分。

（7）木脂素：多存在于植物的木部和树脂中，因此而得名。多数为游离状态，也有一些木脂素结合成苷。五味子、细辛、红花、连翘、牛蒡子含此成分。

（8）萜类：为具有（C_5H_8）$_n$ 通式的化合物以及其含氧与饱和程度不等的衍生物。中草药的一些挥发油、树脂、苦味素、色素等成分，大多属于萜类或含有萜类成分。

（9）挥发油（精油）：挥发油是一类混合物，其中常含数种乃至十数种化合物，主要成分是萜类及其含氧衍生物，具有挥发性，大多是无色或微黄色透明液体，具有特殊的香味，多比水轻，在水内稍溶或不溶，能溶于醇、醚等。其主要用途是调味、祛风、防腐、镇痛、通经、祛痰、镇咳、平喘等。含挥发油的中药很多，如陈皮、丁香、薄荷、茴香、八角茴香、桂皮、豆蔻、姜、桉叶、细辛、白芷、当归、川芎、芸香草等。

（10）树脂：均为混合物，主要的组成成分是二萜和三萜类衍生物，有的还包括木脂素类。多由挥发油经化学变化后生成，不溶于水，能溶于醇及醚。如松香就是一种树脂。树脂溶解于挥发油，即为"油树脂"。油树脂内如含有芳香酸（如苯甲酸、桂皮酸等），则称为"香胶"或"树香"，也称作"香树脂"。

（11）树胶：是由树干渗出的一种固胶体，为糖类的衍生物。能溶于水，但不溶于醇，如阿拉伯胶、西黄芪胶等。

（12）鞣质：又名"单宁"。中药中含此成分较多的是五倍子、茶、大黄、石榴皮，其他树皮、叶、果实也常含有。鞣质多具收敛的功效，遇三氯化铁变黑色，遇蛋白质、胶质、生物碱等能起沉淀，氧化后变为赤色或褐色。常见的五倍子鞣质亦称鞣酸，用酸水解时，分解出糖与五倍子酸，因此也可看作是苷。临床上用于止血和解毒。

（13）有机酸：本成分广泛存在于植物中，未熟的果实内尤多，往往和钙、钾等结合成盐，常见的有枸橼酸、苹果酸、蚁酸、乳酸、琥珀酸、酒石酸、草酸、罂粟酸等。

第二节　合理使用药物

合理使用药物一直是全世界都关注的问题，药物的不合理使用（严格地说不应称为药物滥用）不但是惊人的药物资源的浪费，而且更为关键的是还会引发因药物不良反应而带来的严重危害。

为此，世界卫生组织建议将合理使用药物作为国家药物政策的组成部分之一，并且科学地、较全面地提出合理使用药物的定义："患者能得到适合于他们的临床需要和符合他们个体需要的药品以及正确的用药方法（剂量、给药间隔时间和疗程）；这些药物必须质量可靠、可获得，而且可负担得起，对患者和社会的费用最低。"

因此，合理使用药物不仅需要以药理学的基本理论指导患者选择最佳的药品及其制剂以及制定和调整适当的治疗方案，还需要遵守国家的有关规定（例如国家基本药物目录、国家处方集、标准治疗指南和临床路径等）。

一、选择最佳药物及其制剂

（一）对症治疗、对因治疗及其结合

选择药物时，除了应该针对患者疾病的病理生理学选用药物对症治疗、对因治疗或二者结合起来考虑外（如对于过敏性休克宜采用具有收缩血管作用和舒张支气管作用的肾上腺素抢救，而对由于微循环障碍引起的感染中毒性休克，除解除休克状态外，还应选用相应的抗菌药进行对因治疗），还应该考虑患者所属特殊人群（如老人、妊娠期妇女等）或其机体功能（如肝、肾等）状态。

（二）避免不良反应

选择药物时还应考虑药物的不良反应或禁忌证。例如对哮喘患者应用药物时宜选用对 β 受体有选择作用的异丙肾上腺素，而不宜选用既作用于支气管上的 β 受体又作用于血管上的 α 受体（可使血管收缩）的肾上腺素，尤其是对伴有高血压的哮喘患者更不宜选用，但由于异丙肾上腺素对支气管上的 β_2 受体和心脏上的 β_1 受体无选择性，最好应用对 β_2 受体具有选择作用的沙丁胺醇，这样可以避免心率加快和心悸等不良反应。又如在心律失常患者可选用普萘洛尔，但由于它对 β_1 及 β_2 受体的拮抗无选择性，如用于伴有哮喘的心律失常患者时，则可因发生支气管痉挛而死亡。

（三）联合用药

应尽量利用有利的药物相互作用，避免有害的药物相互作用。详见下文"药物相互作用"。

（四）制剂

有关各种药物制剂的特点，详见"第三节　药物的制剂和贮存"。

同一药物的不同制剂在给药途径、吸收速度、药物稳定性等方面各有特点，在选用时需根据疾病的情况和需要进行考虑和选择，如在止喘时可选用氨茶碱片剂或注射液、异丙肾上腺素注射液或喷雾剂。

药物的制剂可因其制造工艺不同而影响其生物利用度，片剂的崩解度、溶解度等，也是重要的因素，它们均可影响疗效。

二、制订或调整最佳治疗方案

在选择了最合适的药物之后，就要根据药物代谢动力学的特点以及患者的机体情况制订给药方案，它包括给药剂量、给药途径、给药间隔时间及疗程等，有时还需根据药物代谢动力学参数来制订。在用药过程中需根据患者的情况进行调整。

（一）药物的剂量

药物的剂量是指用药量。剂量不同，机体对药物的反应程度，即药物的效应也不一样。如果剂量过小，就不会产生任何效应。将剂量加大至药物效应开始出现时，这一剂量称为阈剂量或最小有效量。比最小有效量大，并对机体产生明显效应，但不引起毒性反应的剂量，称为有效量或治疗量。引起毒性反应的剂量，称为中毒量。引起毒性反应的最小剂量称为最小中毒量。比中毒量大、能引起死亡的剂量称为致死量。

药物的治疗量或常用量，在国家有关文件中都有明确规定（如药品说明书等）。极量虽比治疗量大，但比最小中毒量要小。因此，极量对于大多数人并不引起毒性反应，但由于个体差异或对药物的敏感性不同，对个别患者也有引起毒性反应的可能。因此，除非在必要情况下，一般不采用极量，更不应该超过极量。

60岁以上的老人，一般可用成人剂量的3/4。小儿用药剂量比成人小，一般可根据年龄按成人剂量折算；对毒性较大的药物，应按体重计算，有的按体表面积计算。

（1）根据年龄折算：见表1-1。

表1-1 小儿剂量及体重的计算

年龄	按年龄折算剂量（折合成人剂量）	按年龄推算体重（kg）
新生儿	1/10～1/8	2～4
6个月	1/8～1/6	4～7
1岁	1/6～1/4	7～10
4岁	1/3	1周岁以上体重可按下式计算：实足年龄×2+8＝体重（kg）
8岁	1/2	
12岁	2/3	

（2）小儿剂量还可按年龄用下列公式求得：

$$1岁以内用量 = 0.01 \times （月龄 + 3） \times 成人剂量$$
$$1岁以上用量 = 0.05 \times （年龄 + 2） \times 成人剂量$$

（3）根据体重计算：小儿用量＝小儿体重×成人剂量÷60。小儿体重的推算见表1-1。此法简便易行，但年幼者求得的剂量偏低，年长儿求得的剂量偏高，应根据临床经验作适当增减。

（4）根据体表面积计算：根据体表面积计算用量比较合理，可避免按体重计算的缺点。用体表每平方米表达药量，能适用于各年龄小儿，同样也适用于成人。

1）体重30 kg以下的小儿：小儿体表面积＝体重×0.035+0.1，小儿用量＝成人剂量×某体重小儿体表面积÷1.7，其中1.7为成人（70 kg）的体表面积。

2）体重30 kg以上的儿童的体表面积，按下法推算，即体重每增加5 kg，体表面积增加0.1 m²，如体重35 kg体表面积为1.1+0.1=1.2，40 kg为1.3 m²，45 kg为1.4 m²……但60 kg则为1.6 m²，70 kg为1.7 m²。

（二）给药途径

给药途径不同，可因其吸收、分布、代谢、排泄的不同而使药物的效应强弱不同，甚至可改变效应的质，如硫酸镁，肌内注射可产生中枢抑制，而口服则导泻。临床上主要依据病情和药物的特点决定给药途径。各种给药途径的特点如下。

1. 口服

药物口服后，可经过胃肠吸收而作用于全身或留在胃肠道行效于胃肠局部。

口服是最安全方便的用药法，也是最常用的方法，但遇有下列情形时不便采用：患者昏迷不醒或不能咽下；因胃肠有病，不能吸收；由于药物的本身性质不容易在胃肠中吸收或能被胃肠的酸性、碱性所破坏（如青霉素、胰岛素等）；口服不能达到药物的某种作用（如硫酸镁口服，只能引起泻下，如需止痉、镇静必须注射）。在这些情况下，都须采用其他用药方法。对胃有刺激或容易被胃酸所破坏的药品，如必须采用口服，应加以特殊处理，一般是把药品制成肠溶片（如胰酶），或盛在肠用胶囊内，或制成一种不溶于胃酸而到碱性肠液内能溶的化合物（如把鞣酸制成鞣酸蛋白），入肠后发生作用。

2. 注射

注射也是一种重要的给药途径。注射方法主要有皮下、肌内、静脉、鞘内等数种。皮下注射，即将药液注射在皮下结缔组织内，只适用于少量药液（一般为1～2 mL），同时可能引起一定程度的疼痛及刺激，故应用受到一定限制。肌内注射系将药液注射于肌肉内（多在臀部肌肉），由于肌肉的血管丰富，药物吸收较皮下快，疼痛程度亦较皮下注射轻。注射量一般为1～2 mL，但可用至10 mL。油剂及混悬剂均应采用肌内注射为宜，刺激性药物亦宜用肌内注射，因肌肉对疼痛刺激敏感性小。至于静脉注射，一次注射量可较大，且奏效迅速，常用于某些急救情况。但危险性也较大，有可能引起剧烈反应甚至形成血栓，而且药液如漏出静脉血管之外，常可引起肿痛，因此须加注意。静脉注射液一般要求澄明，无浑浊、沉淀、无异物及致热源；凡混悬溶液、油溶液及不能与血液混合的其他溶液，能引起溶血或凝血的物质，均不可采用静脉注射。某些有刺激性的药物溶液以及高渗溶液，因血液可使之稀释，不大可能引起刺激反应，则可用静脉注射。药液量如果更大，可采用输液法，使药液缓缓流入静脉内或皮下组织内。如果静脉输入很缓慢，可以用滴数计数时，就为静脉滴注或静脉点滴。在药物不能进入脊髓液或不能很快达到所需浓度时，可采用鞘内注射，其法为：注射前先抽出适量的脊髓液，然后将药液徐徐注入蛛网膜下隙的脊髓液中。药物过敏试验时则作皮内注射。

3. 局部用药

目的主要是引起局部作用，如涂擦、撒粉、喷雾、含漱、湿敷、洗涤、滴入等都属于此类。其他尚有灌肠、吸入、植入（埋藏）、离子透入、舌下给药、肛门塞入、阴道给药等方法，虽用于局部，目的多在于引起吸收作用。

（三）给药间隔时间、疗程及用药时间

给药间隔时间对于维持稳定的有效血药浓度甚为重要，如不按规定的间隔时间用药，可使血药浓度发生很大的波动，过高时可发生毒性反应，过低时则无效。尤其是在应用抗菌药治疗传染性疾病时更为重要，因为血药浓度在有效和无效浓度之间的波动，可导致细菌产生抗药性。按照药物代谢动力学的规律，给药间隔时间、药物剂量和稳态血药浓度之间有一定的关系，因此，在实际应用药物时需按规定的间隔时间给药。

给药持续时间（疗程）可根据疾病及病情而定。一般情况下，在症状消失后即可停止用药，但在应用抗菌药治疗某些感染性疾病时，为了巩固疗效和避免耐药性的产生，在症状消失后尚需再应用一段时间的药物。对于某些慢性疾病需长期用药，为了减少不良反应的发生，需按疗程规定用药。有的药物（如肾上腺皮质激素）在长期用药后需要停药时，不得突然停止，否则可导致症状加剧，又称"反跳"。

至于餐前还是餐后服药，则需从药物的性质和吸收、药物对胃的刺激、患者的耐受能力和需要药物发挥作用的时间等方面来考虑。易受胃酸影响的药物宜餐前服，对胃有刺激者则宜餐后服；又如糖尿病患者应用短效胰岛素则应在餐前 15 min 注射，而用中效胰岛素时可在餐前 30 min 注射。

对于一些受昼夜节律影响的药物则应按其节律规定用药时间，如长期应用肾上腺皮质激素时可于早晨给药。

三、影响药物药效学和药动学的因素

药物有其固有的药效学或药动学特点，但也可因患者的个体、病原体，甚至环境条件、联合用药等因素而影响其效应，使效应增强或使效应减弱，甚至发生质的改变而使不良反应、毒性增强。因此，在用药时除根据药物的药理作用考虑以外，还应掌握诸多影响因素，以便更全面地合理使用药物。

这些因素可来自机体和药物两个方面，前者可表现为药物效应在量的方面，甚至质的方面的差异，后者主要表现为药物效应的增强或减弱。

（一）机体方面的因素

机体方面的诸因素，如年龄、性别、精神状态、病理状态、遗传等可使药物效应发生差异，效应的差异可表现在不同的个体或同一个体的不同状态。这种差异可能由于作用部位的药物浓度不同所引起，也可能由于浓度相同但生理反应性不同所致。前者常称为药物代谢动力学性（吸收、分布、代谢、排泄）差异，后者称为药效学性差异。发生差异的原因是多方面的。效应的差异在大多数情况下表现为效应的强弱或久暂的不同，少数情况下，也可表现为质的不同，通常称为特异质反应。

1. 年龄

许多生理功能、体液与体重的比例、血浆蛋白质的含量等可因年龄而异，主要表现在小儿和老人方面。

（1）小儿：小儿正处在全身各器官发育期间，如肝、肾、中枢神经系统的发育尚未完全，而使通过肝灭活、肾排泄的药物受影响，以致产生不良反应或毒性。如早产儿及新生儿对氯霉素的生物转化缓

慢而易产生灰婴综合征的毒性；婴儿的血脑屏障发育尚未尽完善，所以对吗啡特别敏感而致呼吸抑制，或对氨茶碱易致过度兴奋。小儿体液占体重比例大，其水盐代谢转换率较快，而调节能力较差，故对利尿药特别敏感，易致水盐代谢障碍或中毒。另外，有些药物对小儿生长发育可有较大影响，如激素可致发育异常或障碍；四环素可影响钙代谢，以致发生牙齿黄染或骨骼发育停滞。在小儿，许多药物有其特定的剂量。

（2）老年人：因器官功能日益衰退，可影响药物的代谢动力学，如应用经肝灭活的药物或经肾排泄的药物，则可产生血药浓度过高或作用持续时间过久，以致出现不良反应或毒性。由于老年人的某些器官功能衰退，如中枢神经系统及心血管系统，而对作用于这些系统的药物的耐受性降低，故对60岁以上的老年人用药，一般均应按成人剂量酌减1/4。另外，老年人由于记忆力减退而对药物应用的依从性较差，故对老人用药种类宜少，并须交代清楚用药方法。

2. 性别

性别对药物的敏感差异并不显著，但由于男女的生理功能不同，如女性患者在月经、妊娠、分娩、哺乳期用药就应注意。一般认为，月经期和妊娠期子宫对泻药和其他强烈刺激性药物比较敏感，有引起月经过多、流产、早产的危险。对妊娠和哺乳期的妇女，有些药物有可能通过胎盘进入胎儿或经乳汁排出被乳儿摄入体内，引起中毒。还有一些药物可致畸胎或影响胎儿发育，故在妊娠期间用药应更慎重。详见下文"药物对胎儿发育的影响"。

3. 精神因素

医护人员的语言、态度及患者的乐观或悲观情绪均可影响药物的疗效。

安慰剂（指无药理活性的物质）对一些慢性疾病，如高血压、心绞痛、神经官能症等能产生一定的疗效，就是精神因素的影响。这方面的因素影响甚大，不可忽视。

4. 病理状态

疾病可通过机体对于药物的敏感性的改变，以及通过药物在体内过程的改变，而影响药物的效应。如中枢神经受抑制时，可耐受较大剂量的中枢兴奋药，中枢神经兴奋时也可耐受较大剂量的中枢抑制药，如巴比妥类中毒时虽用大量中枢兴奋药也不易引起惊厥；而处于惊厥状态时则需要较大剂量的苯巴比妥才能对抗。

在药物的体内过程方面，某些慢性疾病引起的低蛋白血症会使奎尼丁、地高辛、苯妥英钠的自由型药物增多而作用加强或不良反应增多；肝功能不全可能使药物消除减少、血浆半衰期延长，如可使地西泮的半衰期由46 h延长到106 h；肾功能不全时，经肾排泄的药物，如青霉素、四环素、氯霉素等的排泄速率减慢，半衰期延长。

5. 遗传因素

药物效应的差异有些是由遗传因素对药物代谢动力学或药效学的影响所致。遗传的基因组成差别构成了人对药物反应性的差异。遗传药理学就是研究机体遗传因素对药物反应的影响的学科。

（1）遗传因素对药物代谢动力学的影响：药物代谢动力学个体差异的主要原因来自遗传因素，遗传因素对药物代谢动力学的影响必然表现在药物作用强度和不良反应的差异。如双香豆素的血浆半衰期，在一卵双生个体之间相差无几，而在二卵双生个体之间可相差几倍。许多药物通过各种酶如P450、过氧化氢酶、单胺氧化酶、假胆碱酯酶、肝乙酰基转移酶等的转化而消除，因而遗传因素可影响这些酶对药物的转化。如在人群中有快乙酰化型和慢乙酰化型，在服用同样剂量的异烟肼后，前者的血药浓度较低、半衰期较短，因而其多发性外周神经炎的发生率也较少；遗传性伪胆碱酯酶缺陷的患者，应用常量的琥珀胆碱后作用持续时间可延长数十倍，且易中毒。

（2）遗传因素对药效学的影响：在不影响血药浓度的条件下，也可因受体异常、组织细胞代谢障碍、解剖学异常而影响机体对药物起反应的差异。如华法林耐受者肝中维生素K环氧化物还原酶的受体与华法林亲和力降低而使药效降低；葡萄糖-6-磷酸脱氢酶（G6PD）缺陷者由于酶的缺乏以致在服用伯氨喹、阿司匹林、对乙酰氨基酚及磺胺类时易致变性血红蛋白性或溶血性贫血。

6. 昼夜节律

以一定时间周期进行节律性的活动是生物界的一种普遍现象。在生物活动的时间节律周期中研究最多的是昼夜节律，即生物活动以近似 24 h 为周期的节律性变化。如体温、血压、肾上腺皮质激素的分泌及尿钾的排泄等。

时辰药理学就是研究药物作用和体内过程的昼夜节律。如人的肾上腺皮质激素分泌高峰出现在清晨；血浆皮质激素浓度在上午 8 时左右最高，其后血浆浓度逐渐下降，直到午夜零点降到最低值。因此，临床上根据这种节律应用皮质激素，可提高疗效，减少不良反应。再如高血压的治疗要根据患者的夜间高负荷血压或凌晨血压增高的不同而在不同时间给药。排泄速度也有昼夜节律，例如，水杨酸钠在上午给药排泄最慢，下午给药排泄最快。

（二）药物方面的因素

药物的剂量、剂型、药物的相互作用、长期应用药物等均可影响药物的效应。前二者已有叙述；药物的相互作用详见下文"药物相互作用"。此处仅就长期用药的影响进行讨论。

1. 习惯性与成瘾性

均为连续用药引起的机体对药物的依赖性，连续用药后患者对药物产生精神上的依赖，称为习惯性，如果已经产生了躯体性依赖，一旦停药会产生戒断综合征，则称为成瘾性。

2. 耐受性

连续用药后产生的药物反应性降低，叫作耐受性。药物长期用药后产生的耐受现象，是为后天耐受性；而某些人在第一次用药时就出现耐受现象，是为先天耐受性。在长期应用化疗药物后病原体（微生物或原虫）对药物产生的耐受性称为耐药性或抗药性。这是化学治疗中普遍存在的严重问题，应予重视。

3. 增敏性及撤药症状

某些药物长期用药后，机体对药物的敏感性增强，如以普萘洛尔治疗高血压，突然停药可出现撤药症状。

四、老年人用药

据国外资料报道，老年人（指 65 岁以上）约占总人口的 10%，而且有日益增多的趋势，而用于老年人的医药费用却占总医药费用的 23%；老年人的病床占用率约 33%，且占用时间也较长；老年人因多病，治疗时应用药物的品种也较多，约有 1/4 老年患者同时用药 4~6 种，因此其不良反应发生率也较大（约 15%），且其发生率与用药品种数成正比。我国人口也日趋老龄化。因此，老年人用药问题值得注意。不少药物对老年人比对青年人（指 30 岁以下）更易引起不良反应。经临床研究表明，其不良反应的发生大多属于药物代谢动力学方面的原因（表 1-2），只有少数药物的不良反应属于药效学方面的原因。因此，给老年人用药时，需了解老年人的药物代谢动力学特点，合理用药以避免发生不良反应。

表 1-2　不同年龄的药物代谢动力学参数

药物	年龄（岁）	血浆峰浓度（μg/mL）	表观分布容积 [V_d（L/kg）]	半衰期 [半衰期（h）]	肾清除率 [mL/（min·kg）]
抗菌药					
青霉素，iv	25			0.55	
	77			1.0	
普鲁卡因青霉素，im	25			10	
	77			18	

续表

药物	年龄（岁）	血浆峰浓度（μg/mL）	表观分布容积[V_d（L/kg）]	半衰期[半衰期（h）]	肾清除率[mL/（min·kg）]
双氯西林	<30	2.6		0.88	
	>65	2.3		3.97	
苯氧丙基西林	20~30		0.43	0.57	
	60~80		0.26	0.66	
羟氨苄西林，iv	青年			1~1.5	
	89			2.67	
头孢唑啉	24~33			1.57	1.11
	70~88			3.15	0.57
头孢拉定	24~33			0.53	5.04
	70~88			1.2	2.03
双氢链霉素	27			5.2	
	75			8.4	
卡那霉素	25~50			1.78	
	50~70			2.48	
	70~90			4.70	
四环素	27			3.5	
	75			4.5	
多西环素，iv	20~28		0.73	11.9	
	42~55		0.70	17.7	
奈替米星，iv	54			3.3	
	74			5.0	
磺胺甲噻二唑	24		0.345	1.75	
	81		0.338	3.02	
抗精神失常药					
地西泮	30		0.85	32	
	65		1.4	70	
硝西泮，不活动	21~38	0.039	2.4	28.9	
	66~89	0.022	4.8	40.4	
硝西泮，健康者	25		2.9	33.0	
	75		2.7	32.5	
奥沙西泮	25		0.64	5.1	1.54
	53		0.76	5.6	1.70
氯氮䓬	25	0.86	0.42	10.1	0.61
	69	0.69	0.52	16.2	0.34
氯甲噻唑	27	0.55		6.15	22.2
	70	2.9		6.34	35
心血管系统药物					
普萘洛尔，po	29	0.048		3.58	
	80	0.11		3.61	
普萘洛尔，iv	29		3.0	2.53	13.2

续表

药物	年龄（岁）	血浆峰浓度（μg/mL）	表观分布容积 [V_d（L/kg）]	半衰期 [半衰期（h）]	肾清除率 [mL/（min·kg）]
	80		2.7	4.23	7.8
普拉洛尔	27			7.1	
	80			8.6	
美托洛尔	23			3.5	
	67			5.0	
地高辛	27			51	1.11
	72			73	0.83
	34~61		5.3	36.8	1.7
	72~91		4.1	69.6	0.8
奎尼丁	24~34		2.39	7.25	4.04
	60~69		2.18	7.7	2.64
利多卡因	24		0.65	1.34	7.6
	65		1.13	2.33	8.1
镇痛药和解热镇痛药					
吗啡，iv	26~32		3.2	2.9	14.7
	61~80		4.7	4.5	12.4
阿司匹林	20~40	35.0	0.08		0.4
	>65	40.5	0.11		0.28
氨基比林	25~33			3.85	
	65~85			8.25	
对乙酰氨基酚	24		1.03	1.82	6.36
	81		1.05	3.03	5.05
吲哚美辛	20~50			1.53	
	71~83			1.73	
保泰松	24	0.172		87	
	81	0.165		110	
其他					
苯巴比妥	20~40			71	
	50~60			77	
	>70			107	
异戊巴比妥	20~40			22.8	
	>65			86.6	
甘珀酸钠	<40		0.1	16.3	0.078
	>65		0.1	22.9	0.055
异烟肼，快乙酰化型	<35			1.4	
	>65			1.5	
异烟肼，慢乙酰化型	<35			3.7	
	>65			4.2	
华法林	31		0.19	37	0.063
	76		0.20	44	0.054

药物	年龄（岁）	血浆峰浓度（μg/mL）	表观分布容积 $[V_d (L/kg)]$	半衰期 [半衰期（h）]	肾清除率 $[mL/(min \cdot kg)]$
维生素 K					
单独应用	青年			3.29	
	老年			3.51	
与华法林合用	青年			3.74	
	老年			7.8	
奎宁	24~40	1.1	3.2		3.22
	>65	1.74	2.3		6.22
丙米嗪	<65			19.0	
	>65			23.8	

（一）老年人药物代谢动力学特点

1. 吸收

口服药物经胃肠道的吸收多属被动转运，非解离型药物易被吸收而解离型者不易被吸收，由于胃液的 pH 对弱酸或弱碱药物的解离度有一定的影响，因而可影响其吸收。在肠道吸收的药物，可受胃排空速度及肠蠕动的影响。此外，肠道血流量也可影响药物的吸收。

老年人与青年人相比，其胃酸分泌减少，胃排空时间延长，肠蠕动减弱，血流量减少。老年人的这些变化，虽可影响药物的吸收，但经研究表明，大多数药物在老年人无论其吸收速率或吸收量方面，与青年人并无显著差异。需在胃的酸性环境水解而生效的前体药物，在老年人缺乏胃酸时，则其生物利用度大大降低。

老年人常用泻药，它可使药物在肠道的吸收减少。

2. 分布

影响药物在体内分布的因素有：血流量、机体的组分、体液的 pH、药物与血浆蛋白的结合及药物与组织的结合等。

在血流量方面，人的心输出量在 30 岁以后每年递减 1%，血流量的减少可影响药物到达组织器官的浓度，因而有可能影响药物的效应，但这一因素与其他因素相比，不居重要地位。

体液总量随年龄增大而减少，但减少的是细胞内液（它反映了功能细胞的减少），而细胞外液量并无改变，因而对药物的分布影响不大。

30 岁时，机体的非脂肪成分体重达峰值，随后则依年龄的增长而降低。男性 30~50 岁每年递减 0.12 kg，50 岁以后，每年递减 0.45 kg，但脂肪成分体重在 30 岁以后则逐年递增。女性非脂肪成分体重的变化不像男性那么大，30 岁以后每年递减 0.2 kg，但脂肪成分体重的增加却比男性明显。故在脂肪分布的药物，对女性老年人有特殊的意义，如地西泮在老年人的分布与性别就有很大的关系。

体液的 pH，青年人（20~29 岁）为 7.40，而 80~89 岁者为 7.368，这微小的变化不致影响药物的分布。

老年人血浆蛋白含量随年龄增长而有所降低，青年人为 49%，而 65~70 岁者可减至 39% 左右（视营养状态、膳食及疾病状态而定），但在老年人，药物与血浆蛋白的结合率变化不大（表 1-3）。因此，在老年人单独应用血浆蛋白结合率高的药物时，血浆蛋白含量的降低对于该药在血浆中自由药物浓度的影响并不明显，而在同时应用几种药物时，由于竞争性结合，则对自由药物的血浆浓度影响较大。虽然在青年人也会有这种影响，但在老年人这种变化更大。如未结合的水杨酸盐浓度，在未服用其他药物的老年人，占血浆总浓度的 30%，而在同服其他药物的老年人则可增高至 50%，用药时应加注意。

药物在老年人的表观分布容积（V_d）可能因上述各因素而稍有变化（表1-3）。

表1-3 不同年龄的药物血浆蛋白结合率

药物	年龄（岁）	血浆蛋白含量（%）	最大血浆蛋白结合率（%）	肾清除率［mL/（min·kg）］
青霉素	<50	3.9	42.4	
	>50	3.8	45.1	
磺胺嘧啶	27	4.2	50	
	79	3.6	45	
苯巴比妥	<50	4.1	41.8	
	>50	3.4	41.9	
氯甲噻唑	27	4.0	45.4	
	70	3.7	44.4	
水杨酸盐	27	4.2	72	
	79	3.6	73	
保泰松	27	4.2	96	
	79	3.6	94	
苯妥英钠	<50	4.0	82.4	0.44
	>50	3.4	83.6	0.70
奎尼丁	29		75	4.04
	66		72	2.64
华法林	31		98.6	
	79		98.5	

3. 排泄

肾脏是药物排泄的重要器官，老年人的肾脏组织、肾血流量、肾小球滤过率、肾小管分泌功能等变化均可影响药物的排泄，从而影响药物在体内的浓度和机体消除药物的时间。药物代谢动力学在老年人用药的影响方面，排泄是较重要的因素。

肾脏的重量在40~80岁要减少10%~20%，主要是由于肾单位的数量和大小减少了，如肾小球表面积减少，近曲小管长度及容量均下降。肾血流量，在40岁前无大变化，40岁以后每年递减1.5%~1.9%，65岁老年人的肾血流量仅及青年人的40%~50%。肾小球滤过率在50~90岁可下降50%。肾小管分泌功能，以碘奥酮测定的结果表明，在30岁时为每分钟360 mg/1.73 m²，而90岁则为每分钟220 mg/1.73 m²。

老年人肾脏发生的上述巨大变化，大大地影响药物自肾脏的排泄，使药物的血浆浓度增高或延缓药物自机体的消除，半衰期延长（表1-2），从而老年人更易发生不良反应。因此，给老年人用药时，要根据其肾功能（肾清除率）调整用药剂量或调整给药的间隔时间。

4. 代谢

肝脏对药物的代谢具有重要的作用。

老年人肝血流量减少，是使药物代谢降低的一个因素。25岁以后，肝血流量每年递减0.5%~1.5%，65岁老年人的肝血流量仅为青年人的40%~50%，90岁者则仅为青年人的30%。也有报道称，20岁以后肝血流量每10年减少6%~7%。至于肝药酶（P450）活性的变化，实验研究表明，在老年动物中其活性随年龄的增长而下降，但在人尚缺乏直接的资料。

在临床用药中，发现有些药物（特别是具有首关效应的药物）在肝脏的代谢受年龄的影响较大，但是，要提出它与年龄的关系却十分困难，因为对于肝脏代谢药物的功能，缺乏像肾功能那样（如肌酐清除率或碘奥酮分泌量等）的指标。虽然有人以安替比林的代谢（它可分布于全身体液，不与血浆蛋白结合，而完全经肝氧化清除）来反映肝药酶的活性，但影响安替比林代谢的因素很多，因此用它作为指标说明肝功能，其可靠性稍差。

另外，老年人的功能性肝细胞减少，对药物的代谢也有一定影响。由上所述，给老年人应用被肝代谢的药物如氯霉素、利多卡因、普萘洛尔、洋地黄毒苷、氯氮䓬等时，可导致血药浓度增高或消除延缓而出现更多的不良反应，故需适当调整剂量。

在给老年人应用某些需经肝脏代谢后才具有活性的药物时（如泼尼松在肝转化为氢化可的松而起作用），更应考虑上述特点而选用适当的药物（应使用氢化可的松而不用可的松）。

（二）某些药物对老年患者的影响

现将老年人用以下药易出现的问题及处理原则简介如下。

（1）对乙酰氨基酚：虽无明显的不良反应，但由于在老年人的血浆半衰期明显延长，应酌情减量或延长给药时间。

（2）肝素：60岁以上患者用药后出血发生率增加，特别是女性患者。其原因不明。在用药期间应密切观察出血迹象，并避免同时应用抗血小板功能的药物（如阿司匹林）。

（3）华法林：老年人用后作用及不良反应均增强，可能因老年人血浆蛋白含量降低所致，也可能与老年人对华法林的作用较敏感有关。在用药过程中除观察出血迹象（血尿、大便潜血）外，尚应常测凝血时间。

（4）苯妥英钠：对患有低蛋白血症或肾功能低下的老年患者，可增加神经或血液方面的不良反应。其原因是苯妥英钠的血浆蛋白结合率较高，应根据年龄适当减少剂量。

（5）阿米替林、丙米嗪：大多数老年人服用后易出现不安、失眠、健忘、激动、定向障碍、妄想等症状，可能与老年人神经系统功能有关，似与剂量关系不大。发现后应停药。

（6）庆大霉素、卡那霉素：由于庆大霉素主要由肾排泄，老年人肾功能减低，其半衰期延长而增加药物的毒性（耳及肾毒性）。可参考老年人的肌酐清除率调整剂量或给药间隔时间。

（7）青霉素：老年人肾脏分泌功能衰退，以致排泄减慢，血药浓度增高，易出现中枢神经的毒性反应，如诱发癫痫及昏迷等。如老年患者需用大剂量青霉素时可考虑其肾功能而减少剂量或延长给药间隔时间。

（8）四环素：在老年人肾小球滤过率降低的情况下可导致半衰期延长。宜减少剂量或延长给药间隔时间以减少不良反应的发生。

（9）博来霉素：对老年人易产生肺毒性反应（如肺纤维化），原因不明，故在应用过程中注意检查肺功能，特别在总剂量超过400 mg时更应检查。

（10）地高辛：由于老年人肾清除功能衰退而延长其半衰期，或由于老年人肥胖，剂量相对较大，易出现中枢性毒性（恶心、呕吐）或心脏毒性。应按老年人的非脂肪性体重计算剂量或按其肾功能调整剂量。

（11）普萘洛尔：可能因老年人的肝功能变化、血浆蛋白含量降低等原因，其不良反应增加，如头痛、眩晕、嗜睡、心动过缓、低血压、心脏传导阻滞等。剂量宜个体化并严密观察不良反应的发生。

（12）铁制剂：老年人应用时可因胃酸分泌减少而致吸收量不足，故疗效不明显。宜同服稀盐酸或增加剂量。

（13）左旋多巴：易发生严重的不良反应，如低血压、晕厥、恶心、呕吐，有时产生抑郁症加重、定向性障碍、妄想等，原因不明。宜减少剂量及严密观察不良反应的发生。

（14）哌替啶：在老年人可能因在血浆中的蛋白结合率降低而有更多的自由型药物分布到受体部位，从而增加其不良反应（恶心、低血压及呼吸抑制等）。宜开始时应用小剂量，且需剂量个体化。

（15）巴比妥类药物：可延长其中枢抑制作用或出现兴奋激动等，可能由于排泄或代谢功能变化所致。老年人应慎用巴比妥类药物。

（16）氯氮䓬、地西泮：老年人长期服用后，其中枢神经抑制性不良反应的发生率增加。原因不明。宜减少剂量。

（17）锂盐：老年人用后易产生锂中毒症状，原因不明。宜用小剂量并监测血浆浓度。

（18）吩噻嗪类：震颤性麻痹的发生率在老年人较高，且常为永久性的。原因不明。宜在开始时应用小剂量，并严格注意震颤性麻痹等不良反应的发生。

五、药物对胎儿的影响

妊娠期妇女服药率较高，据统计，妊娠期妇女在妊娠期间曾服用过至少一种药物者占90%，至少10种者占40%，某些药物可以通过胎盘屏障，即胎儿经胎盘从母体吸收和排泄药物，大多数均属被动转运。因此，妊娠期妇女用药不当则有可能影响胎儿发育甚至发生畸形。

（一）药物对胎儿发育的影响

妊娠期妇女患病可以危及胎儿，应用药物治疗可间接地对胎儿生长发育有益，但有些药物也可对胎儿产生不利的影响。

1. 药物对胚胎期的不良影响

药物的致畸作用大多发生在胚胎期，既可使婴儿出生时已经畸形，具有形态上的缺损，如外形、体内器官以及某种组织因素或生化产物的缺损；也可使婴儿在出生后的发育过程中产生畸形。

妊娠头3个月中胎儿生长发育极其活跃：受精后20 d胚胎头尾部开始分体节（骨骼肌肉的前身）；30 d发生感官和肢芽，初步建立胚胎血液循环；60 d肢芽伸长，颜面形成，心、肝、消化管和生殖器官形成和发育。因此，在妊娠头3个月中给妊娠期妇女用药不当就有可能致畸，例如应用雌激素、孕激素、糖皮质激素、抗癫痫药、抗肿瘤药等。对于某些在实验动物具有致畸作用的药物，虽尚无临床致畸报道，但也以避免应用为宜。有些药物的致畸，如抗甲状腺药、降血糖药等，可能与其疾病本身有关。

2. 药物对胎儿的不良影响

从妊娠3个月后至出生前，已经形成的胎儿器官继续迅速生长发育。妊娠期妇女用药后，如通过胎盘进入胎儿体内，可能影响胎儿组织器官的发育和功能。实验研究表明胎儿在药效学方面，即胎儿对药物的反应，与新生儿或儿童并无差异，但在药物代谢动力学方面有其特点（见下述），因而容易受到药物的影响。如四环素可积蓄于骨和牙齿，使胎儿骨生成延迟及牙釉质发育不全；链霉素可使听神经功能减退；抗癫痫药及地西泮可使胎儿慢性中毒，产生中枢抑制、凝血功能障碍等。

（二）胎儿的药物代谢动力学特点

（1）吸收：大多数药物经胎盘转运进入胎儿体内；也有一些药物经羊膜转运进入羊水后而被胎儿吞饮，随羊水进入胃肠道被吸收入胎儿体内；从胎儿尿中排出的药物又可因胎儿吞饮羊水重新进入胎儿体内，形成羊水—肠道循环。经胎盘转运的药物进入脐静脉，脐静脉血在未进入全身循环前大部分先经过肝脏，故亦有首关效应。

（2）分布：胎儿的肝、脑等与体重比与成人相比相对较大、血流多。药物进入脐静脉后，有60%血流进入肝脏，故肝内药物分布较多。胎儿的血脑屏障功能较差，药物易进入其中枢神经系统而较易受影响。胎儿血浆蛋白含量较母体低，可使进入组织的自由型药物增多。

（3）代谢：胎儿的肝脏是代谢药物的主要器官，在肝中有催化氧化、还原和水解反应的酶类，前一反应较活跃，但与成人相比，其代谢能力甚低。胎儿将药物与葡萄糖醛酸的结合能力差，故对某些通过这一结合而解毒的药物（如水杨酸盐）易产生中毒。

（4）排泄：胎儿的肾小球滤过率甚低，肾脏排泄药物的功能甚差，更易延长药物及其代谢产物在胎儿体内的停滞时间。某些经过代谢后降低了原有脂溶性的药物（如地西泮），不易通过胎盘屏障而转运到母体血中，以致在胎儿体内积蓄。

（三）某些药物对胎儿的影响

现将某些药物对胎儿的作用列于表1-4，供参考。

表1-4　某些对胎儿有影响的药物

药物种类及名称	对胎儿的影响
抗微生物药及消毒防腐药	
磺胺类药物	定氧血红蛋白，出血，贫血，黄疸
呋喃妥因	出血，贫血
氯霉素	"灰婴"综合征的危险性增加，唇裂，腭裂
四环素	牙齿染黄，釉质发育不全，骨生长迟缓
新霉素	干扰胆红素结合
灰黄霉素	骨骼畸形△，眼缺陷△，中枢功能障碍△
金刚烷胺	单心室，肺闭锁，骨骼畸形△
碘苷	眼球突出，畸形足
聚维酮碘	甲状腺肿大，甲状腺功能低下
抗寄生虫药	
奎宁	智力迟钝，耳毒性，先天性青光眼，生殖泌尿道畸形，胎儿死亡，贫血
氯喹	耳毒性
中枢神经兴奋药	
咖啡因	新生儿兴奋，缺肢性畸形△，产仔体重减轻△，成骨作用降低△，心动过速
镇痛药及其他成瘾性药物	
可待因、喷他佐辛、美沙酮、吗啡、海洛因、哌替啶	新生儿戒断症状，婴儿突然死亡，呼吸及中枢抑制，血小板增多症，宫内生长迟缓，新生儿依赖性
苯环利啶	面部畸形，髋脱位，大脑性麻痹
麦角酰二乙胺	神经行为异常，致畸形成△
印度大麻	神经管胚缺陷△，胎仔死亡△，宫内生长缓，产仔行为异常
苯丙胺类	宫内生长迟缓，心血管畸形，胆道闭锁，早熟，新生儿昏睡戒断症状
麦司卡林	吸收率增加△，中枢神经缺陷△，宫内生长迟缓△
解热、镇痛、抗炎药	
对乙酰氨基酚	胎儿肾损伤，肾衰竭，先天性白内障，羊水过多症
吲哚美辛	新生儿肺高压症，心肺适应性障碍，唇裂，腭裂，婴儿死亡
水杨酸盐	消化道出血，新生儿瘀点，头水肿，出血倾向，体重减轻，围生期儿死亡率增加，新生儿肺高压
抗精神失常药	
氯丙嗪、氟哌啶醇、阿利马嗪	锥体外系功能不全，新生儿中枢抑制，先天性畸形，胃肠道功能不全，卷曲趾△，宫内生长迟缓△
氯氮䓬	新生儿戒断症状
地西泮	软婴综合征（Floppy），新生儿行为异常，唇裂及腭裂
锂盐	先天性心脏病，甲状腺肿大，张力降低，体温降低，新生儿发绀，吸吮困难
丙米嗪	呼吸困难，兴奋，喂养困难，尿潴留，肢体畸形，露脑畸形多汗，骨骼畸形
抗癫痫药	
苯妥英钠	胎儿苯妥英钠综合征：①颅面畸形。②肢体畸形。③智力及生长发育不足。④先天性心脏病及疝症。凝血障碍，新生儿出血

药物种类及名称	对胎儿的影响
三甲双酮	特殊脸型（V形眉及低位耳），心脏畸形及眼畸形，发育迟缓，智力低下，生长迟缓，传导性听力消失
镇静、催眠药	
溴化物	出生后生长迟缓，神经行为性异常，痤疮样疹
副醛	宫外生活适应性降低
甲喹酮	脊椎及肋缺陷
甲丙氨酯	先天性心脏病，戒断症状，膈畸形，行为异常△
格罗米特	戒断症状，吸收率增加
全身麻醉药及局部麻醉药	
氟烷	新生儿不能熟悉声觉刺激
甲氟烷	中枢神经抑制，骨骼畸形
甲哌卡因	胎儿心动过缓
利多卡因	癫痫
丁哌卡因	兴奋性增强，哭闹，胎粪色素斑，代谢性酸中毒，张力降低，呼吸暂停，定氧血红蛋白
抗胆碱药	
阿托品	心动过速，无反应性瞳孔散大，骨骼畸形△，脑溶细胞性反应
东莨菪碱	昏睡，心动过速，发烧，呼吸抑制
降压药	
普萘洛尔	低血糖，心动过缓，呼吸暂停，产程延长，低钙血症，宫内生长延缓，分娩期窒息
利舍平	鼻充血及流涕，嗜睡，体温降低，心动过缓
二氮嗪	高血糖，胎毛过多，秃顶
抗凝血药	
华法林	胚胎病，如鼻发育不全；眼异常，如视神经萎缩性内障及小眼；发育迟缓，癫痫，胎儿死亡
肝素	围生期儿及新生儿死亡率高于华法林
平喘药及镇咳药	
茶碱	心动过速，呕吐，畸胎形成△
氨茶碱	心动过速，张口，呕吐，神经质，角弓反张，肢端缺陷
非诺特罗、特布他林、沙丁胺醇	胎儿心率增加，胎儿心律失常，胎儿高血糖，低血压
异克舒令	
右美沙芬	呼吸抑制，戒断症状
可待因	唇裂，腭裂，戒断症状，骨化迟缓
抗酸药	
碳酸氢钠	代谢性碱中毒，循环性超负荷，水肿，充血性心力衰竭
三硅酸镁	肾损伤
子宫药物	
麦角	自然流产，中枢性症状，波兰氏综合征（Poland）
缩宫素	高胆红素血症，宫外生活适应性延缓，惊厥
硫酸镁	张力降低，反射性降低，中枢神经及呼吸抑制，宫外生活适应力下降

药物种类及名称	对胎儿的影响
利尿药	
氢氯噻嗪	血小板减少症，低血糖，电解质紊乱
乙酰唑胺	电解质紊乱，血象变化，上肢缺陷△
抗组胺药	
苯海拉明	震颤，腹泻，呼吸抑制，戒断症状
赛可利嗪	唇裂△，小颌△，小口△
美可洛嗪	脐突出，缺肢畸形，胎儿死亡，腭裂△，成骨不全△，颊横裂△
羟嗪	张力降低，神经质，肌阵挛性反射，喂养困难
西咪替丁	性功能异常
激素类药物	
皮质激素类	
泼尼松、地塞米松、倍他米松	小异位肾，产儿体重减轻，出生前死亡率增加，电解质紊乱，肺成熟增加，感染的危险性增加，腭裂△，骨畸形△
雄激素类	
甲睾酮	雌性胎儿假两性畸形
孕激素类	
炔诺酮	雌性胎儿雄性化
甲羟孕酮	阴蒂增大
炔孕酮	腰骶联合，VACTEL畸形（脊椎、肛门、心脏、气管、食管、肢体畸形）
口服避孕药	先天性心脏缺陷
雌激素	
炔雌二醇	VACTEL畸形，先天性心脏缺陷，雄性胎儿雌性化，大血管畸形
己烯雌酚	阴道腺瘤，阴道腺病，阴茎畸形，附睾囊肿，睾丸生长不全，子宫发育不全，宫颈畸形
氯米芬	脊髓脊膜突出，出生儿体重减轻
胰岛素	生长迟缓△，骨骼畸形△，低血糖
口服降血糖药	
氯磺丙脲	低血糖
甲苯磺丁脲	胎儿死亡，难以喂养，呼吸暂停
抗甲状腺药	
放射性碘	甲状腺功能低下，智力发育迟缓，眼球突出，甲状腺肿大
甲硫氧嘧啶	甲状腺功能低下，甲状腺肿大
丙硫氧嘧啶	甲状腺肿大，胎儿死亡，甲状腺功能低下
卡比马唑	甲状腺功能低下，甲状腺肿大
维生素类	
维生素A	自然流产，脑积水，心脏畸形，形成畸形△，行为及学习能力低下，出生后生长迟缓
维生素D	瓣上性主动脉狭窄，鬼样面容，智力低下，胎儿死亡率增加，骨骼畸形
维生素B₆	惊厥
抗肿瘤药	
环磷酰胺	肢端缺陷，平鼻梁，缺趾畸形，腭畸形，单冠状动脉，骨髓抑制
苯丁酸氮芥	肾发育不全，各种胎儿畸形

药物种类及名称	对胎儿的影响
氮芥	小异位肾，骨髓抑制
白消安	子宫内及出生后生长迟缓
甲氨蝶呤	额骨发育不全，颅骨联结，流产，面容异常，出生后生长迟缓
氨基蝶呤	多巨畸形，胎儿死亡，出生前或出生后生长迟缓，肾畸形，颅面畸形
巯嘌呤、氟尿嘧啶	流产，颅面畸形
硫唑嘌呤	出生时淋巴细胞线粒体异常
阿糖胞苷	先天性畸形△，腭裂△，畸形足△
羟基脲	小眼△，脑积水△，出生后学习能力下降△，腭及骨畸形△
丝裂霉素	腭、骨、脑畸形
丙卡巴肼	小异位肾△，无脑畸形△，先天性畸形△，中枢神经缺陷
长春新碱	小异位肾△，眼缺陷△，颅畸形△，骨畸形△

注：△为动物实验结果。

六、药物的不良反应

药物的不良反应是指与治疗目的无关，能给患者带来痛楚不适的反应，统称为不良反应。包括不良反应、变态反应、毒性反应、药物的"三致"（致畸、致癌、致突）、菌群失调、药物依赖性等，均属药物不良反应。药物不良反应分 A、B 两种类型。①A 型不良反应：是药物固有作用的增强和继续发展的结果，具有可预测的特点，亦即一种药物在通常剂量下已知药理效应的表现。A 型反应与剂量有关，发生率高，但病死率低，而且时间关系明确。②B 型不良反应：这是与药物固有的药理作用完全无关的异常反应，而与人体的特异体质有关。常为免疫学或遗传学的反应，与剂量无关，且难预测，发生率低而病死率高。如过敏反应（如休克）等。

医生处方用药，既要考虑治疗效果，又要注意保证患者用药的安全，绝对不可不合理使用。

大多数药物都或多或少地有一些不良反应，特别是在长期使用以后或用量较大时，更容易在患者身上出现不良反应。即使像阿司匹林这样一般公认为比较安全的常用药物，倘若大量服用，也能引起中毒甚至死亡，曾有服 30~40 g 而致死的文献报道。久服可引起胃肠出血及牙龈出血。还能诱发胃溃疡，使胃溃疡恶化，导致胃溃疡出血或穿孔。长期服用还可引起缺铁性贫血，在少数患者可引起巨幼红细胞性贫血以及粒细胞减少、血小板减少。国内曾有 1 例因服用后引起血小板减少性紫癜而致死的报道。阿司匹林和其他水杨酸类药物偶可产生耳鸣、耳聋或眩晕以及急性肾小球坏死、肾乳头坏死、肾炎、血尿、蛋白尿、管型尿等。对特异质患者，小剂量亦可引起荨麻疹、血管神经性水肿、哮喘等反应。又如枸橼酸哌嗪是一种家庭普遍应用、毒性较小的驱虫药，但据报道，服量稍大也会产生头昏、头痛、恶心、呕吐、腹泻等症状。抗疟药乙胺嘧啶在常用剂量比较安全，但如以每日 25 mg 的剂量用至 1 个月以上时，可引起巨幼红细胞性贫血；服用过量能产生中毒甚至死亡。小儿用时更须特别注意，因为此药有香味，很容易服用过量。

一些新药，由于临床应用经验不够，对其不良反应观察及了解不够，加以早期新药管理不严，曾发生过严重不良后果。例如 20 世纪 50 年代在西欧市场上出售的新药沙利度胺作为镇吐药广泛应用于妊娠反应，造成了 8 000 多例畸形胎儿的悲惨后果，它至今仍用于预防和缓解麻风反应症状，与抗麻风药合用以减少反应或减轻反应程度，但禁用于妊娠早期。在日本，由于长期连续服用氯碘羟喹（加入成药中广泛出售），造成万余人患亚急性脊髓视神经炎的严重药害。国内一度曾应用呋喃西林内服治疗细菌性痢疾，后来各临床单位陆续发现其毒性反应颇为严重，特别是多发性周围神经炎，在一组 200 例的报告中竟有 6 例出现，且此种中毒症状长久不易消除，因此禁用于内服。特别是新药的上市及上市后的管理问题值得注意，例如某些选择性环氧酶抑制药和抗糖尿病药的新药上市后发生过的一些争论，要求医生在使用新药时必须充分掌握有关资料，十分慎重地用药，并应密切观察患者用药以后的情况，尽量避免引起不良后果。对于宣传、推广新药，也必须持慎重的态度。

七、药物相互作用

（一）药物相互作用的发生

各种药物单独作用于人体，可产生各自的药理效应。当多种药物联合应用时，由于它们的相互作用，可使药效加强或不良反应减轻，也可使药效减弱或出现不应有的不良反应，甚至可出现一些奇特的不良反应，危害用药者。因此，必须重视药物相互作用问题。

药物相互作用主要是探讨两种或多种药物不论通过什么途径给予（相同或不同途径，同时或先后）在体内所起的联合效应。但从目前水平来看，多数情况下只能探讨两种药物间的相互作用。超过两种以上的药物所发生的相互作用比较复杂，目前研究工作尚不多，此处主要探讨两种药物间的相互作用。

临床上常将一些药物合并给予，如在输液中添加多种注射药物。此时，除发生药物相互作用外，还可能发生理化配伍变化（配伍禁忌）。

（二）药物相互作用对临床治疗的影响

药物相互作用，根据对治疗的影响可分为有益的、有害的，以及尚有一些属争议性的相互作用。

（1）有益的相互作用：联合用药时若得到治疗作用适度增强或不良反应减轻的效果，则此种相互作用是有益的。例如：①多巴脱羧酶抑制剂（卡比多巴或苄丝肼）可抑制左旋多巴在外周的脱羧。两者合用可增加药物进入中枢而提高疗效，并减少外周部位的不良反应。②甲氧苄啶（TMP）使磺胺药增效。③阿托品和吗啡联用，可减轻后者所引起的平滑肌痉挛而加强镇痛作用等。

（2）不良的药物相互作用分下面几种类型：①药物治疗作用的减弱，可导致治疗失败。②不良反应或毒性增强。③治疗作用的过度增强，如果超出了机体的耐受能力，也可引起不良反应乃至危害患者。有关内容在后面将进一步讨论。

（3）有争议性的相互作用：有一些相互作用在一定条件下是有益的，可为医疗所利用，但在其他时候也可以是有害的，常引起争议。如钙盐可增强洋地黄类的作用，一般认为应禁止联用。在很少数的特殊情况下，却需要联用，但必须在严密监护条件下进行。类似的情况不是很多。此时，应根据实际情况进行判定。

（4）重点注意问题：实际上对于药物相互作用中，有益的相互作用是很少的，而不良的相互作用和有争议性的相互作用是较普遍的，即大多数的药物相互作用中包含了不安全因素，可能引起不良反应和意外。因此，不良的相互作用和有争议性的相互作用是应该重点注意的问题。

（三）药物相互作用的分类

药物相互作用，按照发生的原理，可分为药效学相互作用和药物代谢动力学相互作用两大类。这两类相互作用都可引起药物作用性质或强度的变化。此外，还有掩盖不良反应的相互作用，它不涉及药物的正常治疗作用，只涉及某些药物不良反应或毒性，掩盖不良反应的表现。

（四）药效学相互作用

药物作用的发挥，可视为它和机体的效应器官、特定的组织、细胞受体或某种生理活性物质（如酶等）相作用的结果。如不同性质的药物对"受体"可起激动（兴奋）或阻滞（拮抗、抑制）作用。两种药物作用于同一"受体"或同一生化过程中，就可发生相互作用，产生效应的变化。

一般地说，作用性质相同药物的联合应用，可产生效应增强（相加、协同），作用性质相反药物的联合，其结果是药效减弱（拮抗）。因此，可将药效学相互作用分成"相加""协同"和"拮抗"三种情况。

1. 相加

相加是指两种性质相同的药物联合应用所产生的效应相等或接近两药分别应用所产生的效应之和。可用下式来表示（假设 A 药和 B 药的效应各为 1）：

$$A（1）+B（1）=2$$

2. 协同

又称增效，即两药联合应用所显示的效应明显超过两者之和，可表示为（假设 A 药和 B 药的效应各为1）：

$$A (1) + B (1) > 2$$

3. 拮抗

即降效，即两药联合应用所产生的效应小于单独应用一种药物的效应，可表示为（假设 A 药和 B 药的效应各为1）：

$$A (1) + B (1) < 1$$

4. 药效学不良反应示例

（1）丙吡胺加 β 受体拮抗药：这是一个药效增强的例子。两药均有负性肌力作用，均可减慢心率和传导，合用时效应过强，可致窦性心动过缓和传导阻滞，以及致心脏停搏。只有严密监护下方可联合应用，以保安全。

（2）红霉素加阿司匹林：两者均有一定的耳毒性，各自单独应用毒性不显著（阿司匹林可偶致耳鸣）。联合应用则毒性增强，易致耳鸣、听觉减弱等。具有耳毒性的药物尚有氨基糖苷类抗生素、呋塞米等。

（3）氯丙嗪与肾上腺素：氯丙嗪具有 α 受体拮抗作用，可改变肾上腺素的升压作用为降压作用。使用氯丙嗪过量而致血压过低的患者，若误用肾上腺素以升压，则反导致血压剧降。

（4）氯丙嗪与苯海索：较大剂量的氯丙嗪用于精神病治疗常可引起锥体外系反应（不良反应）。苯海索具有中枢抗胆碱作用，可减轻锥体外系反应。但氯丙嗪也具一定的抗胆碱作用。联合应用时可显示较强的外周抗胆碱作用，不利于治疗。本例既是拮抗某一不良反应，又是另一不良反应加强的一个例子。

（5）应用降糖药常因引起低血糖而产生心悸、出汗反应，使用普萘洛尔可掩盖这些反应，但由于 β 受体拮抗药可阻抑肝糖的代偿性分解，而使血糖更加降低，增加了发生虚脱反应的危险性。心脏选择型 β 受体拮抗药（阿替洛尔、美托洛尔等）抑制肝糖分解的作用较轻，但仍有掩盖低血糖反应的作用，均应避免联合应用。这是一个使不良反应加剧并掩盖不良反应的相互作用的例子。

（五）药物代谢动力学相互作用

一种药物的吸收、分布、代谢、排泄、清除速率等常可受联合应用的其他药物的影响而有所改变，因而使体内药量或血药浓度增减而致药效增强或减少，这就是药物代谢动力学的相互作用。

这种相互作用可以是单向的，也可以是双向的。药物 A 与药物 B 联合应用，A 使 B 的吸收、分布、代谢或消除起变化，而 B 则对 A 无作用，这是单向的。而当 A 作用于 B 的同时，B 也对 A 有作用，这就是双向的。以下式表示：

单向相互作用：A→B（↓或↑）

双向相互作用：A（↓或↑）B（↓或↑）

上式中，横向箭头示作用方向；括号中的箭头示效应的增强或降低。

药物代谢动力学相互作用，根据发生机制的不同，可进一步分为：①影响药物吸收的相互作用。②影响药物血浆蛋白结合的相互作用。③药酶诱导作用。④药酶抑制作用。⑤竞争排泌。⑥影响药物的重吸收等。

1. 影响药物吸收的相互作用

本类相互作用发生于消化道中。经口给予的药物，其吸收可受到种种因素的影响。本类相互作用尚可进一步分为以下几种。

（1）加速或延缓胃排空：加强胃肠蠕动的药物如西沙必利等可使胃中的其他药物迅速入肠，使其在肠道的吸收提前。反之，抗胆碱药则抑制胃肠蠕动，使同服药物在胃内滞留而延迟肠中的吸收。

（2）影响药物与吸收部位的接触：某些药物在消化道内有固定的吸收部位。如核黄素和地高辛只能在十二指肠和小肠的某一部位吸收，甲氧氯普胺能增强胃肠蠕动，使肠内容物加速移行，由于药物迅速离开吸收部位而降低疗效。相反，抗胆碱药减弱胃肠蠕动，使这些药物在吸收部位潴留的时间延长，由于增加吸收而增效，而左旋多巴则可因并用抗胆碱药延迟而入肠减缓吸收，因之降效。

（3）消化液分泌及其 pH 改变：消化液是某些药物吸收的重要条件。如硝酸甘油片（舌下含服）需要充分的唾液帮助其崩解和吸收。若使用抗胆碱药，由于唾液分泌减少而使之降效。许多药物在 pH 较低的条件下吸收较好，并用制酸药则妨碍吸收。抗胆碱药、H_2 受体拮抗药及奥美拉唑等均减少胃酸分泌，也起阻滞吸收作用。大环内酯类抗生素在 pH 较高的肠液中吸收差。麦迪霉素肠溶片，虽然可减少在胃中被胃液破坏，但实际上进入肠道崩解后，在 pH≥6.5 时吸收极差。故现已不再生产肠溶片而改成胃溶片。

2. 影响药物与血浆蛋白结合的相互作用

（1）药物与血浆蛋白的结合：许多药物在血浆内可与血浆清蛋白结合。通常，药物（D）是有活性的，与蛋白（P）形成的结合物（D-P）为大分子不能透膜进入作用部位，就变为无活性的。但这种结合是可逆的，D-P 可逐渐分解，重新释出有活性的药物，可用下式表示：

$$D + P \rightarrow D-P$$

各种药物与蛋白结合有其特定的比率，如氨基比林为 15%，保泰松为 98%，苯巴比妥为 20%，吲哚美辛为 90%，磺胺二甲嘧啶为 30%，华法林为 95%，磺胺多辛为 95%，甲苯磺丁脲为 95%。

如果由于某些原因（如清蛋白低下，药物不能充分与之结合或由于药物相互作用）使结合率降低，则体内未结合型药物的比率相应增多，而药物的组织分布也随之增多，因此药物效应增强，药物的消除也往往加快。

（2）竞争血浆蛋白的药物相互作用：不同的药物分子与血浆蛋白的结合能力有差别。两种药物联合应用时，结合力强的药物分子（以 D1 表示）占据了血浆蛋白分子，使结合力较弱的药物分子（以 D2 表示）失去（或减少）了与血浆蛋白结合的机会。或者结合力强者使弱者自结合物中置换出来，致使结合力较弱的药物未结合型的体内浓度升高而显示比率相应增多，因此药物效应较强。竞争结合和置换反应可用下式表示：

$$D1 + D2 + P \rightarrow D1-P + D2$$
$$D2-P + D1 \rightarrow D1-P + D2$$

竞争血浆蛋白发生在那些蛋白结合率较高的药物分子间才有临床意义。如甲苯磺丁脲的正常结合率为 95%，未结合型者为 5%。如若结合率降为 90%，未结合型者即为 10%，即血中未结合型者浓度增加 1 倍，药效可明显增强。又如磺胺二甲嘧啶，其正常结合率为 30%，未结合型者为 70%，其结合率即使由 30% 降为 15%，则未结合型者增至 85%，即只增高约 20%，药效变化不如前者显著。

在实际工作中，水合氯醛、氯贝丁酯、依他尼酸、萘啶酸、甲芬那酸、吲哚美辛、二氮嗪、阿司匹林、保泰松等均有较强的蛋白结合能力。它们与口服降糖药、口服抗凝药、抗肿瘤药（如 MTX）等联合应用，可使后面一些药物的未结合型者血药浓度升高。如不注意，可致意外。

3. 影响药物代谢的相互作用

药物在体内的代谢一般是经酶的催化，使药物由有活性者转化为无活性的代谢物（或低活性物）。也有少数药物（前体药物）在体内转化为有活性的药物而起作用。体内酶活性的变化必然会对药物代谢产物发生影响，而使其疗效相应改变。

（1）酶抑药物：有些药物具有抑制药物代谢酶活性的作用，可使其他药物的代谢受阻，消除减慢，血药浓度高于正常，药效增强，同时也有引起中毒的危险。举例见表 1-5。

表 1-5 某些药物的酶抑相互作用

酶抑药物（A）	联用药物（B）	相互作用及后果
氯霉素	双香豆素类	B 代谢受阻，可引起出血
环丙沙星	茶碱	B 代谢受阻，血药浓度升高，出现不良应，甚至可死
红霉素	茶碱	同上
呋喃唑酮	麻黄碱，间羟胺	B 血药浓度上升。血压异常升高
别嘌醇	巯嘌呤，硫唑嘌呤	A 抑制黄嘌呤氧化酶，使 B 的代谢受阻，效应增强，有危险性

以下是一些具有较强酶抑作用的常见药物：别嘌醇、胺碘酮、氯霉素、氯丙嗪、西咪替丁、环丙沙星、右丙氧芬、地尔硫草、乙醇（急性中毒时）、红霉素、丙米嗪、异烟肼、酮康唑、美托洛尔、甲硝唑、咪康唑、去甲替林、口服避孕药、羟布宗、奋乃静、保泰松、伯氨喹、普萘洛尔、奎尼丁、丙戊酸钠、磺吡酮、磺胺药、硫利达嗪、甲氧苄啶、维拉帕米等。遇有这些药物时应警惕酶抑相互作用的发生。

（2）酶促药物：和酶抑作用相反，某些药物具有诱导药物代谢酶、促使酶活性加强的作用，可使其他药物代谢加速，而失效亦加快。对于前体药物，则酶促药物可使其加速转化为活性物而加强作用。举例见表1-6。

表1-6　某些酶促药物相互作用

酶促作用（A）	联用药物（B）	相互作用及后果
苯巴比妥	口服抗凝药	B加速失效
苯巴比妥	多西环素	B的抗菌作用减效
苯巴比妥	维生素K	B减效可引起出血
利福平	口服避孕药	B加速代谢失效，可引起意外怀孕或突破性出血
苯巴比妥	环磷酰胺	B为前体药物，在体内代谢为醛磷酰胺而作用，加速代谢可加强细胞毒性

具有酶诱导作用的常见药物有：巴比妥类（苯巴比妥为最）、卡马西平、乙醇（嗜酒慢性中毒者）、氨鲁米特、灰黄霉素、氨甲丙酯、苯妥英、格鲁米特、利福平、磺吡酮（某些情况下起酶抑作用）等。

4. 影响药物排泄的相互作用

（1）竞争排泄：许多药物（或其代谢产物）通过肾脏随尿排泄。其中有些是通过肾小球滤过而进入原尿的，也有的则通过肾小管分泌而排入原尿（排泄）。在某些情况下也可兼而有之。进入原尿的药物，有一部分可由肾小管重新吸收进入血液，有相当多的部分则随尿液排出体外。两种或两种以上通过相同机制排泄的药物联合应用，就可以在排泄部位上发生竞争。易于排泄的药物占据了孔道，使那些相对较不易排泄的药物的排出量减少而潴留，使之效应加强。例如丙磺舒可减少青霉素、头孢菌素类的排泄而使之增效；丙磺舒减少甲氨蝶呤（MTX）的排泄而加剧其毒性反应，保泰松使氯磺丙脲潴留而作用加强等。

（2）药物的重吸收：药物进入原尿后，随尿液的浓缩，相当多的水分、溶质（包括部分药物）能透膜重新进入血流。多数药物是以被动转运方式透膜重吸收的。被动透膜与药物分子的电离状态有关。离子态的药物因其脂溶性差且易为细胞膜所吸附而不能以被动转运方式透膜，只有分子态的药物才能透膜重吸收。

人体血浆的pH为7.4，此值相对稳定。当有外来的酸或碱进入血液，血浆缓冲系统即加以调节。多余的酸或碱可排泄进入尿液而影响其pH（pH为5~8）。某些食物也可影响尿的pH。

1）尿液pH变化对弱电解质类药物透膜重吸收的影响。酸类药物在溶液中有下列平衡：

$$HA \rightarrow H^+ + A^-$$

H^+浓度对这一平衡起重要作用。在pH较低（H^+较多）时，这一平衡向左移动，即其中弱酸的分子增多而离子（盐）减少。反之，在pH较高（即H^+较少）的溶液中，平衡向右移动，弱酸较多以盐的形式存在，而游离酸（分子）相对减少。

弱碱在溶液中有如下平衡：

$$BH^+ \rightarrow B + H^+$$

式中，BH^+为弱碱盐（离子）；B为弱碱（分子）。

即随H^+增多（pH下降）弱碱的离子态部分相应增多，而H^+减少（pH上升）则分子态部分相应增多。

弱电解质类药物的透膜取决于膜两侧体液的pH差。当尿液pH>血液pH时：弱酸加速排出，弱碱重吸收增多而潴留。当尿液pH<血液pH时：弱碱加速排出，而弱酸潴留。

2）示例：盐酸、氯化铵是酸化尿液的标准药物，可使尿液的 pH 降为 5 左右，有利于有机碱类药物的排泄，而使有机酸类潴留。碳酸氢钠可使尿液 pH 上升为 8 左右，使有机酸类药物加速排泄，而有机碱则潴留。其他对尿液 pH 有影响的药物也有同样作用。

（六）掩盖不良反应

掩盖不良反应并不是真正的药物相互作用，而是当使用某种药物出现不良反应时，同时使用的其他药物掩盖了不良反应的症状。掩盖不良反应不是对不良反应的对症治疗措施。它只给患者以虚假的自我良好感觉，而不能减轻不良反应的严重性。

例如 β 受体拮抗药掩盖降糖药引起的低血糖反应（出汗、心悸等），而不改善血糖水平。又如抗组胺药物可掩盖氨基苷类抗生素所引起的眩晕，而不减轻其耳毒性。

掩盖不良反应可加重不良反应的危害性，造成更严重的后果。

第三节　药物的制剂和贮存

一、药物的制剂

制剂即剂型，是指药物根据医疗需要经过加工制成便于保藏与使用的一切制品。制剂约有几十种，现简介如下。

（一）液体制剂及半液体制剂

（1）水剂（芳香水剂）：一般是指挥发油或其他挥发性芳香物质的饱和或近饱和水溶液，如薄荷水。

（2）溶液剂：一般为非挥发性药物的澄明水溶液，供内服或外用，如亚砷酸钾溶液。一些由中药复方提制而得的口服溶液，称为"口服液"。

（3）注射剂：也称"注射液"，俗称"针剂"，是指供注射用药物的灭菌的溶液、混悬剂或乳剂。还有供临时制配溶液的注射用灭菌粉末，有时称"粉针"，如青霉素钠粉针。供输注用的大型注射剂俗称"大输液"。

（4）煎剂：是生药（中草药）加水煮沸所得的水溶液，如槟榔煎。中药汤剂也是一种煎剂。

（5）糖浆剂：为含有药物或芳香物质的近饱和浓度的蔗糖水溶液，如远志糖浆。

（6）合剂：是含有可溶性或不溶性固体粉末药物的透明液或悬浊液，一般用水作溶媒，多供内服，如复方甘草合剂。

（7）乳剂：是油脂或树脂质与水的乳状悬浊液。若油为分散相（不连续相），水为分散媒（连续相），水包油滴之外，称"水包油乳剂"（油/水），反之则为"油包水乳剂"（水/油）。水包油乳剂可用水稀释，多供内服；油包水乳剂可用油稀释，多供外用。

（8）醑剂：是挥发性物质的醇溶液，如樟脑醑。

（9）酊剂：是指生药或化学药物用不同浓度的乙醇浸出或溶解而得的醇性溶液，如橙皮酊。

（10）流浸膏：将生药的醇或水浸出液浓缩（低温）而得，通常每 1 mL 相当于原生药 1 g，如甘草流浸膏。

（11）洗剂：是一种悬浊液，常含有不溶性药物，专供外用（如洗涤创面、涂抹皮肤等），如炉甘石洗剂。

（12）搽剂：专供揉搽皮肤的液体药剂，有溶液型、混悬型、乳化型等，如松节油搽剂。

（13）其他：浸剂、凝胶剂、胶浆剂、含漱剂、灌肠剂、喷雾剂、气雾剂、吸入剂、甘油剂、滴眼剂、滴鼻剂、滴耳剂等。

（二）固体制剂及半固体制剂

（1）散剂：为一种或一种以上的药物均匀混合而成的干燥粉末状剂型，供内服或外用，如痱子粉。

（2）颗粒剂：或称"冲剂"，系将生药以水煎煮或以其他方法进行提取，再将提取液浓缩成稠膏，以适量原药粉或蔗糖与之混合成为颗粒状，服时用开水或温开水冲服，如抗感冒颗粒。

（3）浸膏：将生药的浸出液浓缩（低温）使成固体或半固体状后，加入固体稀释剂适量，使每 1 g 与原生药 2~5 g 相当，如颠茄浸膏。

（4）丸剂：系由药物与赋形剂制成的圆球状内服固体制剂，分糖衣丸、胶丸、滴丸、肠溶丸等。滴丸是一种新剂型，由药物与基质加热熔化混匀后滴入不相混溶的冷凝液中经收缩、冷凝而制成，如氯霉素耳用滴丸（耳丸）。中药丸剂又分蜜丸、水丸等。

（5）片剂：系由一种或多种药物与赋形剂混合后制成颗粒，用压片机压制成圆片状分剂量的制剂，如苯巴比妥片。新的剂型中尚有多层片、缓释片、泡腾片等。

（6）膜剂：又称薄片剂，是一种新剂型，有几种形式，一种系指药物均匀分散或溶解在药用聚合物中而制成的薄片；一种是在药物薄片外两面再覆盖以药用聚合物膜而成的夹心型薄片；再一种是由多层药膜叠合而成的多层薄膜剂型。按其用途分有：眼用膜剂、皮肤用膜剂、阴道用膜剂、口服膜剂等，如毛果芸香碱膜、硝酸甘油膜、冻疮药膜、外用避孕药膜等。

（7）胶囊剂：系将药物盛装于空胶囊内制成的制剂，如吲哚美辛胶囊。

（8）微型胶囊：简称"微囊"，系利用高分子物质或聚合物包裹于药物（固体或液体，有时是气体）的表面，使成极其微小的密封囊（直径一般为 5~400 μm），起着遮盖或保护膜的作用，能掩盖药物的苦味、异臭，增加药物的稳定性，防止挥发性药物的挥散，如维生素 C 微囊。

（9）栓剂：系供纳入人体不同腔道（如肛门、阴道等）的一种固体制剂，形状和大小因用途不同而异，熔点应接近体温，进入腔道后能熔化或软化。一般在局部起作用，也有一些栓剂，如吲哚美辛栓，经过直肠黏膜吸收而发挥全身作用。

起全身作用的栓剂，已受到国内外重视，有了一些进展。它具有如下优点：①通过直肠黏膜吸收，有 50%~75% 的药物不通过肝脏而直接进入血循环，可防止或减少药物在肝脏中的代谢以及对肝脏的不良反应。②可避免药物对胃的刺激，以及消化液的酸碱度和酶类对药物的影响和破坏作用。③适于不能吞服药物的患者，尤其是儿童。④比口服吸收快而有规律。⑤作用时间长。但亦有使用不方便、生产成本比片剂高、药价较贵等缺点。

（10）软膏剂：系药物与适宜的基质均匀混合制成的一种易于涂布在皮肤或黏膜上的半固体外用制剂，如氧化氨基汞软膏。

（11）眼膏剂：为专供眼用的细腻灭菌软膏，如四环素可的松眼膏。

（12）乳膏：又称"乳霜""冷霜""霜膏"，系由脂肪酸与碱或碱性物质作用而制成的一种稠厚乳状剂型，状如日用品中的雪花膏，较软膏易于吸收，不污染衣服（因本身含肥皂，较易洗去）。根据需要有时制成油包水型，但多为水包油型，如氟氢可的松乳膏。

（13）糊剂：为大量粉状药物与脂肪性或水溶性基质混合制成的制剂，如复方锌糊。

（14）其他：还有硬膏剂、泥罨剂、海绵剂、煎膏剂、胶剂、脂质体、固体分散体等。

（三）控制释放的制剂

近年来有一类新发展起来的可以控制药物释放速率（缓慢地、恒速或非恒速）的制剂。制备时将药物置入一种人工合成的优质惰性聚合物中，制成内服、外用、植入等剂型。使用后，药物在体内或在与身体接触部位缓缓释放，发挥局部或全身作用。药物释放完毕，聚合物随之溶化或排出体外。本类剂型按其释放速率可分为缓释制剂及控释制剂。缓释制剂是指用药后可缓慢地非恒速释放，控释制剂是指用药后可缓慢地恒速或近恒速释放。

1. 口服缓释或控释制剂

例如缓释片或控释片，其外观与普通片剂相似，但在药片外部包有一层半透膜。口服后，胃液通过半透膜，进入片内溶解部分药物，形成一定渗透压，使饱和药物溶液通过膜上的微孔，在一定时间内（如 24 h）恒速或非恒速排出。其特点是，释放速度不受胃肠蠕动和 pH 变化的影响，药物易被机体吸收，并可减少对胃肠黏膜的刺激和损伤，因而减少药物的不良反应。血药浓度平稳、持久。

此外，还可运用控释技术，将药制成缓释或控释糖浆、缓释或控释微粉剂，撒在软食物（如果酱、米粥等）上服用，为小儿或咽下困难的患者服药提供方便。

2. 控释透皮贴剂

这是一种用于贴在皮肤上的小膏药，其所含药物能以恒定速度透过皮肤，不经过胃肠道和肝脏直接进入血流。这种制剂属于透皮治疗系统（TTS），它由几种不同的层次组成：最外面是包装层，向内是药物贮池，再向内是一层多孔的膜，里面是一黏性附着层，此层上附有一保护膜，临用前撕下。贴膏贴上后，通过多孔膜，控制药物释放的速度。也可将药物混于聚合物之中，通过扩散作用缓缓释放出药物。目前这种治疗系统还只用于小分子药物，如含东莨菪碱的贴膏，贴一次可在 3 d 之内防止晕动病（恶心、呕吐等）有效，改变了过去由于东莨菪碱口服吸收快，易引起不良反应，不便用于防治晕动病的状况。

3. 眼用控释制剂

如控释眼膜，薄如蝉翼，大小如豆粒，置于眼内，药物即可定量地均衡释放。国内近年试制的毛果芸香碱控释眼膜，置入 1 片于眼内，可以维持 7 d 有效，疗效比滴眼剂显著，并且避免了频繁点药的麻烦，不良反应也少见。

氯霉素控释眼丸为我国首创的一种控释制剂，系根据我国传统药"龙虱子"设计的薄型固体小圆片，用先进的滴丸工艺制成。放入眼内后，能恒速释药 10 d，维持药物有效浓度，相当于 10 d 内每8.4 min不间断地滴眼药水一次，因此避免了频繁用药、使用不便的缺点。国外迄今尚未见有此种新剂型。

（四）药房制剂

医疗单位的制剂室或药厂，只有取得了《医疗机构制剂许可证》或《药品生产许可证》的，亦即确实具备生产条件、确能保证产品质量的，才能进行药房制剂的生产，否则就不符合《中华人民共和国药品管理法》的规定，属于违法行为。

制剂质量的优劣，直接关系到患者的健康，甚至生命安全，尤其是一些抢救危重患者的药剂更是如此。当患者已处在死亡边缘上，如果及时应用质量好的制剂，往往可以转危为安；相反，如果用了质量差的制剂，轻则使疾病恶化，重则危及生命。所以制剂人员在配制各种制剂时，务必以对人民负责的精神，认真准确地按照操作规程进行操作，以确保质量，并需按照有关规定逐项进行检查，合格者方可提供临床使用。

二、药品的贮存

各种药品在购入时，包装上均注明贮存方法，有使用期限的均注明失效日期，应密切注意。这里将各类药品的贮存方法简述于下。

（一）密封贮存

这类药品要用玻璃瓶密封贮存，瓶口要用磨口瓶塞塞紧或在软木塞上加石蜡熔封，开启后应立即封固，决不能用纸袋或一般纸盒贮存，否则易于变质，夏天尤应注意。这类药品包括：氢氧化钠、氢氧化钾、氯化钙、浓硫酸、酵母片、复方甘草片、干燥明矾、碘化钾、碘化钠、溴化钠、溴化钾、溴化铵、苯妥英钠片、卡巴克络片、含碘喉片、维生素 B_1 片、各种浸膏、胶丸、胶囊、胃蛋白酶、含糖胃酶、胰酶、淀粉酶、结晶硫酸钠、硫酸铜、硫酸亚铁、硫酸镁、硫酸锌、鱼肝油、薄荷油、丁香油、各种香精、芳香水、乙醇、乙醚、氯仿、氯乙烷、碘、浓氨溶液、亚硝酸乙酯醋、漂白粉、水合氯醛、樟脑以及各种酒精制剂等（这类药品除密封外还应放于低温处）。

（二）低温贮存

以下药品最好放置在 2 ~ 10 ℃ 的低温处。

（1）易因受热而变质的药品：如维生素 D_2、胎盘球蛋白、促皮质素、三磷腺苷、辅酶 A、胰岛素、锌胰岛素（避免冰冻）、肾上腺素、噻替哌、缩宫素、麦角新碱、神经垂体后叶素等注射液，盐酸金霉素滴眼剂及各种生物制品（如破伤风抗毒素、痘苗、旧结核菌素）等。

（2）易燃易炸易挥发的药物：这类药物除应置于低温处外，还应该注意密封，如乙醚、无水乙醇、挥发油、芳香水、香精、氯乙烷、氯仿、过氧化氢溶液、浓氨溶液、亚硝酸乙酯醑、亚硝酸异戊酯等。

（3）易因受热而变形的药物：如甘油栓等。

（三）避光贮存

对光照敏感、光照后易失效的药品，其制剂应装在遮光容器内，如葡萄糖酸奎尼丁、水杨酸毒扁豆碱、聚维酮、盐酸肾上腺素，以及甲氧氯普胺、氨茶碱、氨酪酸、盐酸普萘洛尔、盐酸哌替啶、利多卡因、毛花苷 C、去甲肾上腺素、氢化可的松、醋酸可的松等注射液、抗坏血酸、解磷定、硝酸银等，应按说明书的要求置于阴暗处或不见光处贮存。

（四）防止过期

有些稳定性较差的药品如抗生素、缩宫素、含糖胃蛋白酶、胰岛素、细胞色素 C、绒促性素等，在贮存期间药效可能降低，毒性可能增高，有的甚至不能供药用。为了保证用药的安全和有效，对这类药品都规定了有效期。

药品的有效期是指药品在一定的贮存条件下，能够保持质量的期限。药品的有效期应根据药品的稳定性不同，通过稳定性实验研究和留样观察，合理制订。药品有效期的计算是从药品的生产日期（以生产批号为准）算起，药品标签应列有效期的终止日期。到期的药品，应根据《中华人民共和国药品管理法》规定，过期不得再使用。药品生产、供应和使用单位对有效期的药品，应严格按照规定的贮存条件进行保管，要做到近有效期的先出，近有效期的先用，调拨有效期的药品要加速运转。生产厂在产品质量提高后，认为有必要延长有效期时，可向当地（省、自治区、直辖市）卫生行政部门提出申请，经管理部门批准后，可延长改订本厂产品的有效期。对于有效期的药品应定期检查以防止过期失效；账卡和药品上均应有特殊标记，注明有效期，以便于查找。贮存药品时，除应注意以上所举各点外，还要注意：从原包装分出的药品，强酸要用玻璃塞瓶装；氯仿不要用橡皮塞（以防橡皮塞中部分物质被溶出）；标签一定要明显清楚，应有必要的检查，以防贴错；大输液不宜横放倒置等，以确保药品质量和用药安全有效。

第二章

药理学

第一节　药理学概述

一、药理学的性质与任务

药理学的英文"Pharmacology"一词，由希腊文字"Pharmakon"（药物、毒物）和"Logos"（道理）缩合演变而成。顾名思义，药理学就是研究药物与机体相互作用及其作用规律的学科，其研究的主体是药物。

药物指能改变或查明机体生理功能和病理状态，用于预防、诊断、治疗疾病的物质。

药品与药物的区别：药品是指经过国家药品监督管理部门审批，允许其生产销售的药物，即已获得商品属性的药物，不包括正在上市前临床试验中的药物。而药物不一定经过审批，也不一定市面上有售。《中华人民共和国药品管理法》第102条关于药品的定义：药品是指用于预防、治疗、诊断人的疾病，有目的地调节人的生理功能并规定有适应证或者功能主治、用法和用量的物质，包括中药材、中药饮片、中成药、化学原料药及其制剂、抗生素、生化药品、放射性药品、血清、疫苗、血液制品和诊断药品等。

药物与毒物：在一定条件下，较小剂量就能够对生物体产生毒性作用或使生物体出现异常反应的化学物质称为毒物。毒物的概念是相对的，药物与毒物难以严格区分，任何药物剂量过大或用药时间过长都可能产生毒性反应。毒理学是研究外源性化学物质及物理和生物因素对机体的有害作用及作用机制的应用学科，也属于药理学范畴。

药理学的学科任务是为阐明药物作用机制、改善药物质量、提高药物疗效、开发新药、发现药物新用途并为探索细胞生理生化及病理过程提供实验和理论依据；在正确用药、提高药物防病治病效果、促进医药学发展及协同其他生物学科阐明生命活动基本规律等方面，具有重要的作用；在药理学科学的理论指导下进行临床实践，在实验研究的基础上丰富药理学理论。药理学既是基础医学与临床医学的桥梁学科，也是医学与药学之间的桥梁学科。

药理学与临床药理学：近年来逐渐发展而设立的临床药理学是以临床患者为研究和服务对象的应用科学，其任务是将药理学基本理论转化为临床用药技术，即将药理效应转化为实际疗效，是基础药理学的后继部分。

二、药理学的研究方法与内容

药理学的研究方法是实验性的，即在严格控制的条件下观察药物对机体或病原体的作用规律并分析其客观作用原理。药物的研究和应用除了要尊重科学规律，还要依照法律、法规和相关指导原则的规定，以保障人们的生命健康。药理学研究内容：不仅要阐明药物对人体与病原体的作用和作用机制；而且要研究人体与病原体对药物的反作用（药物的体内过程），前者属于药物效应动力学的范畴，后者属于药物代谢动力学的范畴。

第二节 药物效应动力学

药物效应动力学，简称药效学，是研究药物对机体作用及作用机制的科学。即研究药物对机体的影响，包括药物给机体带来的治疗效应（疗效）或者非预期甚至不好的作用（不良反应等）。

药效学的研究内容包括药物与作用靶位之间相互作用所引起的生物化学、生理学和形态学变化，药物作用的全过程和分子机制（药物作用、药理效应和药物作用机制）、药物作用的二重性（治疗作用和不良反应）、药物的效应关系（量效关系、构效关系和时效关系）、对药物的安全性评价。药效学的研究为临床合理用药、避免药物不良反应和新药研究提供依据，在促进生命科学发展中发挥着重要作用。

一、药物作用和药理效应

药物作用是指药物与机体生物大分子相互作用所引起的初始作用，是动因，有其特异性。特异性指药物能与人体内相应的作用靶位（如受体）结合，从而产生特定的生理效应。

药理效应是药物引起机体生理、生化功能的继发性改变，是药物作用的具体表现，对不同脏器有其选择性。选择性指药物对某组织、器官产生明显的作用，而对其他组织、器官作用很弱或几无作用。

通常药理效应与药物作用互相通用，但当两者并用时，应体现先后顺序，即两者的因果关系，药物作用是因，药理效应是药物作用的结果。以肾上腺素升高血压为例，说明药物作用与药理效应的关系，如图2-1所示。

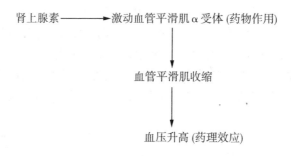

图2-1 药物作用与药理效应关系

药理效应的基本类型。机体功能的提高称为兴奋、亢进，功能的降低称为抑制、麻痹。过度兴奋转入衰竭，是另外一种性质的抑制。近年来随着生命科学的迅速发展，能使细胞形态与功能发生质变的药物引起人们的注意，例如某些物质可以诱发细胞癌变。

药物作用特异性强的药物不一定产生选择性高的药理效应，两者不一定平行。例如阿托品特异性阻断M胆碱受体，但其药理效应选择性并不高，由于M胆碱受体的广泛分布，阿托品对心脏、血管、平滑肌、腺体及中枢神经功能都有影响，而且有的表现为兴奋效应，有的表现为抑制效应。作用特异性强及（或）效应选择性高的药物应用时较有针对性，不良反应较少。反之，效应广泛的药物不良反应较多。但广谱药物在多种病因共存或诊断未明时选用也有其方便之处，例如广谱抗生素、广谱抗心律失常药等。

药物作用的方式。①局部作用和吸收作用：局部作用指在给药部位发生作用，几乎无药物吸收，如乙醇、碘酒对皮肤黏膜表面的消毒作用；吸收作用又称全身作用，指药物经吸收入血，分布到机体有关部位后再发挥作用。②直接作用和间接作用：直接作用指药物与器官组织直接接触后所产生的效应；间接作用又称继发作用，指由药物的某一作用而引起的另一作用，常常通过神经反射或体液调节引起。洋地黄的直接作用是兴奋心肌，加强心肌收缩力，改善心力衰竭症状，而随之产生的利尿、消肿等则属继发作用。

药理效应与治疗效果（简称疗效），两者并非同义词，例如具有扩张冠脉效应的药物不一定都是抗冠心病药，抗冠心病药也不一定都会取得缓解心绞痛临床疗效，有时还会产生不良反应，这就是药物效应的二重性——药物既能治病也能致病。

二、药物作用的二重性

1. 药物的治疗作用

指患者用药后所引起的符合用药目的的作用，有利于改善患者的生理、生化功能或病理过程，使机体恢复正常。根据药物所达到的治疗效果分为对因治疗、对症治疗和补充治疗或替代治疗。

对因治疗用药目的在于消除原发致病因子，彻底治愈疾病称为对因治疗或称治本，例如抗菌药物清除体内致病菌。

对症治疗用药目的在于改善症状称为对症治疗或称治标。对症治疗未能根除病因，但在诊断或病因未明时，对暂时无法根治的疾病却是必不可少的。在某些重危急症如休克、惊厥、心力衰竭、高热、剧痛时，对症治疗可能比对因治疗更为迫切。

补充治疗用药目的在于补充营养物质或内源性活性物质的不足，可部分起到对因治疗的作用，急则治其表，缓则治其本，但需注意病因。或者作为替代治疗，如肾衰竭患者的透析治疗。

2. 药物的不良反应

凡是不符合用药目的并给患者带来不适或痛苦的反应统称为药物的不良反应（ADR）。多数 ADR 是药物固有效应的延伸，在一般情况下是可以预知的，但不一定可以避免。少数较严重的 ADR 较难恢复，称为药源性疾病，例如庆大霉素引起神经性耳聋。根据治疗目的，用药剂量大小或不良反应严重程度，分为以下方面。

副反应：指药物在治疗剂量时，出现的与治疗目的无关的不适反应。这与药理效应选择性低有关，当某一效应用作治疗目的时，其他效应就成为不良反应。例如阿托品用于解除胃肠痉挛时，将会引起口干、心悸、便秘等不良反应。不良反应是在常用剂量下发生的，一般不太严重，但是难以避免。

毒性反应：指在剂量过大或蓄积过多时发生的危害性反应，一般比较严重，但是可以预知也是应该避免发生的 ADR。企图增加剂量或延长疗程以达到治疗目的是有限度的，过量用药会增加临床治疗风险。急性毒性反应多损害循环、呼吸及神经系统功能，慢性毒性反应多损害肝、肾、骨髓、内分泌等功能。致癌、致畸胎、致突变的三致反应也属于慢性毒性范畴。

后遗效应：是指停药后血药浓度已降至阈浓度以下时仍残存的药理效应。例如长期应用肾上腺皮质激素，停药后肾上腺皮质功能低下，数月内难以恢复。

停药或撤药反应：指长期服用某些药物，突然停药后原有疾病的加剧，又称反跳现象。例如长期服用可乐定降血压，停药次日血压将回升。

继发反应：指由于药物的治疗作用引起的不良后果。如长期应用广谱抗菌药物导致的二重感染。

变态反应：指机体受药物刺激所发生的异常免疫反应，可引起机体生理功能障碍或组织损伤，也称过敏反应。常见于过敏体质患者。临床表现各药不同，各人也不同。反应性质与药物原有效应无关，用药理拮抗药解救无效。反应严重度差异很大，与剂量无关，从轻微的皮疹、发热至造血系统抑制、肝肾功能损害、休克等。可能只有一种症状，也可能多种症状同时出现。停药后反应逐渐消失，再用时可能再发。致敏物质可能是药物本身，可能是其代谢物，也可能是药剂中杂质。青霉素类抗生素临床用药前常做皮肤过敏试验，但仍有少数假阳性或假阴性反应。可见这是一类非常复杂的药物反应。

特异质反应：指某些药物可使少数患者出现特异质的不良反应，与遗传有关，属于遗传性生化缺陷。反应性质也可能与常人不同，但与药物固有药理作用基本一致，反应严重度与剂量成比例，药理拮抗药救治可能有效。这种反应不是免疫反应，故不需预先敏化过程。现在知道这是一类药理遗传异常所致的反应，例如葡萄糖-6-磷酸脱氢酶缺乏的患者，服用磺胺类药物会引起溶血反应。

药物耐受：指机体对药物反应的一种适应性状态和结果。当反复使用某种药物时，机体对该药物的反应性减弱，效价降低；为达到与原来相等的反应性和药效，就必须逐步增加用药剂量，这种叠加和递增剂量以维持药效作用的现象，称药物耐受。对于化疗药物，则存在病原体产生耐受的问题，称为耐药性或抗药性。

药物依赖：又称药瘾，是指对药物强烈的渴求。患者为了谋求服药后的精神效应以及避免断药而产生的痛苦，强制性地长期连续或周期性地服用。

世界卫生组织（WHO）对药物不良反应的定义是：正常剂量的药物用于预防、诊断、治疗疾病或调节生理功能时出现有害的或与用药目的无关的反应。药物不良反应按与其正常药理作用有无关联而分为 A、B 两类。A 型又称剂量相关的不良反应。该反应为药理作用增强所致，常和剂量有关，可以预测，发生率高而病死率低。临床上出现药物不良反应、毒性反应、过度效应、撤药反应、继发反应等皆属 A 型 ADR。B 型又称剂量不相关的不良反应。是和药理作用无关的异常反应，一般与剂量无关，难以预测，发生率低而病死率高，如药物变态反应和特异质反应，属 B 型 ADR。1998 年以后，WHO 又细划了药物不良反应，除 A、B 型外，又增加了 C 型（迟发不良反应）、D 型（时间不良反应）、E 型（停药型）、F 型（治疗意外失败型）。

三、药物的效应关系

药物的效应取决于三种关系：量效关系、构效关系和时效关系。

1. 量效关系

在一定范围内，药理效应的强弱与单位时间内药物剂量大小或浓度高低呈一定的关系，即剂量—效应关系，简称量效关系。

2. 量效曲线

以药理效应为纵坐标，药物剂量或浓度为横坐标作图得量效曲线，如以药物的效应（E）为纵坐标，药物的剂量或浓度（C）为横坐标作图，则得到直方双曲线；如将药物浓度或剂量改用对数值（logC）作图，则呈典型的 S 形曲线，见图 2 – 2A。

定量阐明药物的剂量（浓度）与效应之间的关系，有助于了解药物作用的性质，为临床用药提供参考。药理效应是连续增减的量变，可用具体数量或最大反应的百分数表示的，称为量反应，如血压、心率、血糖浓度等，其研究对象为单一的生物单位。如果药理效应表现为反应性质的变化，而不是随着药物剂量或浓度的增减呈连续性量的变化，则称为质反应，其反应只能用全或无、阳性或阴性表示，如存活与死亡、惊厥与不惊厥等，其研究对象为一个群体。量效曲线以累加阳性率与剂量（或浓度）作图，也呈 S 形曲线，如图 2 – 2B 所示。

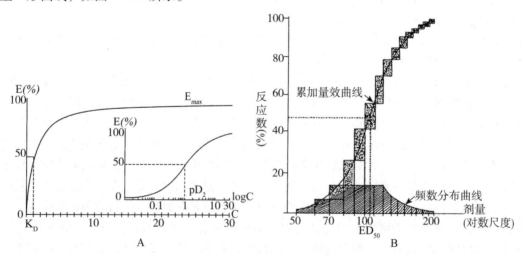

A. 药物作用量反应的量效关系曲线（E 效能，C 浓度，E_{max} 最大效应，KD 药物与受体的结合能力，亲和力指数 $pD_2 = -logK_D$）；B. 药物作用质反应的累加量效关系曲线（ED_{50} 半数有效剂量）

图 2 – 2　药物作用的量效关系曲线

量效曲线在药理学上有重要意义，分析S形量效曲线，可解释如下概念。

（1）最小有效量：药物产生效应的最小剂量，亦称阈剂量。

（2）最小有效浓度：药物产生效应的最小浓度，亦称阈浓度。

（3）半数有效量（ED_{50}）：在量反应中是指能引起50%最大反应强度的药物剂量；在质反应中是指引起50%实验动物出现阳性反应的药物剂量。量效曲线在50%效应处的斜率最大，故常用半数有效量计算药物的效应强度。半数有效量常以效应指标命名，如果效应指标为死亡，则称为半数致死量（LD_{50}）。

（4）半数有效浓度（EC_{50}）：在量反应中指能引起50%最大反应强度的药物浓度，在质反应中指引起50%实验对象出现阳性反应时的药物浓度。

（5）中毒量（TD）和最小中毒量：分别为引起中毒的剂量和引起中毒的最小剂量。

（6）极量和致死量：分别为最大治疗剂量和引起死亡的剂量。

（7）治疗指数（TI）和安全范围（MOS）：表示药物安全性的两个指标。治疗指数一般常以药物的半数致死量（LD_{50}，临床用TD_{50}）与ED_{50}的比值称为治疗指数用以表示药物的安全性，药物的ED_{50}越小，LD_{50}（或TD_{50}）越大，说明药物越安全。当药物的量效曲线与其剂量毒性曲线不平行，则TI值不能完全反映药物的安全性，此时，需要采用安全范围来表示药物的安全性。安全范围以5%致死量（LD_5，临床用TD_5）与95%有效量（ED_{95}）值或1%致死量（LD_1，临床用TD_1）与99%有效量（ED_{99}）之间的距离表示药物的安全性。药物安全范围越窄，用药越不安全，有的药物安全范围为负值（ED_{95}与LD_5或TD_5相互重叠），说明该药极易中毒。

（8）治疗窗：一般来说，药物剂量在安全范围内不会发生严重毒性反应。近年来提出"治疗窗"的概念，指疗效最佳而毒性最小的剂量范围，比安全范围更窄。下列情况须确定治疗窗：①药理效应不易定量。②用于重症治疗，不允许无效。③安全范围小且毒性大的药物。

剂量与药物作用关系见图2－3。

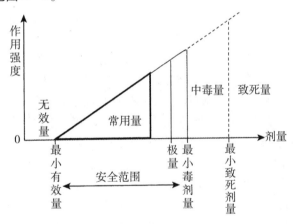

图2－3　剂量与药物作用关系

（9）效能：也称最大效应（E_{max}），指药物随着剂量或浓度的增加，效应也相应增加，当剂量增加到一定程度时再增加剂量或浓度其效应不再继续增强时的药理效应，即药物产生最大效应的能力。具有高效能的完全激动药占领少部分受体可产生很大效应；具有低效能的部分激动药或拮抗药，即使占领极大部分受体，仅能产生较小或不产生效应。

（10）效价强度：能引起等效反应的药物相对浓度或剂量，其值越小则效价强度越大。药效性质相同的两个药物的效价强度进行比较称为效价比，如10 mg吗啡的镇痛作用与100 mg哌替啶的镇痛作用强度相当，则吗啡的效价强度为哌替啶的10倍。

效能与效价强度，是比较同类药物作用强弱的两个指标，评价一个药物需从效能与效价强度两个方面分析。药物的效能取决于药物本身的内在活性和药理作用特点。以利尿药呋塞米和环戊噻嗪为例，呋塞米的效能为每日能排出钠250 mmol/L，而环戊噻嗪的效能为每日能排出钠160 mmol/L，按效能呋塞米大于环戊噻嗪，约为环戊噻嗪的 1.5 倍；呋塞米每日排出钠 100 mmol/L 时需要 35 mg，而环戊噻嗪只需用 0.4 mg，呋塞米和环戊噻嗪产生等效效应的剂量比为 88（35/0.4），因此，按效价强度环戊噻嗪是呋塞米的 88 倍。临床上选用产生同种药理效应的药物时，当然希望选用高效能的药物。高效能药物产生的疗效是低效能药物无论多大剂量也不能产生的。就呋塞米和环戊噻嗪的利尿作用而言，虽然环戊噻嗪的效价强度大于呋塞米，但其利尿效能却比呋塞米弱。当然高效能药物与低效能药物的适用范围和适应证也不同。如环戊噻嗪用于轻度水肿，而呋塞米用于严重水肿、急性肺水肿、脑水肿和急性肾衰竭。

3. 量效关系也与下述因素相关

（1）量效关系与个体差异，药物效应的各种数据带有群体均值的性质，但人体对药物的反应存在着个体差异，有的差异甚至很大。例如，有的人对小剂量某种药物即产生强烈反应，称为高敏性，而有的人则需很大剂量才能产生反应，称为高耐受性，还有人对药物的反应与常人有质的不同，称为特异质。对个体差异大而且安全范围窄的药物应实行剂量（或用药方案）个体化。个体差异表现为两种情况：一是达到同样效应时不同患者需药剂量不同；二是用同等剂量时不同患者的效应不同。

（2）量效关系与连续用药，就同一个体而言，有些药物连续使用可产生耐受性，药量需不断加大，有的药物则形成依赖性。仅仅是心理或精神上的依赖性称习惯性；有的药物如麻醉性镇痛药、某些中枢兴奋药，能形成生理或功能上的依赖，即有成瘾性，停用则出现戒断症状。后一种情况已成为严重的社会问题，故对这些药品应严格控制，避免滥用。

（3）量效关系与药物剂型和给药途径，不同剂型可影响量效关系，这是因为个体使用不同剂型，药物实际吸收进入血液循环的药量不同，即人体对药物的生物利用度不同。同种药物的同一剂型，由于生产工艺、配方、原料质量的差别，不同厂家的产品即使所含药物的标示量相同，其效应也可能不同，称之为相对生物利用度不同，这是当前较普遍的问题，应引起注意。此外，随着药学的发展，出现了一些新的剂型，如缓释制剂和控释制剂等，影响药物的起效、达峰和维持时间，当然也影响量效关系。不同的给药途径也可影响量效关系，因为不同的给药途径，药物的生物利用度不同。

4. 构效关系（SAR）

是指药物或其他生理活性物质的化学结构与其生理活性之间的关系，是药物化学的主要研究内容之一。最早期的构效关系研究以直观的方式定性推测生理活性物质的结构与活性的关系，进而推测靶酶活性位点的结构和设计新的活性物质结构。随着信息技术的发展，以计算机为辅助工具的定量构效关系（QSAR）成为构效关系研究的主要方向，QSAR 也成为药物设计的重要方法之一。

非特异性结构药物和特异性结构药物：根据药物的化学结构对生物活性的影响程度，宏观上将药物分为非特异性结构药物和特异性结构药物。前者的生物活性与结构的关系主要是由这些药物特定的理化性质决定的。而多数药物，其化学结构与活性相互关联，药物一般通过与机体细胞上的受体结合然后发挥药效，这类药物的化学反应性、官能团分布、分子的外形和大小及立体排列等都必须与受体相适应。即药物对受体的亲和力及其内在活性是由药物的化学结构决定的。如拟胆碱药的化学结构与乙酰胆碱相似，都有季铵或叔胺基团。

构效关系没有普遍规律，自从 Hansch 提出用回归方程表示构效关系以来，定量构效关系的研究发展迅速，而将化合物的量子化学指数和分子连接性指数等引入到 Hansch 方程中，使药物的定量构效关系研究更趋成熟。1990 年以后，随着计算机计算能力的提高和众多生物大分子三维结构的准确测定，基于结构的药物设计逐渐取代了定量构效关系在药物设计领域的主导地位。

在另一些情况下，相似的化合物也可具有相反或拮抗作用。这是由于这些药物虽然能与受体结合，但没有内在活性，同时还阻碍了激动药与受体的结合，因此具有对抗作用。如在去甲肾上腺素的同系物中，如果氮原子上的取代基逐渐增大，虽然与受体仍有亲和力，但其内在活力随碳原子数目的增加而逐渐降低，其作用也就由激动变为拮抗。

光学异构体：指分子结构完全相同，物理化学性质相近，但旋光性不同的物质。凡含有不对称碳原子的化合物就有光学异构体，在其两个对映体中，只有一个能与特定受体的分子相吻合。有的药物，其左旋体与右旋体的药理作用可完全不同，如奎尼丁为奎宁的右旋体，但奎尼丁为抗心律失常药，而奎宁则为抗疟药。

药物的理化性质对药物的吸收与分布影响很大。药物结构中不同官能团的改变可使整个分子的理化性质、电荷密度等发生变化，进而影响或改变药物与受体的结合，影响药物在体内的吸收和转运，最终影响药物的药效，有时甚至会产生药物不良反应。因为不论是吸收还是分布，药物都必须借助主动或被动转运，越过重重生物膜的障碍。药物的油水分配系数与电离度等理化性质是决定其能否被动扩散通过生物膜的关键。离子化的物质亲水性很强，极易溶于水而难以溶于脂，因此不易透过生物膜。反之非离子化的物质亲脂性强，易溶于脂而难溶于水，易于通过生物膜。

5. 时效关系

指药物进入人体后在不同时间内，其呈现的效应亦不同，这种时间与效应的关系称为时效关系。以横坐标为给药后时间，纵坐标为药物效应，根据给药后产生的药效随时间的变化（时效关系）绘制出的曲线，称时效曲线（图2-4）。

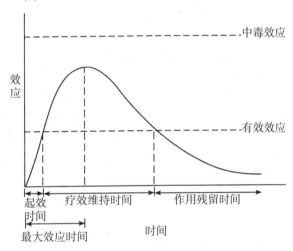

图2-4 时效关系曲线示意图

四、药物作用的机制

药物效应多种多样，是不同药物分子与机体不同靶细胞间相互作用的结果。药理效应是机体细胞原有功能水平的改变，从药理学角度来说，药物作用机制要从细胞功能方面去探索。

（1）理化反应：抗酸药中和胃酸以治疗溃疡病，甘露醇在肾小管内提升渗透压而利尿等，分别是通过简单的化学反应及物理作用而产生的药理效应。

（2）参与或干扰细胞代谢：补充生命代谢物质以治疗相应缺乏症的药物很多，如铁盐补血、胰岛素治疗糖尿病等。有些药物化学结构与正常代谢物非常相似，掺入代谢过程却往往不能引起正常代谢的生理效果，实际上导致代谢抑制或阻断，称为伪品掺入也称抗代谢药。例如氟尿嘧啶结构与尿嘧啶相似，掺入肿瘤细胞 DNA 及 RNA 中可干扰蛋白合成而发挥抗肿瘤作用。

（3）影响生理物质转运：很多无机离子、代谢物、神经递质、激素在体内主动转运需要载体参与。干扰这一环节可以产生明显药理效应。例如利尿药抑制肾小管 Na^+-K^+、Na^+-H^+ 交换而发挥排钠利尿作用。

（4）对酶的影响：酶的品种很多，在体内分布极广，参与所有细胞生命活动，而且极易受各种因素的影响，是药物作用的一类主要对象。多数药物能抑制酶的活性，如新斯的明竞争性抑制胆碱酯酶，奥美拉唑不可逆性抑制胃黏膜 H^+-K^+-ATP 酶（抑制胃酸分泌）。尿激酶激活血浆纤溶酶原，苯巴比妥诱导肝微粒体酶，解磷定能使被有机磷酸酯抑制的胆碱酯酶复活，而有些药本身就是酶，如胃蛋白酶。

（5）作用于细胞膜的离子通道：细胞膜上无机离子通道控制 Na^+、Ca^{2+}、K^+ 等离子跨膜转运，药物可以直接对其产生作用，而影响细胞功能。

（6）影响核酸代谢：核酸（DNA 及 RNA）是控制蛋白质合成及细胞分裂的生命物质。许多抗肿瘤药是通过干扰肿瘤细胞 DNA 或 RNA 代谢过程而发挥疗效的。许多抗菌药物，如喹诺酮类也是作用于细菌核酸代谢而发挥抑菌或杀菌效应的。

（7）影响免疫机制：除免疫血清及疫苗外，免疫增强药（如左旋咪唑）及免疫抑制药（如环孢霉素）通过影响免疫机制发挥疗效。某些免疫成分也可直接入药。根据药物作用的性质，可以把它们分为非特异性和特异性两大类。

非特异性作用一般与药物的理化性质如离子化程度、溶解度、表面张力等有关，而与药物的化学结构关系不大。它们的作用可能是由于药物累积在一些对细胞功能有重要作用的部位上，导致一系列代谢过程发生紊乱，影响细胞功能。例如许多烃、烯、醇、醚等化合物由于具有较高的油水分配系数，亲脂性大，对神经细胞膜的脂相有高度的亲和力，因而可能抑制神经细胞的功能，如乙醚、氟烷具有麻醉作用，用于手术麻醉。又如消毒防腐药对蛋白质的变性作用，因此只能用于体外杀菌或防腐。还有一些药物的作用在于改变细胞膜兴奋性，但不影响其静息电位。膜稳定药可阻止动作电位的产生及传导，如局部麻醉药、某些抗心律失常药等，反之，称为膜易变药，如藜芦碱等，都是作用特异性低的药物。

特异性作用则不然，它和药物的分子整体结构有密切关系，包括基本骨架、活性基团、侧链长短及立体构形等因素。凡是有相同有效基团的药物，一般都有类似的药理作用。有效基团的改变或消失，往往能使药物的作用强度或作用性质发生很大的变化。绝大多数药物的作用都属于这一类，引起的效应是药物与机体大分子组分（作用靶点）相互作用的结果。

药物作用靶点类型多样，研究表明蛋白质、核酸、酶、受体等生物大分子不仅是生命的基础物质，有些也是药物的作用靶点。现有药物中，以受体为作用靶点的药物超过50%，受体是最主要和最重要的作用靶点；以酶为作用靶点的药物占20%之多，特别是酶抑制药，在临床用药中具有特殊地位；以离子通道为作用靶点的药物约占6%；以核酸为作用靶点的药物仅占3%；其余近20%药物的作用靶点尚待研究中。

药物的作用靶点不仅为揭示药物的作用机制提供了重要信息和入门途径，而且对新药的开发研制、建立筛选模型、发现先导化合物，也具有特别意义。例如，第一个上市的H_2受体拮抗药西咪替丁，在极短的时间内就成为治疗胃肠溃疡的首选药物；第一个用于临床的3-羟基-3-甲基戊二酰辅酶A（HMG-CoA）还原酶抑制药洛伐他汀，对杂合子家族性高胆固醇血症、多基因型高胆固醇血症、糖尿病或肾病综合征等各种原因引起的高胆固醇均有良好的作用，促进了此类药物的发展。上述实例表明，药物的作用靶点一旦被人们认识和掌握，就能获取新药研发的着眼点和切入点，药物的作用靶点已成为药物设计的重要依托。

五、受体学说

早在19世纪末与20世纪初，Langley曾设想在肾上腺素作用的神经肌肉之间有"接受物质"存在的可能。1910年Ehrlich又用"钥与匙"的比喻首先提出"受体"假说，以解释药物的作用。以后，随着神经递质传递研究的进展，进一步为受体下了定义，认为受体是"细胞膜上可以与药物相互作用的特殊部位"。通过药理学实验方法，采用核素标记技术，发现并证实了多种神经递质的受体、多肽类和甾体激素类的受体。现在发展到采用分子生物学方法寻找新型受体，受体家族将被不断地鉴定和扩充。

1. 受体

是一类介导细胞信号转导的功能蛋白质，能识别周围环境中的某些微量化学物质，首先与之结合，并通过中介的信息放大系统，如细胞内第二信使的放大、分化、整合，触发后续的药理效应或生理反应。一个真正的受体具有以下特性：①饱和性。②特异性。③可逆性。④高亲和力。⑤多样性。⑥灵敏性。

2. 配体

是指能与受体特异性结合的生物活性物质（如神经递质、激素、自体活性物质或药物）。

3. 受体类型和调节

（1）受体类型：根据受体蛋白结构、信息转导过程、效应性质、受体位置等特点，可分为：①配体门控离子通道受体，这一家族是直接连接有离子通道的膜受体，存在于快反应细胞膜上，由数个亚基组成，起着快速的神经传导作用，γ-氨基丁酸（GABA）受体等属配体门控离子通道型受体。②G蛋白偶联受体，这一家族是通过 G 蛋白连接细胞内效应系统的膜受体，α 肾上腺素、β 肾上腺素、多巴胺、5‑HT、M 胆碱、阿片、嘌呤受体等属 G 蛋白偶联受体，见图 2‑5B。③具有酪氨酸激酶活性的受体，这类受体可激活细胞内蛋白激酶，一般为酪氨酸激酶的膜受体。胰岛素、表皮生长因子（EGF）、血小板衍生的生长因子（PDGF）、转化生长因子 β（TGF‑β）、胰岛素样生长因子受体等属具有酪氨酸激酶活性的受体。④细胞内受体，甾体激素、维生素 A、维生素 D、甲状腺激素受体等属细胞内受体。⑤细胞因子受体，白细胞介素、红细胞生成素、粒细胞巨噬细胞集落刺激因子、粒细胞集落刺激因子、催乳素、淋巴因子受体等属细胞因子受体，如图 2‑5A 所示。

G 蛋白偶联受体（图 2‑5B），一种与三聚体 G 蛋白偶联的细胞表面受体。含有 7 个穿膜区，是迄今发现的最大的受体超家族，其成员有 1 000 多个。与配体结合后通过激活所偶联的 G 蛋白，启动不同的信号转导通路并导致各种生物效应，分为 α、β、γ 三种亚型，其中 Gα 又分为 Gs（兴奋性 G 蛋白）、Gi（抑制性 G 蛋白）、Gp（磷脂酶 C 型 G 蛋白）、Gt（转导素 G 蛋白）、Go（在脑内含量最多，参与钙、钾通道的调节）。

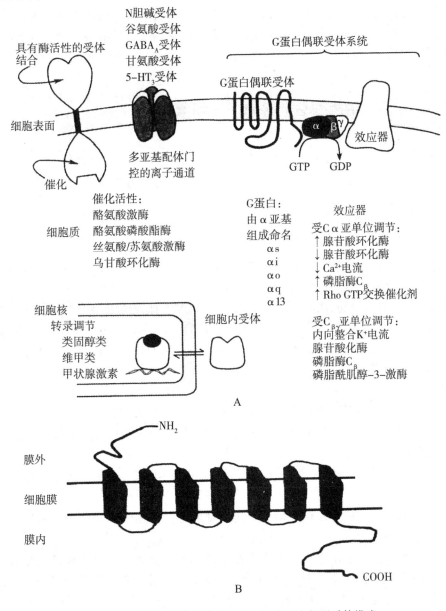

A. 生理性受体及其信号转导途径；B. G 蛋白偶联受体模式

图 2‑5　生理性受体及其信号转导途径与 G 蛋白偶联受体模式

（2）受体的调节：①向下调节：受体脱敏，受体长期反复与激动药接触产生的受体数目减少或对激动药的敏感性降低。如异丙肾上腺素治疗哮喘产生的耐受性。②向上调节：受体增敏，受体长期反复与拮抗药接触产生的受体数目增加或对药物的敏感性升高。如长期应用普萘洛尔突然停药的反跳现象。

4. 占领学说

1933 年 Clark 提出，药物对受体有亲和力。药物作用强度与药物占领受体的数量成正比，药物与受体的相互作用是可逆的；药物浓度与效应服从质量作用定律；药物占领受体的数量取决于受体周围的药物浓度、单位面积或单位容积内受体总数；被占领的受体数目增多时，药物效应增强，当全部受体被占领时，药物效应达 E_{max}。

5. 内在活性

指药物激动受体的能力，是同系药物的效应大小之比，一般用 0 ~ 1 表示。1954 年 Ariens 和 1956 年 Stephenson 对占领学说进行了修正，认为为了产生药理效应，药物至少具备两个条件，首先是与特殊受体之间必须有亲和力，才能形成药物—受体复合物；其次，这种复合物必须具有刺激组织代谢的生物化学和生物物理过程的性质，即内在活性。而且只要受体的临界部分被占领就可发生作用，这说明有空闲受体或储备受体存在。根据他们的学说，内在活性低或缺乏内在活性的药物虽然也能与受体结合，但是不论剂量如何大都不能引起最大反应，或者甚至拮抗另一激动剂的药理效应。

6. 速率学说

指药物分子与受体碰撞的频率。药物效应的强弱，与药物占领受体的速率成正比，与药物所占领受体的数量无关。

7. 二态学说

认为受体的构象有两种状态，Ri（静息状态）和 Ra（活动状态）。两者处于动态平衡，可发生转变。按此学说认为激动药为与受体 Ra 结合的药物，部分激动药为与受体 Ra 具有结合优势的药物，而拮抗药则是与 Ri 结合的。

六、联合用药及药物相互作用

同时使用两种或两种以上药物时，由于一种药物在体内对另一种药物药动学或药效学的影响，从而使药效减弱、失效、增强或引起不良反应。

在药效学上，药物以直接或间接的方式改变另一药物作用称为药效学的相互作用。如中枢抑制药（镇静催眠药、镇痛药）与另一种中枢抑制药（氯丙嗪）合用，会增强上述药物的中枢抑制作用，反之中枢抑制药与中枢兴奋药（如咖啡因）合用，则出现中枢作用的相互拮抗。故药物相互作用的效果可表现为协同作用和拮抗作用。

1. 协同作用

（1）相加：合用时效应是各药分别作用的代数和，如复方磺胺甲噁唑片。

（2）增强：合用时效应大于各药分别效应的代数和，如普鲁卡因中加入微量肾上腺素，使普鲁卡因毒性下降，局部麻醉时间延长。

（3）增敏：一药可使组织或受体对另一药敏感性增加，如可卡因使去甲肾上腺素或肾上腺素作用增强。

2. 拮抗作用

（1）药理性：药物与特异性受体结合后，阻止激动药与受体结合，如普萘洛尔拮抗异丙肾上腺素的 β 受体激动作用。

（2）生理性：两激动药分别作用于生理作用相反的特异性受体，如组胺和肾上腺素对支气管血压的效应。组胺可作用于 H_1 组胺受体，引起支气管平滑肌收缩，使小动脉、小静脉和毛细血管扩张，毛细血管通透性增加，引起血压下降，甚至休克；肾上腺素作用于 β 肾上腺素受体，使支气管平滑肌松弛，小动脉、小静脉和毛细血管前括约肌收缩，可迅速缓解休克，用于治疗过敏性休克。

（3）生化性：苯巴比妥诱导肝药酶，使苯妥英钠的代谢加速。

（4）化学性：鱼精蛋白对抗肝素的效应。鱼精蛋白具有一个强碱性基因，能与强酸性肝素或肝素钙形成稳定的盐而使肝素失去抗凝作用。

七、药物安全性评价

药效学的研究有助于药物安全性评价。药物安全评价又称非临床药物安全性评价，是指通过实验室研究和动物体外系统研究，对治疗药物的安全性进行评估，是新药品进入最终临床试验和获得最终批准前的必要程序和重要步骤。药物安全性评价是整个新药发现和开发的一部分。研究内容包括：一般急性慢性毒性研究、病理组织学研究、生殖毒性试验、遗传毒性研究、安全药理学研究、调查研究、毒性和安全性生物标志物的研究。药物安全性研究必须先起草方案和协议，从而帮助制药科学家、毒理学家、生物化学家和分子生物学家以及其他所有相关学科的科学家了解相关药品的毒性信息。

药物的安全性与药物剂量（或浓度）有关。药物安全性评价指标有：

（1）治疗指数：$TI = LD_{50}/ED_{50}$。当药物的量效曲线与其剂量毒性曲线不平行，则 TI 值不能完全反映药物的安全性。此时，需要采用安全范围来表示。

（2）安全范围：指 $ED_{95} \sim LD_5$ 之间的距离，其值越大越安全。

（3）安全指数：为 LD_5/ED_{95} 的比值。

（4）安全界限：（$LD_1 - ED_{99}$）$/ED_{99}$ 的比值。

八、临床药效学

临床使用的药物对机体所产生的作用，属临床药效学范畴。研究的对象是使用药物的患者，目的是对已供临床使用的药物进行再评价，为临床筛选疗效高、毒性小的药物，避免药物不良反应，达到安全、合理用药的目的。临床药效学的研究内容如下。

（1）兴奋作用与抑制作用：使机体功能增强的作用称为兴奋作用；使机体功能减弱的作用称为抑制作用。

（2）局部作用与吸收作用：药物未吸收入血流之前在用药部位出现的作用称为局部作用，当药物吸收入血流后所出现的作用称为吸收作用。

（3）直接作用与间接作用：药物对所接触的组织器官直接产生的作用称为直接作用；由直接作用所引起其他组织器官的效应称为间接作用。

（4）药物作用的选择性：药物吸收后对某组织器官产生明显的作用，而对其他组织器官作用很弱或几乎无作用，这种作用称为选择性作用。

（5）防治作用与不良反应：与防治疾病目的有关的作用称为防治作用。与防治目的无关甚至有害的作用称为不良反应，其中包括不良反应、毒性反应、过敏反应、继发反应等。

（6）药物作用的机制：改变理化环境，酶促或酶抑作用，对代谢影响，影响细胞膜的通透性，影响活性物质释放，作用于受体。

第三节 影响药物作用的因素

药物应用后在体内产生的作用常常受到多种因素的影响，例如药物的剂量、剂型、给药途径、联合应用、患者的生理因素、病理状态等，都可影响到药物的作用，不仅影响药物作用的强度，有时还可改变药物作用的性质。临床应用药物时，除应了解各种药物的作用、用途外，还有必要了解影响药物作用的一些因素，以便更好地掌握药物使用的规律，充分发挥药物的治疗作用，避免引起不良反应。

一、药物方面的因素

1. 剂量

药物剂量可以决定药物和机体组织相互作用的浓度，因而在一定范围内，剂量越大，药物的浓度越高，作用也越强；相反，剂量越小，作用就越小。

2. 药物剂型和制剂

同一药物可有不同剂型适用于不同给药途径。同一药物的不同制剂和不同给药途径，对药物的吸收、分布、代谢、排泄有很大的影响，从而会引起不同的药物效应。一般地说，注射药物比口服吸收快，作用往往较为显著。在注射剂中，水溶性制剂比油溶液或混悬液吸收快；在口服制剂中，溶液剂比片剂、胶囊容易吸收。同一药物，即使剂量相等、剂型也相同，但由于各个制剂的处方或工艺不同，甚至同一药厂不同批号的产品其疗效及毒性也会有所差别。采用生物利用度评价制剂之间的效价。

生物利用度是指药物被机体吸收进入体循环的相对量和速率，用 F 表示，$F = (D/A) \times 100\%$。A 为药物直接进入体循环所能达到的浓度，D 为口服相同剂量药物后体循环所能达到的浓度。影响生物利用度的因素较多，包括药物颗粒的大小、晶型、填充剂的紧密度、赋型剂及生产工艺等，生物利用度是用于评价制剂吸收程度的指标。

3. 联合用药

在临床上，将两种或两种以上药物联合使用，称为联合用药。其目的不外乎增强疗效或对抗不良反应。一般来说，联合用药的结果，表现为药理作用或毒性相加，或大于相加，统称协同作用，前者称为相加作用，后者称为增强作用。反之，作用或毒性减弱，称为拮抗作用。

4. 配伍禁忌

两种或两种以上药物配伍在一起，引起药理或物理化学上的变化，影响治疗效果甚至影响患者用药安全，这种情况称为配伍禁忌。无论药物相互作用或配伍禁忌，都会影响药物的疗效及其安全性，必须注意分析，加以妥善处理。

5. 影响药动学的相互作用

两种或两种以上药物联合使用，可能使药物的吸收、分布、代谢和排泄等体内过程发生改变，凡影响这些过程的因素，必将影响药物的作用。如消化道 pH 的改变影响药物吸收；促胃动力药（甲氧氯普胺、多潘立酮等）可使地高辛和核黄素加速通过十二指肠和小肠而减少吸收，而抗胆碱药则相反；金属离子药物（钙、镁、铝、铋、铁、锌等盐）可与某些药物（四环素类、青霉胺等）形成螯合物，使药物不能吸收等。又如某些药物可竞争结合血浆蛋白，从而阻碍其他药物结合或使其他药物自结合物中置换出来，致使后者的游离百分数升高而显示较强效应。再如代谢过程的药物相互作用分为酶促作用和酶抑作用，具有酶诱导作用的药物有氨鲁米特、巴比妥类、卡马西平、苯妥英、扑米酮、利福平等，以及吸烟；具有酶抑作用的药物有别嘌醇、氯霉素、西咪替丁、环丙沙星、依诺沙星、红霉素、氟康唑、氟西汀、异烟肼、酮康唑、甲硝唑、保泰松、维拉帕米、胺碘酮、氯丙嗪、地尔硫䓬、丙米嗪、美托洛尔、奋乃静、普萘洛尔、伯氨喹、奎尼丁、丙戊酸钠、甲氧苄啶等，以及乙醇。排泄过程中的药物相互作用，具有同样排泄机制的药物间可存在排泄竞争。肾血流对药物的经肾排泄有重要影响，如非甾体消炎药可通过抑制前列腺素减慢肾血流而影响一些药物经肾的排泄，使其作用加强并延长。

二、患者的生理因素

（1）年龄：不同年龄的人在代谢和整体反应功能方面有差异，从而影响药物的效应。因为老年人的主要器官功能减退和对药物敏感性的改变，药典规定 60 岁以上患者用药量为成年人的 3/4。儿童用药量首先考虑体重的差异，通常可按比例折算，也要注意儿童对药物的敏感性与成年人不同。婴儿，特别是早产儿、新生儿，由于肝药酶系统尚未发育完善，药物的消除及持续时间延长。

（2）性别：不同性别对药物的反应也有明显的差别。如妇女的月经、妊娠、分娩和哺乳期用药应特别注意其特殊性。

（3）营养状态和精神因素：在营养不足、体重减轻的情况下，由于血浆蛋白不足，结合药物能力较小，肝药酶活性较低，甘氨酸、半胱氨酸与药物结合能力低下，故对药物作用较为敏感。患者的精神状态与药物的治疗效果有密切关系。乐观的情绪对疾病的痊愈产生有利的影响。相反，如果患者对疾病有很重的思想包袱，悲观失望，往往就会降低治疗效果。

（4）个体差异和种族差异：不同种族的人甚至是同种族的不同个体，对某一药物所需的治疗剂量可相差很多倍，这种种属或种族间的不同称为种属或种族差异，而个体间的差异称为个体差异。有的人对小剂量某种药物即产生强烈反应，称为高敏性，而有的人则需很大剂量才能反应，称为高耐受性，还有人对药物的反应与常人有质的不同，称为特异质。对个体差异大而且安全范围窄的药物应实行剂量（或用药方案）个体化。

三、患者的病理状态

病理状态可以影响中枢神经系统、内分泌系统，以及其他效应器官的反应性，因而能改变药物的作用。例如，正常人服用利尿药后血压下降并不明显，高血压患者的血压则明显降低；退热药只对发热患者有降温作用；甲状腺功能亢进症患者对小剂量肾上腺素即有强烈的升压反应。肝功能不全时，将会增强经肝灭活的药物的毒性。肾功能不全时，药物在体内蓄积，以致达到中毒浓度，引起不良反应，甚至发生严重后果。在循环功能不足、休克和脱水情况下，药物的吸收、转运会发生障碍，在临床用药时应加以考虑。

四、其他因素

（1）昼夜节律：生物活动表现出昼夜节律，这是指某一生物指标在为时约 24 h 的周期内的有规律波动。如体温、肾上腺皮质激素的分泌及尿钾排泄等，与外界环境的昼夜变化直接相关。药物作用也常常呈现这种昼夜节律：如用皮质激素治疗时，在上午 8~10 时一次给予，可以最大限度地避免抑制肾上腺皮质功能。

（2）遗传因素：特异质反应是指个体对某些药物特有的异常敏感性。该反应和遗传有关，与药理作用无关，大多是由于机体缺乏某种酶，使药物在体内代谢受阻所致。如 G-6-PD 缺乏者，服用伯氨喹、磺胺、呋喃妥因等药物时可发生正铁血红蛋白血症，引起发绀、溶血性贫血等；乙酰化酶缺乏者，服用异烟肼后易出现多发性神经炎，服用肼屈嗪后易出现全身性红斑狼疮样综合征；假胆碱酯酶缺乏者，使用琥珀酰胆碱后，由于延长了肌肉松弛作用常出现呼吸暂停反应。

（3）在连续用药一段时间后机体对药物的反应可能发生改变，例如病原体的抗药性（耐药性）、机体的耐受性等，对药物作用有一定的影响，都应给予足够的重视。

第三章

药物剂型概述

第一节　液体制剂

一、概述

液体制剂系指药物溶解或分散在适宜的液体分散介质中制成的供内服或外用的液态制剂。

1. 液体制剂的特点

（1）优点：药物分散度大，吸收快，药效迅速，生物利用度高；降低药物刺激性；给药途径广泛；易于分剂量，使用方便，适用于婴幼儿和老年患者；工艺简单。

（2）缺点：易化学降解，非均相液体制剂物理稳定性较差，水性液体制剂易霉变，携带、运输、储存不方便。

2. 液体制剂的质量要求

均相液体制剂应是澄明溶液；非均相液体制剂药物粒子应分散均匀；液体制剂应有一定的防腐能力；液体制剂的包装均应便于患者携带和使用；口服液体制剂应外观良好，口感适宜；外用液体制剂应无刺激性。

3. 液体制剂的分类

（1）按给药途径分类：①内服液体制剂：包括溶液剂、糖浆剂、合剂和滴剂等。②外用液体制剂：包括皮肤用液体制剂，如涂剂、涂膜剂、洗剂和搽剂；腔道用液体制剂，如灌肠剂和灌洗剂；五官科用液体制剂，如滴鼻剂和滴耳剂；口腔科用液体制剂，如滴牙剂和含漱剂等。

（2）按分散系统分类：①均相液体制剂：为药物以离子或分子形式溶解于溶剂中而成的均匀分散体系，外观澄明，物理稳定性高，包括低分子溶液剂和高分子溶液剂。②非均相液体制剂：为药物以胶粒、液滴或微粒状态分散于液体分散介质中而成的不稳定的多相分散体系，包括溶胶剂、乳剂和混悬剂。

二、液体制剂的溶剂和附加剂

1. 常用溶剂

按介电常数大小，可将溶剂分为极性溶剂、半极性溶剂和非极性溶剂。常用的极性溶剂为纯化水、甘油和二甲基亚砜；半极性溶剂为乙醇、丙二醇和聚乙二醇300～600；非极性溶剂为植物油和液状石蜡等。

2. 常用附加剂

（1）助溶剂：助溶剂多为水溶性低分子化合物，应能与难溶性药物形成可溶性络合物、缔合物或复盐，以增加药物溶解度。例如，茶碱的助溶剂为二乙胺，碘的助溶剂为碘化钾和聚乙烯吡咯烷酮，新霉素的助溶剂为精氨酸，核黄素的助溶剂为苯甲酸钠等。

（2）潜溶剂：使用混合溶剂，可增加药物的溶解度。与水能形成潜溶剂的有乙醇、甘油、丙二醇和聚乙二醇等。例如，洋地黄毒苷注射液以水—乙醇为溶剂，醋酸去氢皮质酮注射液以水—丙二醇为溶剂等。

（3）增溶剂：常用的增溶剂包括聚山梨酯类和聚氧乙烯脂肪酸酯类等表面活性剂，表面活性剂能增大难溶性药物的溶解度，与其能在水中形成"胶束"有关。

（4）防腐剂：液体制剂污染和滋长微生物后会发生理化性质的变化，严重影响制剂质量，并危害人体健康。制剂中加入适宜的防腐剂，是行之有效的防腐措施之一。常用的防腐剂有对羟基苯甲酸酯类、苯甲酸和苯甲酸钠、山梨酸和山梨酸钾（钙）、苯扎溴铵、醋酸氯己定及挥发油（薄荷油、桉叶油、桂皮油）等。

（5）矫味剂：①甜味剂：天然甜味剂有蔗糖、单糖浆、桂皮糖浆、橙皮糖浆及甜菊苷等；合成甜味剂有阿司巴甜和糖精钠等。②芳香剂：天然香料为芳香性挥发油及其制剂，有薄荷油、橙皮油、薄荷水及桂皮水等；人造香料有香蕉香精和苹果香精等。③胶浆剂：胶浆剂可增加制剂的稠度，干扰味蕾味觉，如阿拉伯胶浆、明胶胶浆、琼脂胶浆及甲基纤维素胶浆等。④泡腾剂：泡腾剂是采用有机酸和碳酸氢钠的混合物，遇水可产生二氧化碳，麻痹味蕾。

（6）着色剂：使制剂着色，以区分内、外用制剂或提高患者用药的依从性。内服液体制剂采用可食用的天然色素，如甜菜红、姜黄、胡萝卜素、叶绿酸铜钠盐和焦糖等，合成色素如苋菜红、柠檬黄、靛蓝和胭脂红等；外用液体制剂可采用非食用色素，如品红、伊红和亚甲蓝等。

（7）其他：可根据制剂的需要加入抗氧剂、金属离子络合剂及 pH 调节剂等。

三、低分子溶液剂

低分子溶液剂系指小分子药物以离子或分子状态分散于溶剂中形成的，可供内服或外用的均相液体制剂，其分散相质点需 <1 nm。

1. 溶液剂

溶液剂系指药物溶解于溶剂中形成的均相澄明液体制剂，供口服或外用。溶液剂的处方中可加入抗氧剂、助溶剂、矫味剂或着色剂等附加剂。溶液剂可采用溶解法和稀释法制备。

（1）溶解法：制备过程为：药物称量→溶解→滤过→质量检查→包装。处方中溶解度较小的药物或附加剂应先溶解于溶剂中，易挥发性药物应在最后加入。过滤可用普通滤器、垂熔玻璃滤器及砂滤棒等。

例1：复方碘溶液

【处方】碘 5 g，碘化钾 100 g，蒸馏水加至 1 000 mL。

【制备】加碘化钾至适量蒸馏水中，使成饱和溶液，再加入碘，搅拌至溶解后，加蒸馏水至全量，即得。

【注解】①碘在水中的溶解度为 1:2 950，加入碘化钾生成络盐，增加其溶解度。②碘有腐蚀性和挥发性，配制时应选择适当条件。

（2）稀释法：稀释法系先将药物制成高浓度溶液或将易溶性药物制成浓储备液，再用溶剂稀释至需要浓度。

2. 糖浆剂

糖浆剂系指含药物或芳香物质的浓蔗糖水溶液。纯蔗糖的近饱和水溶液称为单糖浆，浓度为 85%（g/mL）或 64.7%（g/mL），用作矫味剂和助悬剂。

（1）糖浆剂的特点：甜度大，能掩盖药物不良臭味，易于服用，受儿童欢迎；糖浆剂中蔗糖浓度高时，渗透压大，可抑制微生物的生长繁殖；但蔗糖浓度低时，易滋长微生物，需加防腐剂如苯甲酸（钠）或对羟基苯甲酸酯等。

（2）糖浆剂的质量要求：含糖量应符合规定，制剂应澄清，在储存期间不得有酸败、异臭、产气及其他变质现象。含药材提取物的糖浆剂，允许含少量轻摇即散的沉淀。

（3）糖浆剂的制备方法：①热溶法：该法是将蔗糖溶于沸水中，降温后加入药物及其他附加剂，搅拌溶解、滤过，再通过滤器加蒸馏水至全量，分装即得。其特点为溶解速度快，制备过程中不易污染微生物。但糖浆剂颜色易变深，适用于对热稳定的药物和有色糖浆的制备。②冷溶法：该法是将蔗糖溶于冷水或含药的溶液中制成糖浆剂的方法。特点是糖浆剂不变色，但制备时间较长，容易污染微生物，适用于热不稳定或挥发性药物。③混合法：系将药物与单糖浆储备液均匀混合制备糖浆剂的方法。

例2：单糖浆

【处方】蔗糖850 g，蒸馏水加至1 000 mL。

【制备】取蒸馏水450 mL，煮沸，加蔗糖，不断搅拌使溶解，放冷至40 ℃，加入1滴管蛋清搅匀，继续加热至100 ℃使溶液澄清，趁热用精制棉过滤，加热蒸馏水至1 000 mL，搅匀，即得。

【注解】①配制时加热温度不宜过高，时间不宜过长，避免蔗糖焦化与转化。②本品应密封，在30 ℃以下避光保存。

例3：磷酸可待因糖浆

【处方】磷酸可待因5 g，蒸馏水15 mL，单糖浆加至1 000 mL。

【制备】取磷酸可待因溶解于蒸馏水中，加单糖浆至全量，搅匀，即得。

3. 芳香水剂

芳香水剂系指含芳香挥发性药物（多为挥发油）的饱和或近饱和水溶液。可用作矫味剂，也可发挥治疗作用。用乙醇和水的混合溶剂制成的含较大量挥发油的溶液，称为浓芳香水剂。制备方法为溶解法、稀释法和蒸馏法。

其他低分子溶液剂还包括甘油剂、醑剂和酊剂等。

四、高分子溶液剂

高分子溶液剂系指高分子化合物溶解于溶剂中制成的均相液体制剂。以水为溶剂时，称为亲水性高分子溶液剂，亦称胶浆剂。分散相质点大小为1～100 nm，属热力学稳定的胶体分散体系。

1. 高分子溶液剂的性质

（1）高分子的荷电性：水溶液中高分子化合物因解离而带电，带正电荷的有琼脂及碱性染料（亚甲蓝、甲基紫）等；带负电荷的有淀粉、阿拉伯胶、西黄蓍胶、海藻酸钠及酸性染料（伊红、靛蓝）等；随pH不同，蛋白质水溶液可带正电荷、负电荷或不带电荷。

（2）高分子溶液的黏度：高分子溶液是黏稠可流动液体，其黏度与高分子化合物的分子量有关。

（3）高分子溶液的渗透压：亲水性高分子溶液的渗透压较高，其大小与高分子溶液的浓度有关。

（4）胶凝现象：一些亲水性高分子溶液如琼脂水溶液或明胶水溶液，在温热条件下呈现可流动的黏稠液体状态；但当温度降低时，高分子之间可形成网状结构，水被全部包含在网状结构中，形成不流动的半固体状物，称为凝胶，形成凝胶的过程称为胶凝。凝胶失去网状结构中的水分时，体积缩小，形成干燥固体称为干胶。

（5）高分子的聚结现象：高分子化合物含有大量亲水基，其周围形成牢固的水化膜，可阻止高分子化合物分子之间的凝聚，使高分子溶液处于稳定状态。当向溶液中加入大量电解质时，由于电解质强烈的水化作用，破坏了水化膜，可使高分子化合物凝结而沉淀，这一过程称为盐析。若加入脱水剂，如乙醇或丙酮等，也可因脱水而析出沉淀。高分子溶液在放置过程中，可自发地凝结而沉淀，称为陈化现象。由于pH、盐类、射线及絮凝剂等的影响，高分子化合物可发生凝结，称为絮凝现象。带相反电荷的两种高分子溶液混合时，由于相反电荷中和而产生凝结沉淀，如复凝聚法采用阿拉伯胶和明胶制备微囊就是利用这一原理。

2. 高分子溶液剂的制备

高分子溶解过程即溶胀过程，包括有限溶胀和无限溶胀。有限溶胀是指水分子渗入到高分子化合物分子间的空隙中，与高分子中的亲水基团发生水化作用，高分子空隙间充满了水分子而使体积膨胀。无限溶胀指，有限溶胀后，高分子空隙间的水分子降低了高分子间的范德华力，使高分子化合物完全分散在水中而形成高分子溶液。有限溶胀需浸泡适宜的时间，无限溶胀则常需搅拌或加热等方法才能完成。

例4：枸橼酸铁铵合剂

【处方】枸橼酸铁铵100 g，单糖浆200 mL，食用香精适量，对羟基苯甲酸乙酯溶液10 mL，纯化水加至1 000 mL。

【制备】取对羟基苯甲酸乙酯溶液缓缓加入700 mL纯化水中，随加随搅，取枸橼酸铁铵分次撒于上述液面，随即搅拌溶解，加食用香精、单糖浆搅匀，加纯化水至1 000 mL，搅匀，即得。

【注解】①枸橼酸铁铵为胶体化合物，配制时应将其分次撒于液面，任其自然溶解或略加搅拌以加速溶解，切勿直接加水搅拌溶解，避免结成团而影响溶解。②本品配制时不宜加热，不宜过滤，且不宜久放，以免枸橼酸铁铵分解。③本品遇光易变质，应遮光包装。

五、溶胶剂

溶胶剂系指固体药物微细粒子分散在水中形成的非均相液体制剂。分散相质点为多分子聚集体，大小为1~100 nm。

溶胶剂具有双电层结构，有电泳现象；有Tyndall效应；属动力学和热力学不稳定系统；加入少量电解质或脱水剂，即可产生浑浊或沉淀。向溶胶剂中加入亲水性高分子溶液可提高溶胶剂的稳定性，形成保护胶体。溶胶剂可采用分散法和凝聚法制备。

六、混悬剂

混悬剂系指难溶性固体药物以微粒状态分散于液体分散介质中形成的非均相液体制剂。混悬剂的微粒粒径一般在0.5~1.0 μm。所用分散介质多为水，也可用植物油。剧毒药或剂量小的药物，不宜制成混悬剂。

1. 混悬剂的质量要求

粒子大小应适宜给药途径；有适宜黏度，粒子沉降速度应缓慢，沉降后不结块，经振摇可均匀分散；药物化学性质稳定；内服混悬剂应适口，外用混悬剂应易涂布。

2. 混悬剂的物理稳定性

混悬剂属于动力学和热力学均不稳定的粗分散系。

（1）混悬粒子的沉降：混悬剂中的微粒由于重力作用，静置时会自然沉降，沉降速度服从Stoke's定律：

$$V = [2r^2 (\rho_1 - \rho_2)] g/9\eta$$

式中：V为沉降速度，r为微粒半径，ρ_1、ρ_2分别为微粒和介质的密度，g为重力加速度，η为分散介质的黏度。由Stoke's公式可见，微粒沉降速度与微粒半径平方、微粒与分散介质的密度差成正比，与分散介质的黏度成反比。要减小微粒的沉降速度，提高混悬剂动力学稳定性，需减小微粒的粒径、加入高分子助悬剂以增加分散介质的黏度、减小微粒与分散介质之间的密度差。

（2）微粒的荷电与水化：混悬剂中的微粒具有双电层结构，即有ξ电位，可使微粒间产生排斥作用。同时，由于微粒周围存在水化膜，可阻止微粒间的聚结，使混悬剂稳定。

（3）絮凝与反絮凝：加入适当的电解质，使ξ电位降低，可减小微粒间的斥力。ξ电位降低到一定程度后，混悬剂中的微粒形成疏松的絮状聚集体，这一过程称为絮凝，加入的电解质称为絮凝剂。絮凝状态的特点是：沉降速度快，有明显的沉降面，沉降体积大，经振摇后能迅速恢复均匀的混悬状态。向絮凝状态的混悬剂中加入电解质，使絮凝状态变为非絮凝状态的过程称为反絮凝，加入的电解质称为反絮凝剂，反絮凝剂与絮凝剂均为相同的电解质。

（4）微粒的长大：对于难溶性药物，如粒径小则溶解度大，粒径大则溶解度小。当混悬剂的微粒大小不均时，在放置过程中，小微粒可不断溶解，数目不断减少，大微粒则不断长大，微粒的沉降速度加快，混悬剂的稳定性降低。

3. 混悬剂的稳定剂

（1）润湿剂：润湿剂系指能增加疏水性药物微粒被水润湿能力的附加剂。常用润湿剂为HLB值在

7～11 的表面活性剂，如聚山梨酯类、聚氧乙烯脂肪醇醚类或泊洛沙姆等。

（2）助悬剂：助悬剂系指能增加分散介质的黏度以降低微粒的沉降速度或增加微粒亲水性的附加剂。

1）低分子助悬剂：如甘油及糖浆剂等。

2）高分子助悬剂：天然高分子助悬剂有阿拉伯胶、西黄蓍胶、海藻酸钠及琼脂等；合成或半合成高分子助悬剂有纤维素衍生物、聚维酮、卡波姆及葡聚糖等。

3）触变胶：塑性流动和假塑性流动的高分子水溶液具有触变性，加入混悬剂中使其静置时形成不流动的凝胶，防止微粒沉降，振摇后变为可流动的液态，不影响使用。

（3）絮凝剂与反絮凝剂均为电解质。

4. 混悬剂的制备

（1）分散法：该法是将粗颗粒的药物分散成符合混悬剂微粒要求的分散程度，再分散于分散介质中制成混悬剂的方法。小量制备可用乳钵，大量生产可用乳匀机、胶体磨等机械。

例 5：磺胺嘧啶混悬液

【处方】磺胺嘧啶 100 g，枸橼酸钠 50 g，单糖浆 400 mL，氢氧化钠 16 g，枸橼酸 29 g，4% 羟苯乙酯乙醇液 10 mL，蒸馏水适量。

【制备】将磺胺嘧啶混悬于 200 mL 蒸馏水中，将氢氧化钠溶液缓缓加入磺胺嘧啶混悬液中，随加随搅，使磺胺嘧啶成钠盐溶解；另取枸橼酸钠与枸橼酸加适量蒸馏水溶解，过滤，滤液缓缓加入上述钠盐溶液中，不断搅拌，析出细微磺胺嘧啶。最后，加单糖浆和对羟基苯甲酸乙酯乙醇液，加蒸馏水至 1 000 mL，摇匀，即得。

【注解】本品系化学凝聚法制得的混悬液，粒子大小均在 30 μm 以下，可显著提高本品的生物利用度。

（2）凝聚法：①物理凝聚法：将药物制成热饱和溶液，在搅拌下加至另一种不同性质的液体中，使快速结晶，再分散于适宜介质中制成混悬剂。②化学凝聚法：两种原料发生化学反应生成难溶性药物微粒，再混悬于分散介质中制成混悬剂。

5. 混悬剂的质量评价

包括微粒大小、沉降容积比、絮凝度、ξ 电位、重新分散试验及流变学性质等。

七、乳剂

乳剂系指互不相溶的两相液体混合，其中一相液体以液滴状态分散于另一相液体中形成的非均相液体制剂。形成液滴的液体称为内相、分散相或非连续相，另一相液体则称为外相、分散介质或连续相。乳剂中水或水性溶液为水相，用 W 表示；另一相为油相，用 O 表示。

1. 乳剂的分类

按照乳滴粒径大小分类：普通乳（1～100 μm）、亚微乳（0.1～1 μm）和纳米乳（10～100 nm）；按照内外相性质分类：水包油型（O/W）和油包水型（W/O）。复乳可分为水包油包水型（W/O/W）和油包水包油型（O/W/O）。乳剂类型可用稀释法、电导法、染色法或滤纸润湿法进行鉴别。

2. 乳剂的特点

分散度大，药物吸收快，生物利用度高；O/W 型乳剂可掩盖药物的不良臭味；剂量准确；静脉注射乳剂具有靶向性；外用乳剂能改善药物对皮肤、黏膜的渗透性。

3. 乳剂的附加剂

包括乳化剂、增稠剂、矫味剂及防腐剂等。

（1）乳化剂的基本要求：乳化剂应有较强的乳化能力，能在乳滴周围形成牢固的乳化膜，无毒、无刺激。

（2）乳化剂的种类。

1）表面活性剂类乳化剂：阴离子型表面活性剂，如十二烷基硫酸钠、硬脂酸钠、硬脂酸钾、油酸钠和油酸钾等和非离子型表面活性剂，如脱水山梨醇脂肪酸酯类、聚山梨酯类、聚氧乙烯脂肪酸酯类和聚氧乙烯脂肪醇醚类等。

2）天然乳化剂：包括阿拉伯胶、西黄蓍胶、明胶和卵磷脂等。

3）固体微粒乳化剂：包括 O/W 型乳化剂，如氢氧化镁、氢氧化铝、二氧化硅、皂土等和 W/O 型乳化剂，如氢氧化钙、氢氧化锌和硬脂酸镁等。

4）辅助乳化剂：指能提高乳剂的黏度，并能增强乳化膜的强度，与其他乳化剂合用能增加乳剂稳定性的物质。可增加水相黏度的辅助乳化剂有纤维素衍生物、阿拉伯胶、西黄蓍胶和黄原胶等；可增加油相黏度的辅助乳化剂有单硬脂酸甘油酯、硬脂酸、硬脂醇、鲸蜡醇和蜂蜡等。

4. 乳剂的制备

（1）乳剂的制备方法：①干胶法：又称油中乳化剂法。先将乳化剂与油相研匀，按比例加水，用力研磨制成初乳，再加水稀释至全量，混匀即得。本法中，制备初乳是关键。②湿胶法：又称水中乳化剂法。先将乳化剂分散于水中，再将油相加入，用力研磨制成初乳，再加水稀释至全量，混匀即得。本法也需制备初乳。③机械法：将油相、水相和乳化剂混合后，用乳化机械制成乳剂。乳化机械主要有搅拌乳化装置、乳匀机、胶体磨合超声波乳化器。④其他方法：包括新生皂法、两相交替加入法及二步乳化法等。

（2）乳剂中药物的加入方法：若药物溶于油相或水相，可将药物溶解后再制成乳剂；若药物在两相中均不溶，可用亲和性大的液相研磨药物，再制成乳剂，也可将药物先用少量已制成的乳剂研细再与剩余乳剂混匀。

5. 乳剂的稳定性

乳剂属热力学不稳定的非均相分散体系。

（1）分层：系指乳剂放置后出现分散相粒子上浮或下沉的现象，又称乳析。振摇后，乳剂可重新分散均匀。

（2）絮凝：乳剂中分散相的乳滴形成可逆的疏松聚集体的现象。

（3）转相：由于某些条件的变化，乳剂类型发生改变的现象。

（4）合并与破裂：合并系指乳剂中的小乳滴周围的乳化膜被破坏而导致乳滴变大的现象。变大的乳滴进一步合并，最后导致油水两相彻底分离的现象称为破裂。

（5）酸败：乳剂污染和滋长微生物后变质的现象。

6. 乳剂的质量评价

包括乳剂的粒径大小、分层现象、乳滴合并速度及稳定常数等的测定。

例6：苯酚薄荷乳

【处方】苯酚 10 g，氧化锌 80 g，薄荷脑 2.5 g，花生油 450 mL，氢氧化钙溶液加至 1 000 mL。

【制备】取苯酚、薄荷脑研磨液化后，加入已过筛的氧化锌细粉与适量花生油，研成细腻糊状物，再加剩余的花生油研匀，而后分次缓缓加入氢氧化钙溶液，随加随研成乳剂，使成 1 000 mL，即得。

例7：鱼肝油乳

【处方】鱼肝油 500 mL，阿拉伯胶 125 g，西黄蓍胶浆 7 g，蒸馏水加至 1 000 mL。

【制备】①干法：按油:水:胶 = 4:2:1 的比例，将油与胶轻轻混合均匀，一次加入水，向一个方向不断研磨，直至稠厚的乳白色初乳生成为止，再加入水稀释研磨至足量。②湿法：胶与水先研成胶浆再加入西黄蓍胶浆，然后加油，随加随研，至初乳制成，再加入水稀释至全量，研匀，即得。

【注解】①干法应选用干燥乳钵，且研磨时不能停止，亦不能改变研磨方向。②乳剂制备必须先制成初乳，方可加水稀释。

八、合剂与口服液

合剂系指以水为溶剂，含有一种或一种以上药物成分的内服液体制剂。合剂的溶剂主要是水，有时为了增加药物的溶解可加入少量的乙醇。合剂中可酌情加矫味剂、着色剂和防腐剂。合剂包括溶液型、混悬型及乳剂型的液体制剂。

口服液为单剂量包装的合剂，但必须是澄明溶液或允许含有极少量的一摇即散的沉淀物，如吡拉西坦口服溶液、藿香正气口服液及活力苏口服液等。

九、洗剂

洗剂系指专供清洗或涂抹无破损皮肤的外用液体制剂。洗剂一般轻轻涂于皮肤或用纱布蘸取敷于皮肤上，有消毒、消炎、止痒、收敛和保护等局部作用。洗剂分散介质为水和乙醇，如酮康唑洗剂。

十、搽剂

搽剂系指专供揉搽无破损皮肤的液体制剂，有镇痛、收敛、保护、消炎和杀菌等作用。搽剂也可涂于敷料上贴于患处。分散介质为乙醇、植物油及液状石蜡等，如酮洛芬搽剂、麝香祛痛搽剂和骨友灵搽剂等。

十一、滴鼻剂

滴鼻剂系指由药物与适宜附加剂制成的溶液、混悬液或乳状液，专供滴入鼻腔内使用的液体制剂。滴鼻剂以发挥局部消炎、消毒、收缩血管和麻醉作用为主，也可通过鼻腔吸收发挥全身作用。分散介质为水、丙二醇、液状石蜡和植物油。滴鼻剂应调节渗透压与鼻黏液等渗，pH 应为 5.5 ~ 7.5，不改变鼻黏液的正常黏度，不影响鼻纤毛的正常运动，如盐酸麻黄碱滴鼻液和利巴韦林滴鼻液等。

十二、滴耳剂

滴耳剂系指供滴入耳道内的外用液体制剂，有消毒、止痒、收敛、消炎和润滑作用。分散介质为水、乙醇、甘油、丙二醇及聚乙二醇等，如氧氟沙星滴耳液和氯霉素滴耳液等。

十三、涂剂和涂膜剂

涂剂系指含药物的水性或油性溶液、混悬液或乳状液，临用前用纱布或棉花蘸取或涂于皮肤或口腔喉部黏膜的液体制剂。常用甘油、乙醇或植物油作为分散介质，发挥消炎、杀菌和滋润作用。

涂膜剂系指将高分子成膜材料及药物溶解或分散在挥发性有机溶剂中，涂于患处后形成薄膜的外用液体制剂，起保护和治疗作用。常用的成膜材料有聚乙烯醇、聚乙烯醇缩甲乙醛、聚乙烯缩丁醛和乙基纤维素等；增塑剂常用甘油、丙二醇和邻苯二甲酸二丁酯等；挥发性溶剂一般为乙醇、丙酮或二者混合物，如疏痛安涂膜剂。

十四、含漱剂

含漱剂系指用于咽喉及口腔清洗的液体制剂，具有清洗、去臭、防腐、收敛和消炎作用。一般用药物的水溶液，也可含少量甘油和乙醇。含漱剂要求微碱性，如葡萄糖酸氯己定含漱液。

十五、滴牙剂

滴牙剂系指用于局部牙孔的液体制剂。其特点是药物浓度大、有刺激性、毒性较大，由医护人员直接用于牙病治疗。

十六、灌肠剂

灌肠剂系指灌注于直肠的水性或油性溶液或混悬液，发挥治疗、诊断或营养作用。

第二节 灭菌制剂与无菌制剂

一、灭菌制剂与无菌制剂

灭菌制剂系指采用物理或化学方法杀灭或除去所有活的微生物的药物制剂；无菌制剂系指在无菌环境中采用无菌操作法或无菌技术制备的不含任何活的微生物的药物制剂。

灭菌制剂与无菌制剂包括注射剂、眼用制剂、植入剂、创面用制剂和手术用制剂等。

二、灭菌法

灭菌法是指采用物理或化学方法杀灭或除去物料中所有微生物的繁殖体和芽孢的技术。药剂学中的灭菌既要杀灭或除去微生物，又要保证药物制剂的稳定性、有效性和安全性。

1. 物理灭菌法

（1）干热灭菌法：①火焰灭菌法，该法系指直接在火焰中烧灼进行灭菌的方法，特点是简便、迅速、可靠，适用于耐烧灼材质的物品如金属、玻璃及瓷器等的灭菌。②干热空气灭菌法，该法是指在高温干热空气中灭菌的方法。由于干燥空气导热能力差，故需长时间高热才能达到灭菌目的。不同的温度灭菌过程所需的时间也不同：140 ℃必须在 3 h 以上，160～170 ℃在 2 h 以上，260 ℃为 45 min。

（2）湿热灭菌法：该法是在含水分的环境中加热灭菌的方法。①热压灭菌法：是指用压力大于常压的热饱和水蒸气杀灭微生物的方法。蒸气潜热大，穿透力强，灭菌效率高。湿热灭菌一般条件为116 ℃，40 min；121 ℃，30 min；126 ℃，15 min。凡能耐湿热的药物制剂、玻璃容器、金属容器、瓷器、橡胶塞及膜滤过器等均能采用此法。②流通蒸气灭菌法：是指在常压下，用 100 ℃流通蒸气杀灭微生物的方法。通常情况下，灭菌时间为 30～60 min。③煮沸灭菌法：是把待灭菌物品放入沸水中加热灭菌的方法，通常煮沸 30～60 min。

（3）射线灭菌法：①辐射灭菌法：以放射性核素（^{60}Co 或 ^{137}Cs）产生的 γ 线灭菌的方法。特点是不升高灭菌产品的温度，穿透性强，可带包装灭菌；该法适合于激素、肝素、维生素、抗生素、医疗器械及高分子材料等的灭菌。②紫外线灭菌法：用紫外线照射杀灭微生物的方法，灭菌力最强的波长是254 nm。紫外线直接照射后，可使空气中产生微量臭氧，进而达到杀菌效果。但紫外线穿透力差，只适用于表面灭菌、无菌室的空气灭菌及蒸馏水的灭菌。③微波灭菌法：利用微波产生的热量杀灭微生物的方法。

（4）滤过除菌法：利用除菌滤过器，以滤过方式除去活或死的微生物的方法。除菌滤膜的孔径一般不超过 0.22 μm，适用于对热非常不稳定的药物溶液、气体及水等的除菌。

2. 化学灭菌法

（1）气体灭菌法：利用化学消毒剂产生气体杀灭微生物的方法，常用的包括环氧乙烷、甲醛、臭氧及气态过氧化氢等杀菌性气体。

（2）药液法：利用杀菌剂药液杀灭微生物的方法，常用的有 75%乙醇、2%煤酚皂溶液及 0.1%～0.2%苯扎溴铵溶液等。

3. 无菌操作法

无菌操作法是指在无菌条件下制备无菌制剂的操作方法。无菌操作的环境及一切用具、材料等均需按灭菌法灭菌。无菌操作时，需在无菌操作室或无菌柜内进行。

4. 无菌检查法

无菌检查法是指检查药品与辅料是否无菌的方法。经灭菌或无菌操作法处理后的制剂，必须经过无菌检查法检验证实已无活微生物后，方可使用。

三、注射剂

注射剂系指药物与适宜的溶剂或分散介质制成的供注入体内的溶液、乳状液或混悬液，及供临用前配成或稀释成溶液或混悬液的粉末或浓缩液的无菌制剂。

1. 注射剂的分类

按分散系统分类，注射剂可分为 4 类。

（1）溶液型注射剂：用水、油或其他非水溶剂制成，如氯化钠、氨茶碱、维生素 C、维生素 E 及黄体酮等注射剂。

（2）混悬型注射剂：在水中微溶、极微溶解或几乎不溶的药物或注射后要求延长药效的药物，可制成水性或油性的混悬液。混合型注射剂一般仅供肌内注射，如鱼精蛋白胰岛素注射剂及醋酸可的松注射剂等。

（3）乳剂型注射剂：油类或油溶性药物均可制成乳剂型注射剂，如静脉脂肪乳注射剂。

（4）注射用无菌粉末：亦称粉针剂，为药物的无菌粉末或采用冻干技术制成的疏松块状物，临用前加灭菌注射用水溶解或混悬后注射，如青霉素 G 钾、阿奇霉素及多肽类药物等。

近年来，出现了脂质体注射剂、聚合物胶束注射剂、微球注射剂和纳米粒注射剂等靶向及长效注射剂。

2. 注射剂的特点

（1）优点：作用迅速、可靠，可准确发挥局部定位作用或长效作用。注射剂适用于不能口服的患者及不宜口服的药物。

（2）缺点：注射剂的研制和生产过程复杂，质量要求高，成本较高；安全性差，使用不当易发生危险；注射时可致疼痛，使用不便，患者依从性差。

3. 注射剂的质量要求

（1）无菌。

（2）无热源。

（3）澄明度：溶液型注射剂不得有肉眼可见的混浊或异物。进行不溶性微粒检查时，除另有特殊规定外，小针剂每个供试品容器（份）中含 10 μm 以上的微粒不得超过 6 000 粒，含 25 μm 以上的微粒不得超过 600 粒。

（4）渗透压：通常情况下，注射剂的渗透压需与血浆的渗透压相等或接近。脊椎腔内注射液必须等渗，静脉输液应等渗或稍偏高渗或等张。

（5）pH：pH 应尽可能与血液的 pH 相近，其允许的 pH 范围为 4～9。

（6）安全性：注射剂不应对组织产生刺激或毒性反应，不能产生溶血或使血浆蛋白沉淀。

（7）稳定性：具有必要的物理和化学稳定性。

（8）降压物质：有些注射剂，如复方氨基酸注射剂，其降压物质必须符合相关规定。

4. 注射剂的给药途径

（1）静脉注射：有推注与滴注两种方法。推注可用于急救，一般推注体积不能超过 50 mL；滴注多用于常规治疗，输液量不限。油溶液型和混悬型注射剂不能用于静脉注射。

（2）肌内注射：水、油溶液、混悬液及乳状液均可用于肌内注射，注射量不宜超过 5 mL。

（3）脊椎腔注射：pH 及渗透压应与脑脊液相等，只能用水溶液，注射量不超过 10 mL。

（4）皮下注射：注射于真皮和肌肉之间，一般为水溶液，注射量为 1～2 mL。皮下注射时，药物吸收较慢。

（5）皮内注射：注射于表皮与真皮之间，注射量为 0.1～0.2 mL，主要用于过敏性试验及疾病诊断。

（6）其他：包括动脉内注射、心内注射、穴位注射及关节腔内注射等。

5. 注射剂的处方组成

注射剂的处方主要包括主药、溶剂和附加剂。

（1）注射用原料：配制注射剂必须使用符合《中国药典》或相应的国家药品质量标准要求的注射用原料药。

（2）注射用溶剂。

1）注射用水：注射用水系指将纯化水经蒸馏法或反渗透法制得，可供注射使用的水。注射用水的质量应符合《中国药典》2010 年版二部注射用水项下的规定。注射用水应无热源。

注射用水的制备方法：蒸馏法是在纯化水的基础上，制备注射用水最可靠的方法。小量生产时，一般采用塔式蒸馏水器。大量生产时，常用多效蒸馏水器。综合法制备注射用水的流程为：自来水→砂滤器→药用炭过滤器→饮用水→细过滤器→电渗析或反渗透装置→阳离子树脂床→脱气塔→阴离子树脂床→混合树脂床→纯化水→多效蒸馏水机或气压式蒸馏水机→热储水器（80 ℃）→注射用水。

2）注射用油：注射用油应无异臭、无酸败；色泽不得深于黄色 6 号标准比色液，10 ℃时应澄明，应符合碘值、酸值和皂化值的要求。常用的注射用油为芝麻油、大豆油及茶油等。

3）其他注射用溶剂：水溶性非水溶剂有乙醇、甘油、丙二醇、聚乙二醇 300 及聚乙二醇 400 等；油溶性非水溶剂有苯甲酸苄酯和油酸乙酯等。

（3）注射剂的附加剂：注射剂中应用附加剂的目的是增加药物的溶解度、物理和化学稳定性，减轻注射时疼痛及抑制微生物生长。常用的附加剂是：①等渗调节药：常用氯化钠和葡萄糖。②pH 调节药：常用盐酸、氢氧化钠、碳酸氢钠和磷酸盐缓冲对等。③抑菌药：用于多剂量注射剂及不经灭菌的无菌操作制剂，静脉和脊椎注射的产品不得添加抑菌药。常用苯甲醇、三氯叔丁醇、硝酸苯汞及对羟苯甲酸酯类等。④抗氧药：常用亚硫酸氢钠、焦亚硫酸钠及硫代硫酸钠。金属螯合剂常用 EDTA·2Na，惰性气体常用二氧化碳或氮气。⑤局部止痛药：常用苯甲醇及三氯叔丁醇等。⑥表面活性药：发挥增溶、润湿和乳化等作用，常用聚山梨酯 80 及卵磷脂。⑦助悬药：常用明胶、甲基纤维素及羧甲基纤维素钠等。⑧其他：根据具体产品的需要，注射剂中可加入特定的稳定剂，如肌酐或甘氨酸等；填充剂，如乳糖或甘露醇等（冷冻干燥制品中）；保护剂，如乳糖、蔗糖或麦芽糖等（蛋白类药物中）。

6. 热源

热源系指微生物产生的细菌内毒素，由磷脂、脂多糖和蛋白质组成，其中脂多糖是致热中心。热源进入人体后，可引起发冷、寒战、发热及恶心、呕吐等反应，严重者体温可升至 42 ℃，出现昏迷、虚脱，甚至发生生命危险。

热源可通过溶剂、原料、容器、用具、管道、装置、制备过程以及临床应用过程等污染药物制剂。热源可采用《中国药典》2010 年版规定的家兔法和鲎试剂法检测。

热源的性质与除去热源的方法：

（1）水溶性：热源溶于水，故水性注射液易污染热源。

（2）滤过性：热源可以通过一般滤器和微孔滤器，但超滤装置可将其除去。

（3）吸附性：热源在水溶液中可被药用炭、石棉或白陶土等吸附后过滤而除去，药液可利用此法除热源。

（4）耐热性：热源具有一定耐热性，但仍可被高温破坏。当以 100 ℃加热 1 h 时，热源不分解；但 100 ℃加热 3～4 h、200 ℃加热 60 min 或 250 ℃加热 30～45 min 时，可使热源彻底破坏。玻璃制品或金属制品等，均可用此法破坏热源。

（5）不挥发性：热源能溶于水但不挥发。因此，制备注射用水时，需经多次蒸馏除去热源。

（6）耐酸、耐碱及耐氧化性：热源能被强酸、强碱及强氧化剂破坏，玻璃制品可用此法去除热源。

除去热源的方法还有凝胶滤过法及反渗透法等。

7. 注射剂的制备

（1）注射剂的工艺流程与环境要求：注射剂的制备流程，见图3－1。

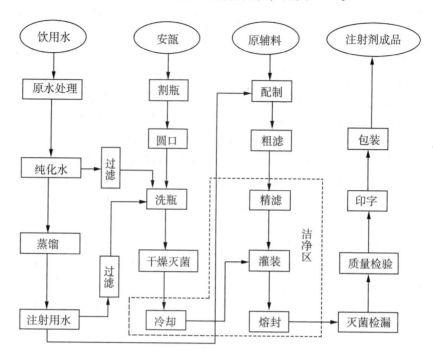

图 3－1　注射剂的制备流程图

洁净区是指有较高洁净度要求和较严格菌落数要求的生产房间，规定为 10 000 级或 100 级。控制区是对洁净度和菌落数有一定要求的生产或辅助房间，一般定为 >10 万级或 10 万级。其他区域为一般生产区，无具体的洁净度要求。

由纯化水制备注射用水、安瓿洗瓶、干燥、灭菌以及药液的配制，应在控制区中进行；备用安瓿的储存、药液的过滤、灌装和封口，则必须在洁净区进行。

（2）注射剂的容器及处理：注射剂的容器一般为由硬质中性玻璃、含钡玻璃（耐碱）或含锆玻璃（耐酸碱）制成的安瓿，分为曲颈易折安瓿和粉末安瓿。安瓿首先进行切割与圆口，然后用注射用水采取甩水洗涤法或加压喷射汽水洗涤法洗净，于 120 ~ 140 ℃烘箱内干燥，必要时 180 ℃干热灭菌 1.5 h备用。

（3）注射液的配制。

1）投料：所用原料药必须符合注射用规格。辅料应符合药典规定的药用标准，辅料若有符合注射用规格者，应选用注射用规格。按处方计算投料量时，需考虑制备过程中以及容器挂壁所造成的药液损失，应酌情适当增加投料量。

2）配液：配制药液有稀配和浓配两种方法。稀配法是将全部原料药物加入全量溶剂中，立即配成所需浓度后过滤，此法适于优质原料；浓配法是将全部原料药物加入部分溶剂中先配成浓溶液，滤过后再稀释至需要浓度，此法适用于易产生澄明度问题的一般原料。对不易滤清的药液，可加入 0.1% ~ 0.3% 的注射用药用碳处理后过滤，药用炭起吸附和助滤作用。

3）滤过：注射剂生产中常用的滤器有砂滤棒、垂熔玻璃滤器、微孔滤膜滤器、板框式压滤机及钛滤器。一般采用先粗滤、后精滤的方法，顺序为砂滤棒→垂熔玻璃滤器→微孔滤膜滤器。也可采用高位静压滤过、减压滤过或加压滤过。

（4）注射剂的灌装和封口：配液后应立即灌封。灌装药液时应剂量准确，药液不粘瓶口。灌装易氧化的药物时，应先充入惰性气体。封口方法有拉封和顶封两种方法，现多采用全自动灌封机。注射剂灌封后不应出现剂量不准、封口不严、焦头、大头及瘪头等质量问题。

（5）注射剂的灭菌和检漏：注射剂灌封后必须在12 h内灭菌。目前，注射剂多采用热压灭菌法。对不耐热压灭菌的注射剂品种，可采用流通蒸汽灭菌法。一般情况下，体积为1~5 mL的安瓿，可采用100 ℃加热30 min的条件；体积为10~20 mL的安瓿，可采用100 ℃加热45 min的条件。完成灭菌的产品必须进行检漏，以有色溶液（一般用曙红或亚甲蓝）是否渗入安瓿作为判断标准。

（6）注射剂的质量检查：注射剂的质量检查项目包括含量、装量、pH、可见异物检查、无菌检查、热源或内毒素检查以及特定的检查项目。

（7）注射剂的印字和包装：完成灭菌的产品，每支安瓿或每瓶注射液均需及时印字或贴签，内容包括品名、规格、批号和厂名等。

例8：维生素C注射液

【处方】维生素C 104 g，依地酸二钠0.05 g，碳酸氢钠49.0 g，亚硫酸氢钠2.0 g，注射用水加至1 000 mL。

【制备】加维生素C至处方量80%经二氧化碳饱和的注射用水，搅拌溶解后缓缓加入碳酸氢钠，搅拌溶解；再加入依地酸二钠溶液和亚硫酸氢钠溶液，调pH至6.0~6.2，加经二氧化碳饱和的注射用水至全量，100 ℃流通蒸汽15 min灭菌，即得。

【注解】①碳酸氢钠可中和部分维生素C，降低其注射时的刺激性。②维生素C易水解，且空气中的氧气或溶液的pH和金属离子等均对注射液稳定性影响较大。因此，需采取在处方中加入金属离子络合剂、pH调节剂和抗氧剂等措施，以提高产品稳定性。③在配制工艺上，采用通入惰性气体的注射液和流通蒸汽灭菌等措施，可进一步提高产品的稳定性。

例9：氨茶碱注射液

【处方】氨茶碱1 250 g，乙二胺72 mL，苯甲醇200 mL，药用炭适量，注射用水加至1 000 mL。

【制备】取氨茶碱加入适量注射用水，加入部分乙二胺搅拌使溶解后加入苯甲醇，搅匀，注射用水稀释至全量；用剩下乙二胺调pH至9.3~9.5，加药用炭，搅拌，滤过，灌封，灭菌，即得。

【注解】①氨茶碱为茶碱与乙二胺的复盐，其溶液易吸收空气中的二氧化碳，析出茶碱结晶。因此，可添加适量的乙二胺，增加氨茶碱溶解度。②配制时，溶液温度不宜过高（50 ℃以下），避免乙二胺挥发过多而影响pH和澄清度。

四、输液

输液系指由静脉滴注输入体内的大剂量注射剂，一次给药体积多为100 mL以上。输液的基本要求与安瓿注射剂相似，无菌、无热源及澄明度均有严格要求。

1. 输液的分类及临床用途

（1）电解质输液：如乳酸钠、氯化钠、复方氯化钠及碳酸氢钠等注射液，用于补充体内水分及电解质，纠正酸碱平衡等。

（2）营养输液：如糖类（葡萄糖、果糖、木糖醇等）、氨基酸及脂肪乳注射液等，用于补充体液、营养及热能，适于不能口服的患者。

（3）胶体输液：如右旋糖苷及羟乙基淀粉注射液等，可调节体内渗透压。

（4）含药输液：含有治疗药物的输液，如替硝唑输液。

2. 质量要求

（1）无菌。

（2）无热源。

（3）pH：尽可能与血浆的pH相近，其允许范围为pH 4~9。

（4）渗透压：应等渗或稍偏高渗，不能低渗；临床治疗中，需采用高渗溶液时，可选择高渗注射剂；有些药物的输液，须与红细胞膜等张。

（5）澄明度：不得有肉眼可见的浑浊（乳剂型除外）或异物。进行不溶性微粒检查时，除另有特殊规定外，1 mL中含10 μm以上的微粒不得超过25粒，含25 μm以上的微粒不得超过3粒。

（6）不得添加抑菌剂。

（7）不能含有引起过敏反应的异性蛋白及降压物质。

3. 输液的制备

输液的制备工艺流程，见图 3 - 2。

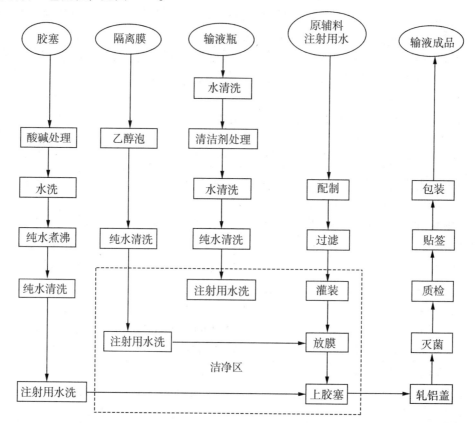

图 3 - 2　输液的制备工艺流程

（1）输液的容器及处理：输液的容器有玻璃瓶、塑料瓶和塑料袋，常用容积为 250 mL 和 500 mL 两种。玻璃瓶必须经严格的洗瓶后，方可使用，其清洗方法同安瓿。医用聚丙烯塑料瓶和非聚氯乙烯软塑料袋，可成型后立即灌装药液，节省工序，减少污染。

（2）橡胶塞：可用稀酸或碱处理，再用水洗净。加注射用水煮沸 30 min，置于新鲜注射用水中备用。

（3）隔离膜：为防止橡胶塞直接接触药液而污染药液，加涤纶膜起隔离作用。将隔离膜置于药用 95% 乙醇中浸泡，再于蒸馏水中煮沸 30 min，然后用注射用水反复漂洗至澄明度合格，置于新鲜注射用水中备用。

（4）药液的配制：多采用浓配法。

（5）药液的过滤：一般采用加压三级过滤法，即砂滤棒→G3 滤球→微孔滤膜。

（6）输液的灌封：输液的灌封过程为药液灌装、放隔离膜、盖胶塞、轧铝盖。目前，绝大多数的药厂已实现联动化或机械化生产。配液后，应立即灌封。

（7）输液的灭菌：配液至灭菌的全部过程，应在 4 h 内完成。输液的灭菌条件为 121 ℃ 15 min、116 ℃ 40 min。对塑料袋装的输液，可用 109 ℃ 45 min 灭菌。

（8）输液的质量检查：检查项目包括药物含量、装量、pH、澄明度、不溶性微粒、无菌检查、热源检查以及特定的检查项目。

4. 渗透压的调节与计算

用于静脉滴注的大输液，若大量输入低渗溶液，可造成溶血。因此，低渗溶液必须调节至等渗。常用的调整方法如下。

（1）冰点降低法：血浆与泪液的冰点均为 0.52 ℃。根据溶液的依数性，冰点下降度为 0.52 ℃ 的药液，即与血浆等渗。渗透压调节剂用量的计算公式为：

$$X = (0.52 - a) / b$$

式中：X 为每 100 mL 溶液中需加渗透压调节剂的量；a 为药物溶液测得的冰点下降度数；b 为 1% 渗透压调节剂的冰点降低度数（可查表或测定）。

（2）氯化钠等渗当量法：与 1 g 药物呈等渗效应的氯化钠量，称为氯化钠等渗当量。渗透压调节剂用量可按下式计算：

$$X = 0.009V - EW$$

式中：X 为配成体积 V 的等渗溶液，需加的氯化钠量；V 为欲配液的体积；E 为 1 g 药物的氯化钠等渗当量（可查表或测定）；W 为配液用药物的质量。

5. 等渗溶液与等张溶液

有些药物配成等渗溶液后，仍有不同程度的溶血现象，如甘油及尿素等。此种溶液虽是等渗溶液，但不是等张溶液。故需再加入一定量的渗透压调节剂，将其调至等张溶液。

例 10：5% 葡萄糖注射液

【处方】注射用葡萄糖 50 g，盐酸适量，注射用水加至 1 000 mL。

【制备】取葡萄糖，加入适量煮沸的注射用水中，使成 50% ~ 70% 浓溶液；用盐酸调 pH 3.8 ~ 4.0，加入 0.1% 的活性炭混匀，煮沸约 20 min；趁热过滤活性炭，滤液加注射用水至全量，质检合格，灌封，灭菌，即得。

【注解】本品采用浓配法；加盐酸并加热、煮沸使糊精水解，并中和胶粒电荷，使蛋白凝聚，再加入活性炭吸附滤除，均极大地提高了本品的澄清度。

例 11：静脉注射用脂肪乳

【处方】精制大豆油 150 g，精制大豆磷脂 15 g，注射用甘油 25 g，注射用水加至 1 000 mL。

【制备】取精制大豆磷脂捣碎后，加入甘油和适量注射用水；在氮气流下，搅拌至形成半透明状的磷脂分散体系；放入高压匀化机，加入精致豆油与注射用水，得乳剂；冷却后滤过，灌装，灭菌，即得。

【注解】豆磷脂为乳化剂，由豆油中分离出的全豆磷脂经提取精制而得。其主要成分为卵磷脂，比其他磷脂稳定且毒性小，但易被氧化。

五、注射用无菌粉末

注射用无菌粉末也称粉针剂，系指由药物制成的，供临用前用适宜的无菌溶剂或溶液配成溶液或均匀混悬液的无菌固体粉末或块状物。在水溶液中很不稳定的药物，特别是一些对湿热十分敏感的抗菌类药物及酶或血浆等生物制品，宜制成粉针剂。注射用无菌粉末分为注射用无菌分装产品和注射用冻干制品两类。

1. 注射用无菌分装产品

用适当的精制方法，如重结晶法或喷雾干燥法，制得无菌粉末原料；在无菌操作条件下，将其分装于灭菌的容器内密封。无菌分装产品易发生的问题有装量差异、澄明度与无菌问题。

2. 注射用冻干制品

将药物与附加剂用适当的方法制成无菌药液，在无菌操作条件下，分装于灭菌容器中，降温冻结成固体；然后，低温抽真空使溶剂水从冷冻的固态直接升华成气体，而使药物干燥成疏松的块状或粉末状产品。

（1）冷冻干燥的原理：利用水在低温（水的冰点以下）低压（接近于真空）下的升华原理，使药液中的水分从固态直接升华为气态而除去。该法适合于遇湿热不稳定药物的干燥。

（2）冷冻干燥的工艺过程：工艺流程为药液→预冻（药液共熔点以下 10 ~ 20 ℃）→减压（接近于

真空）→升华干燥→再干燥→成品。

例12：注射用辅酶A

【处方】辅酶A 56.1单位，葡萄糖酸钙1 mg，水解明胶5 mg，半胱氨酸0.5 mg，甘露醇10 mg。

【制备】将处方中各成分用适量注射用水溶解后，无菌过滤，分装于安瓿中，每支0.5 mL，冷冻干燥后封口，漏气检查即得。

【注解】辅酶A粉末有吸湿性，易溶于水，易被空气、过氧化氢、碘或高锰酸盐等氧化成无活性的二硫化物。因此，可在本品中加入半胱氨酸等，并用甘露醇或水解明胶等作为赋形剂。

六、眼用无菌液体制剂

眼用无菌液体制剂系指供洗眼、滴眼或眼内注射，以治疗或诊断眼部疾病的无菌液体制剂，分为滴眼剂、洗眼剂和眼内注射剂。

滴眼剂系指药物制成可供滴眼用的澄明溶液、乳状液或混悬液，可发挥消炎杀菌、散瞳缩瞳、降低眼压、治疗白内障、诊断以及局部麻醉等作用。通常以水为分散介质。药物滴入眼睛后，可通过角膜途径和结膜途径吸收。

1. 滴眼剂的质量要求

（1）可见异物：不得有肉眼可见的玻璃屑、纤维和其他不溶性异物。

（2）无菌：供角膜等外伤治疗或手术用的滴眼剂，必须无菌。对于其他目的使用的滴眼剂，须按药典微生物限度法检查并符合规定，不得检出绿脓杆菌和金黄色葡萄球菌。

（3）pH：pH 6~8时，眼睛无不适感；眼睛可耐受的pH范围为5.0~9.0。

（4）渗透压：应与泪液的渗透压相等或相近似，实际工作中，0.8%~1.2%的氯化钠溶液对眼无刺激。

（5）粒度：混悬型滴眼剂中，50 μm的粒子不得超过10%，15 μm以下的粒子不得少于90%。

2. 滴眼剂的处方成分

（1）pH调节剂：磷酸盐缓冲液、硼酸盐缓冲液及硼酸溶液等。

（2）渗透压调节剂：氯化钠、硼酸、葡萄糖及硼砂等。

（3）抑菌剂：硝酸苯汞、苯扎氯铵、苯扎溴铵、氯己定、三氯叔丁醇、苯氧乙醇、山梨酸和对羟苯甲酸酯类。用于眼外伤和眼部手术的滴眼剂，则不能添加抑菌剂。

（4）黏度调节剂：甲基纤维素、聚乙烯醇、聚乙二醇及聚维酮等。

3. 滴眼剂的制备

（1）用于外伤和手术的滴眼剂：按安瓿剂的生产工艺制备，分装于单剂量容器中密封或熔封，最后灭菌。对于主药不稳定者，应按照严格的无菌操作法制备。

（2）一般滴眼剂：可将用具与容器以适当的方法清洗后，灭菌备用；然后，在无菌环境中配制药液、分装，并可加入适量抑菌药。滴眼剂的灌装，多采用减压灌装，容器为玻璃瓶、软塑料瓶和硬塑料瓶。

例13：醋酸可的松滴眼液

【处方】醋酸可的松5.0 g，聚山梨酯80 0.8 g，硝酸苯汞0.02 g，硼酸20.0 g，羧甲基纤维素钠2.0 g，蒸馏水加至1 000 mL。

【制备】取硝酸苯汞，溶于500 mL蒸馏水中，加热至40~50 ℃，加入硼酸、聚山梨酯80使溶解，过滤，待用；另将羧甲基纤维素钠溶于300 mL蒸馏水中，过滤后加热至80~90 ℃，加入醋酸可的松搅匀，保温30 min，冷至40~50 ℃；再与硝酸苯汞等溶液混合，加蒸馏水至足量，滤过，分装，封口，灭菌，即得。

【注解】①羧甲基纤维素钠为助悬剂，配液前需精制。②氯化钠能显著降低羧甲基纤维素钠的黏度，因此改用硼酸作为pH和等渗调节剂。

第三节　固体制剂

一、概述

1. 固体剂型的吸收过程

口服或腔道用固体剂型中药物的吸收过程如下：固体制剂→崩解（或分散）→溶出→吸收。口服药物的胃肠道吸收以被动扩散为主，故药物从剂型中溶出的速度是吸收的限速过程。

2. 固体剂型的溶出

对多数固体剂型而言，可用 Noyes‐Whitney 方程描述药物溶出的规律。

$$\text{Noyes‐Whitney 方程：} dc/dt = kS（C_s - C）$$

$$\text{Nernst‐Noyes‐Whitney 方程：} dc/dt = DS（C_s - C）/Vh$$

式中：dc/dt 原来溶出速率；D 为药物在溶出介质中的扩散系数；V 为溶出介质的体积；h 为扩散层厚度；S 为药物与介质接触的表面积；C_s 为药物的溶解度；C 为时间 t 时溶液的浓度。

当溶出药物迅速吸收，$C_s \gg C$ 时，Noyes‐Whitney 方程可简化为：

$$dc/dt = kSC_s$$

上式表明，药物从固体剂型中的溶出速率，与药物粒子的表面积及溶解度成正比。故制剂的分散度或崩解程度越大，药物溶出越快，吸收越快。口服固体剂型吸收的快慢顺序是散剂 > 颗粒剂 > 胶囊剂 > 片剂 > 丸剂。

二、散剂

散剂系指药物与适宜辅料经粉碎、均匀混合后制成的干燥粉末状制剂，可供内服或外用。

1. 散剂的分类与特点

（1）散剂的分类：按组成药味的多少，可将散剂分为单散剂与复方散剂；按剂量，可将其分为分剂量散与不分剂量散；按用途，可将其分为内服散、外用散、溶液散、煮散及眼用散等。

（2）散剂的特点：比表面积大、起效快；外用覆盖面大，具保护和收敛作用；制备工艺简单；剂量易控制，便于小儿服用；储存、运输及携带方便。但散剂的稳定性较其他固体剂型差。

2. 散剂的制备

散剂制备的一般工艺流程是物料→前处理→粉碎→过筛→混合→分剂量→质检→包装→成品。

（1）物料的前处理：主要是干燥过程。

（2）粉碎与过筛：粉碎方法有湿法粉碎、干法粉碎、单独粉碎、混合粉碎、低温粉碎及流能粉碎等。常用的粉碎器械有研钵、球磨机、冲击式粉碎机或气流粉碎机等。散剂的过筛是一个分等匀化的过程，以获得所需粒径的粉体或多组分的均匀混合物，常用 1~9 号标准药筛。

（3）混合：常用方法有研磨混合、搅拌混合与过筛混合，常用器械有 V 形混合机、双锥形混合机、圆筒形混合机或锥形螺旋搅拌混合机等。影响混合效果的因素及混匀措施如下。

1）组分的比例：组分比例相差较大的物料难以混匀，应采用等体积递增配研法混合。即量小的药物研细后，加入等体积量大的药物细粉研匀；如此，倍量增加至全部混匀。

2）组分的堆密度：物料堆密度差异较大时，应将堆密度小（质轻）者先放入混合容器中，再加入堆密度大（质重）者混合，较易混匀。

3）粉体的吸附性：有的药粉对混合器械具吸附性，影响混合并造成损失。一般情况下，应将量大且不易吸附的药粉或辅料垫底，饱和器壁后再加入量少且易吸附者。对于混合时摩擦起电的粉末，还可加入少量表面活性剂或润滑剂抗静电。

4）液体或易吸湿性组分：可用处方中的其他组分吸收液体组分。若液体组分量大，宜用吸收剂吸收。常用的吸收剂有磷酸钙、白陶土、蔗糖和葡萄糖等。含结晶水的药物可用等摩尔无水物代替；吸湿性强的药物（如胃蛋白酶或乳酶生等）可在低于其临界相对湿度条件下，迅速混合并密封防潮包装；混合后引起吸湿的，可分别包装。

5）形成低共熔混合物的组分：可发生低共熔现象的药物有冰片、水合氯醛、萨罗、樟脑和麝香草酚等，应尽量避免将其混合。

（4）散剂的质检：质检项目包括外观均匀度、装量差异、干燥失重、水分和微生物限度等。

（5）散剂的包装、贮藏：散剂包装应密封，干燥处贮藏，防止吸湿。

例14：痱子粉

【处方】薄荷脑6 g，樟脑6 g，氧化锌120 g，硼酸150 g，滑石粉718 g。

【制备】取薄荷脑、樟脑研磨，使液化；加适量滑石粉充分研匀，依次加入氧化锌、硼酸及剩余的滑石粉；研和，过筛，混匀，即得。

【注解】薄荷脑和樟脑研磨时可发生共熔，液化后便于和其他药物混合均匀。

三、颗粒剂

颗粒剂是将药物与适宜的辅料混合制成的具有一定粒度的干燥颗粒状制剂，可直接吞服或冲入水中饮服。《中国药典》（2010年版）规定，颗粒剂的粒度范围是不能通过1号筛（2 000 μm）的粗粒和通过5号筛（180 μm）的细粒的总和不能超过15%。

1. 颗粒剂的分类和特点

（1）分类：颗粒剂分为可溶性颗粒剂、混悬性颗粒剂及泡腾性颗粒剂。

（2）特点：飞散性、附着性、团聚性、吸湿性较小；服用方便，可调节色、香、味；可进行包衣，制成防潮及缓释或肠溶制剂；多种颗粒混合时，可因粒径不同或粒密度差异大而产生离析现象，导致剂量不准确。

2. 颗粒剂的制备

颗粒剂的制备工艺流程：物料→粉碎→过筛→混合→制软材→制粒→干燥→整粒与分级→质检→分剂量→成品。药物的粉碎、过筛、混合操作与散剂的制备过程相同。

（1）制软材：将药物与适当的稀释剂、崩解剂、黏合剂及润湿剂等（见片剂相关内容）混合，采用湿法制粒技术制软材时，液体黏合剂或润湿剂的加入量可根据经验"手握成团，轻压即散"为准。

（2）制湿颗粒：采用挤出制粒法。近年来，常采用流化（沸腾）制粒法，也叫"一步制粒法"，此法可在一台机器内完成混合、制粒及干燥过程。

（3）颗粒的干燥：常用方法有箱式干燥法及流化干燥法等。

（4）整粒与分级：干燥后的颗粒应进行适当的整理，以使结块、粘连的颗粒散开，获得具有一定粒度的均匀颗粒。一般采用过筛方法进行颗粒剂的整粒和分级。

（5）质量检查与分剂量：将制得的颗粒进行含量测定与粒度检查等，须按剂量将其装入适宜袋中。颗粒剂的储存标准，基本与散剂相同。

3. 颗粒剂的质量检查

颗粒剂的质检项目包括外观、粒度、主药含量、干燥失重、溶化性和装量差异等。

例15：复方维生素B颗粒剂

【处方】盐酸硫胺1.20 g，苯甲酸钠4.0 g，核黄素0.24 g，枸橼酸2.0 g，盐酸维生素B$_6$ 0.36 g，橙皮酊20 mL，烟酰胺1.20 g，蔗糖粉986 g，混悬泛酸钙0.24 g。

【制备】将核黄素加蔗糖混合粉碎3次，过80目筛；将盐酸维生素B$_6$、混悬泛酸钙、橙皮酊和枸橼酸，均溶于蒸馏水中作润湿剂；另将盐酸硫胺、烟酰胺等，与上述稀释的核黄素搅拌混合均匀后制粒，60～65 ℃干燥，整粒，分级即得。

【注解】枸橼酸可使颗粒呈弱酸性，增加主药的稳定性。

四、胶囊剂

胶囊剂系指将药物与辅料充填于硬质空心胶囊或密封于具有弹性的软质囊材中制成的固体制剂，供口服或直肠、阴道等使用。

1. 胶囊剂的分类和特点

（1）分类：分为硬胶囊、软胶囊、肠溶胶囊、缓释胶囊和控释胶囊。

（2）特点：①与片剂、丸剂相比，胶囊剂在胃肠液中分散快、吸收好、生物利用度高。②液体药物固体剂型化，弥补其剂型的不足。例如，含油量高或液态的药物难以制成丸、片剂时，可制成胶囊剂。③掩盖药物的不良臭味，提高药物的稳定性。④减小药物的刺激性。⑤可制成缓释、控释及肠溶等多种类型的胶囊剂。⑥可使胶囊具有各种颜色或印字，便于识别。

（3）不宜制成胶囊剂的药物：能使胶囊壳溶解的水性药液、易溶的刺激性药物、易风化药物和吸湿性药物。

2. 胶囊剂的制备

胶囊壳的主要成分为明胶、淀粉、甲基纤维素及羟丙基甲基纤维素等高分子物质，附加剂包括增塑剂（甘油、山梨醇等）、增稠剂（琼脂）、遮光剂（二氧化钛）、防腐剂（对羟基苯甲酸酯类）和色素等。空胶囊共有 000、00、0、1、2、3、4 和 5 号 8 种规格，000 号最大，5 号最小，常用 0～5 号。

（1）硬胶囊剂的制备：硬胶囊剂是将一定量的药物与辅料制成均匀的粉末或颗粒，充填于空胶囊中，或将药物粉末或颗粒直接分装于空胶囊中制成。药物的填充采用胶囊自动填充机。目前，多使用锁口式胶囊。若囊帽和囊体平口套合，则须用明胶液封口。

（2）软胶囊的制备：常用滴制法（如鱼肝油胶丸）和压制法（如藿香正气软胶囊）。

（3）肠溶胶囊剂的制备：制备肠溶胶囊有两种方法：一种是明胶与甲醛发生胺醛缩合反应，使明胶无游离氨基存在，失去与酸的结合能力，只能在肠液中溶解；另一种是在明胶壳表面或在胶囊内部的填充物表面包肠溶衣料。

3. 胶囊剂的质量检查

胶囊剂的质检项目包括外观、水分、装量差异、崩解时限、溶出度或释放度等。

例 16：奥美拉唑肠溶胶囊

【处方与制备】取处方量药物与辅料，经湿法制粒，采用挤出滚圆造粒机制备 18～24 目的微丸，采用流化床包衣机，以 3.0% 羟丙基甲基纤维素（HPMC）水溶液包隔离衣；干燥后，再以丙烯酸树脂 L 30D‐55 水分散体包肠溶衣，干燥后即得。

【注解】奥美拉唑的结构中具有亚磺酰基，在水和酸中不稳定，而肠溶衣液的 pH 须在 4 左右。因此，须选用对奥美拉唑无影响的 HPMC 作为隔离材料先进行隔离层的包衣步骤。

五、片剂

片剂系指药物与适宜辅料均匀混合后，经制粒或不制粒直接压制而成的圆片状或异形片状固体制剂，可供内服或外用。

1. 片剂的分类与特点

（1）片剂的分类：①压制片：指药物与辅料混合后，经压制而成的普通片剂。②包衣片：指在压制片（片芯）表面包上衣膜的片剂。根据包衣物料的不同，可分为糖衣片或薄膜衣片。薄膜衣片又分为胃溶衣片、肠溶衣片和不溶衣片。③多层片：指由两层或多层构成的片剂，各层含不同的药物或辅料。将药物制成多层片，可避免复方制剂中不同成分之间的配伍变化或达到速释和缓释组合作用，如胃仙-U 双层片。④咀嚼片：指须在口中咀嚼后，咽下的片剂，适合儿童或吞咽困难的患者。咀嚼片中应添加适宜的矫味剂，但不可加崩解剂，如碳酸钙咀嚼片。⑤泡腾片：指含有泡腾崩解剂，遇水产生大量二氧化碳气体使其迅速崩解并呈泡腾状的片剂，可供口服或外用，如维生素 C 泡腾片。⑥分散片：指在水中能迅速崩解并均匀分散的片剂，可含服、吞服或分散于水中饮用，如罗红霉素分散片。⑦口含片：指含在口腔中缓慢溶解并释药的片剂，多用于口腔及咽喉疾病患者，发挥消炎、杀菌、收敛、止痛、局部麻醉等作用，如含碘喉症片。⑧舌下片：指置于舌下后能迅速溶化，经舌下黏膜吸收而发挥全身作用的片剂。药物由舌下黏膜吸收，可避免胃肠道和肝首关效应，如硝酸甘油舌下片。⑨口腔速溶片：指在口腔中能迅速崩解或溶解的片剂，需加矫味剂，如法莫替丁口腔速溶片。服药时不用水，适于老年人、儿童和吞咽困难患者。⑩其他：还有溶液片、植入片、缓释片、控释片及阴道片等。

（2）片剂的优点：①剂量准确，使用方便。②质量稳定，携带、运输和储存方便。③生产机械化、自动化程度高，产量大，成本低。④片剂种类多，能满足预防、治疗用药的多种要求。⑤片面可以压上主药名称和药量标记，也可着色，便于识别。

（3）片剂的缺点：①婴、幼儿和昏迷患者不易吞服。②片剂为压缩剂型，易出现溶出度和生物利用度方面的问题。

2. 片剂的质量要求

（1）色泽均匀，完整美观。

（2）含量准确、重量差异小。

（3）硬度适宜。

（4）口服片剂的崩解度、溶出度或释放度应符合要求。

（5）卫生学检查应合格：小剂量药物片剂的含量均匀度应符合要求，植入片应无菌，口含片、舌下片、咀嚼片和口腔速崩片应有良好的口感。

3. 片剂的辅料

（1）填充剂：用于增加片剂的重量和体积，以利于片剂成型和分剂量的辅料，又称稀释剂。片剂的直径一般不小于 6 mm，片重 100 mg 以上，故小剂量的药物须加填充剂以利压片。常用的填充剂有淀粉、预胶化淀粉、糖粉、糊精、乳糖、甘露醇和微晶纤维素等。

（2）润湿剂与黏合剂：润湿剂系指本身无黏性，但可润湿物料并诱发其黏性，以利于制颗粒的液体。常用的润湿剂有蒸馏水和乙醇。黏合剂系指本身具有黏性，能使无黏性或黏性较小的物料聚集黏结成颗粒或压缩成型的黏稠液体或固体粉末。常用黏合剂有羟丙基甲基纤维素（HPMC）、羟丙基纤维素（HPC）、羧甲基纤维素钠（CMCNa）、甲基纤维素（MC）、乙基纤维素（EC）、聚维酮（PVP）、聚乙二醇、糖粉、糖浆及淀粉浆等。

（3）崩解剂：系指能促使片剂在胃肠液中迅速碎裂成小粒子的辅料。口含片、舌下片、植入片、咀嚼片和缓控释片不加崩解剂。常用的崩解剂有干淀粉、羧甲基淀粉钠、交联羧甲基纤维素钠、低取代羟丙基纤维素、交联聚维酮、泡腾崩解剂等。

（4）润滑剂：可降低颗粒间摩擦力、改善粉体流动性的辅料，称为助流剂；可减小压片时物料对冲头和冲模的黏附性，保证压片顺利进行并使片剂表面光洁的辅料，称为抗黏着剂；可降低颗粒及片剂与模孔壁间的摩擦力，使片剂从模孔顺利推出的辅料，称为润滑剂。此三类辅料，统称为润滑剂。

常用的润滑剂有硬脂酸镁、微粉硅胶、滑石粉、氢化植物油、聚乙二醇（PEG4000 及 PEG6000）和十二烷基硫酸钠（镁）等。

4. 片剂的制备

片剂的制备包括制粒压片和直接压片两种方法。制粒压片法适用于流动性和可压性差的物料，分为湿法制粒压片和干法制粒压片；直接压片法适用于流动性和可压性良好的物料，分为粉末直接压片、结晶直接压片和空白颗粒压片。

（1）制粒方法：①湿法制粒法：湿法制粒法工艺流程如下。原辅料→干燥→粉碎→过筛→混合→制软材→制湿粒→干燥→整粒。②流化喷雾制粒法（一步制粒法）。③喷雾制粒法。④干法制粒法：适用于对湿、热不稳定且需要制粒的药物，采用滚压法或大片法制粒。

（2）压片：采用单冲压片机或旋转多冲压片机制备片剂。

（3）直接压片法：①粉末直接压片法：系指药物粉末与适宜的辅料混合后，不经制粒而直接压片的方法。②结晶直接压片法：某些结晶性或颗粒性药物，具有适宜的流动性和可压性，只需稍加粉碎、过筛等处理，再加入崩解剂和润滑剂混匀，即可直接压片。

5. 片剂的包衣

片剂包衣是指在片剂（片芯、素片）表面，包裹上适宜材料衣层的操作。

（1）包衣的目的：掩盖药物的不良臭味，增加药物的稳定性，控制药物在胃肠道的释放部位或释放速度，避免配伍变化，改善片剂的外观和便于识别等。

（2）包衣的种类和质量要求：①包衣的种类：根据包衣材料不同，片剂的包衣分为糖衣和薄膜衣。其中，薄膜衣又分为胃溶性、肠溶性及不溶性三类。②质量要求：衣层应均匀，牢固，经较长时间储存仍能保持光洁、美观、色泽一致并无裂片现象，衣层与片芯不起反应，且不影响药物的崩解、溶出和吸收，崩解时限应符合相关规定。

（3）包衣材料及包衣过程：①糖衣：以糖浆为主要包衣材料。糖衣片包衣工艺流程如下。隔离层→粉衣层→糖衣层→有色糖衣层→打光。隔离层材料有明胶浆、阿拉伯胶浆、虫胶乙醇溶液及玉米朊乙醇溶液等，粉衣层材料为滑石粉，糖衣层和有色糖衣层材料是糖浆及食用色素，打光剂用川蜡。②薄膜衣：指在片芯外，包上比较稳定的高分子衣料。该法包衣自动化，生产周期短，效率高，片剂增重小，对崩解影响小。常用薄膜衣材料为纤维素衍生物类（羟丙基甲基纤维素、羟丙基纤维素、乙基纤维素等）、聚维酮及丙烯酸树脂类等。常用的肠溶衣材料有邻苯二甲酸醋酸纤维素（CAP）和丙烯酸树脂类等。

（4）包衣方法：常用的包衣方法有滚转包衣法、埋管式包衣法、流化床包衣法及压制包衣法等。

6. 片剂的质量评价

质量检查项目有外观、片重差异限度、含量均匀度、硬度与脆碎度、崩解时限、溶出度和卫生学检查等。

例17：复方阿司匹林

【处方】阿司匹林268 g，对乙酰氨基酚136 g，咖啡因33.4 g，淀粉266 g，淀粉浆85 g，滑石粉25 g，轻质液状石蜡2.5 g，酒石酸2.7 g。

【制备】将咖啡因、对乙酰氨基酚与1/3的淀粉混匀，加淀粉浆制软材；经干燥、整粒后，此颗粒与阿司匹林混合均匀，加入剩余的淀粉和吸附有液状石蜡的滑石粉；混匀后，过筛，压片，即得。

【注解】①本品中淀粉作为填充剂和崩解剂。②阿司匹林、对乙酰氨基酚和咖啡因混合制粒，干燥时会产生低共熔现象。因此，宜采用分别制粒法，且避免了阿司匹林直接与水接触。

例18：兰索拉唑肠溶片

【处方】兰索拉唑15 mg，甘露醇—乳糖（3:2）适量，Poloxamer-5% PVP无水乙醇溶液适量。

【制备】将兰索拉唑和甘露醇—乳糖高速混合均匀后，以Poloxamer-5% PVP无水乙醇溶液作为黏合剂，经制软材、制粒、干燥、整粒、压片后，以滑石粉-5% PVP无水乙醇溶液和Ⅱ号树脂无水乙醇溶液分别为隔离层包衣液和肠溶层包衣液，包衣，干燥，即得。

【注解】①兰索拉唑对酸不稳定，在片芯与肠溶层之间包隔离层，可避免Ⅱ号树脂的酸性对兰索拉唑的影响。②兰索拉唑为难溶性药物，选择甘露醇—乳糖作为稀释剂、聚乙烯吡咯烷酮为黏合剂、泊洛沙姆为增溶剂，以提高片剂的溶出度。

六、滴丸剂

滴丸剂系指固体或液体药物与适宜基质加热熔融混匀后，滴入不相混溶的冷凝液中，液滴由于表面张力作用收缩冷凝成球状而制成的固体制剂。滴丸主要供口服，亦可供眼、耳、鼻、直肠及阴道等使用。

1. 滴丸剂的特点

①药效迅速、生物利用度高、不良反应小。②增加药物的稳定性。③液体药物固体剂型化，便于携带、储存和使用。④设备简单，操作方便，产率高，成本低，无粉尘，有利于劳动保护。⑤可制成内服、外用、缓释及控释等多种类型的滴丸剂。

2. 滴丸的常用基质

水溶性基质包括 PEG 类、肥皂类及甘油明胶等；脂溶性基质包括硬脂酸、单硬脂酸甘油酯、虫蜡及氢化植物油等。

3. 滴丸剂的制备

采用滴丸机制备。

例 19：水飞蓟宾缓释滴丸

【处方】水飞蓟宾 7 g，聚乙二醇 6000 14 g，硬脂酸 10.5 g，泊洛沙姆 1 887 g。

【制备】取聚乙二醇 6000，在约 75 ℃加热熔化；加入硬脂酸和泊洛沙姆，完全熔化后，加入水飞蓟宾，充分混匀；放入保温罐中，以二甲硅油为冷凝液，滴头直径 2.3 mm/4.1 mm，滴速为 40 滴/分钟，冷凝固化成丸，吸去多余的二甲硅油，即得。

【注解】水飞蓟宾不溶于水，口服吸收差。将其制备成缓释滴丸后，可提高其溶出度，还能达到缓慢释放的目的。

七、膜剂

膜剂系指药物溶解或均匀分散于成膜材料中或包裹于成膜材料中，制成的单层或多层膜状制剂。膜剂可供口服、口含及舌下给药，也可用于眼结膜囊内或阴道内以及皮肤和黏膜创伤、烧伤或炎症表面的覆盖。

1. 膜剂的分类和特点

（1）分类：分为单层膜、多层膜和夹心膜。

（2）特点：体积小，重量轻，携带、运输和使用方便；工艺简单，无粉尘飞扬；成膜材料用量少，含量准确；稳定性好；制成多层复合膜可避免配伍问题；既可速效，也可控释。缺点是载药量低，只适用于剂量小的药物。

2. 成膜材料

（1）天然高分子材料：有虫胶、明胶、阿拉伯胶、琼脂、淀粉及玉米朊等。

（2）合成高分子材料：有聚乙烯醇类、聚维酮类、纤维素衍生物及乙烯—醋酸乙烯共聚物（EVA）等。

3. 膜剂的制备方法

膜剂处方中除成膜材料外，还包括增塑剂（甘油、山梨醇等）、填充剂（碳酸钙、二氧化硅等）、着色剂（色素、二氧化钛）和表面活性剂等。制备方法有匀浆制膜法、热塑制膜法和复合制膜法。

4. 膜剂的质量要求

外观完整光洁，色泽均匀，厚度一致，无明显气泡，重量差异限度符合要求，无受潮、发霉、变质现象，微生物限度检查合格。

第四节　半固体制剂

一、软膏剂

软膏剂系指药物与适宜基质均匀混合制成，且具有一定稠度的半固体外用制剂。其中，用乳剂型基质制成的软膏剂，称为乳膏剂；将大量固体粉末均匀分散于适宜基质中形成的半固体制剂，称为糊剂。软膏剂主要起保护、润滑和局部治疗作用，也可通过透皮吸收产生全身治疗作用。

1. 软膏剂的分类

按分散系统可分为溶液型、混悬型和乳剂型软膏。

2. 软膏剂的质量要求

（1）均匀、细腻，具有适当的稠度，易涂布于皮肤或黏膜上。

（2）性质稳定，无酸败、异臭、变色、变硬和油水分离现象。

（3）无刺激性、过敏性及其他不良反应。

（4）用于创面的软膏及眼用软膏剂应无菌。

3. 软膏剂的基质

（1）油脂性基质：系指以动植物油脂、类脂、烃类及硅酮类等疏水性物质为基质。此类基质涂于皮肤能形成封闭性油膜，促进皮肤水合作用，对表皮增厚、角化、皲裂有软化保护作用，但不适用于有渗出液的创面。常用的油脂性基质有凡士林、固体石蜡、液状石蜡、羊毛脂、蜂蜡及二甲硅油等。

（2）水溶性基质：水溶性基质是天然或合成的水溶性高分子物质溶解后形成的水凝胶。水溶性基质无油腻性，释药快，能与渗出液混合，易洗除，可用于湿润或糜烂的创面。目前，常用的水溶性基质主要有聚乙二醇和甘油明胶等。水溶性基质不宜用于遇水不稳定的药物。应用水溶性基质制备软膏时，需在其中添加保湿剂和防腐剂。

（3）乳剂型基质：乳剂型基质是由油相加热液化后与水相在乳化剂的作用下，在一定温度下混合乳化，最后在室温下形成的半固体基质。乳剂型基质不妨碍皮肤表面分泌物的分泌和水分的蒸发，对皮肤的正常功能影响较小，可用于亚急性、慢性、无渗出的皮肤破损和皮肤瘙痒症，忌用于糜烂、溃疡、水泡及化脓性创面。

乳剂型基质有水包油型（O/W）和油包水型（W/O）两类。乳剂型基质的油相可用前述的油脂性基质；乳化剂可选择肥皂类（一价皂、二价皂或三价皂等）、十二烷基硫酸钠、高级脂肪醇及多元醇酯类（十六醇、十八醇、硬脂酸甘油酯、司盘类或吐温类等）；保湿剂常用甘油、丙二醇或山梨醇等；防腐剂常用羟苯酯类、苯甲酸、山梨酸、苯氧乙醇或三氯叔丁醇等；抗氧剂常用丁羟基茴香脑（BHA）、二丁基羟基甲苯（BHT）或没食子酸丙酯（PG）等。

4. 软膏剂的制备

软膏剂的制备方法有研和法、熔和法和乳化法。

5. 软膏剂的质量检查

软膏剂的质量检查包括主药含量测定、装量检查、稠度检查、微生物限度检查和粒度检查等。

例20：复方苯甲酸软膏

【处方】苯甲酸120 g，羊毛脂50 g，水杨酸60 g，白凡士林适量。

【制备】取苯甲酸和水杨酸研细过筛，另取羊毛脂与凡士林加热融化；待基质将至冷凝时，取少量加入过筛的药品中；研匀后，加入全部基质，研匀，即得。

【注解】羊毛脂的皮肤穿透力大，但单用羊毛脂因其黏稠性太大反而影响其穿透，故加凡士林稀释，以降低其黏稠度。

二、眼膏剂

眼膏剂系指供眼用的灭菌软膏。眼膏剂应均匀、细腻，易涂布于眼部，对眼无刺激。眼膏剂常用的基质，一般用凡士林8份，液状石蜡、羊毛脂各1份混合而成。用于眼部手术或创伤的眼膏剂应采用灭菌或无菌方法制备，不可添加抑菌剂或抗氧剂。

眼膏剂的制备与一般软膏剂制法基本相同，但必须在净化条件下进行。眼膏剂质量检查项目有装量、金属性异物、颗粒细度（药物颗粒≤75 μm）和微生物限度等。

三、凝胶剂

凝胶剂系指药物与能形成凝胶的辅料制成溶液型、混悬型或乳状型的稠厚液体或半固体制剂，可供内服或外用。

目前，临床上应用较多的是水性凝胶剂。水性凝胶基质有卡波姆、纤维素衍生物、琼脂、明胶、西黄蓍胶和淀粉等。

例 21：盐酸达克罗宁凝胶

【处方】盐酸达克罗宁 1 g，卡波姆 1 g，聚山梨酯 805 g，三乙醇胺 1.35 g，甘油 10 g，山梨酸 2.5 g，糖精钠适量，薄荷脑适量，去离子水加至 100 g。

【制备】取甘油、山梨酸、糖精钠、薄荷脑溶于适量水中，加入卡波姆充分溶胀后，加入三乙醇胺形成凝胶基质；聚山梨酯 80 加入处方量 40%的去离子水再加入盐酸达克罗宁搅拌溶解后，加入上述凝胶基质中，混合均匀，脱泡，即得。

【注解】1%的盐酸达克罗宁在水中不能完全溶解，故加入聚山梨酯 80 作为增溶剂。同时，由于本品为口唇用软膏剂，又加入了糖精钠、薄荷脑作为矫味剂，山梨酸为防腐剂。

四、栓剂

栓剂系指药物与适宜基质制成的具有一定形状供腔道给药的固状制剂。栓剂塞入腔道后，在体温下能迅速软化熔融或溶解于分泌液，逐渐释放药物而产生局部或全身作用。

1. 栓剂的分类

按给药部位可分为肛门栓、阴道栓和尿道栓等。

2. 栓剂的质量要求

栓剂外形应完整光滑，药物与基质应混合均匀，塞入腔道后应能融化、软化或溶解，无刺激性，有适宜的硬度，以免在包装、储存或使用时变形。

3. 栓剂基质

（1）油脂性基质：常用的油脂性基质有可可豆脂、半合成椰油脂、半合成山苍子油脂、半合成棕榈油脂和硬脂酸丙二醇酯。

（2）水溶性和亲水性基质：常用的水溶性和亲水性基质有甘油明胶、聚乙二醇类、聚山梨酯及泊洛沙姆等。

4. 栓剂的制备方法

栓剂的制备方法有冷压法与热熔法。

5. 栓剂的作用

（1）全身作用：主要应用直肠栓，通过直肠中、下静脉和肛管静脉吸收，进而避免药物在肝脏的首过效应。制备直肠栓时，应根据药物性质选择与药物溶解性能相反的基质，有利于药物释放、增加吸收。

（2）局部作用：对于水溶性基质制成的栓剂，因其腔道中的液体量有限，使其溶解速度受限，释药缓慢，有利于发挥局部疗效。

6. 栓剂的质量检查

栓剂质量检查项目有外观检查、含量测定、融变时限、重量差异和溶出度试验等。

第四章

药物制剂新技术和新剂型

第一节　固体分散体的制备技术

一、概述

固体分散体是指药物高度分散在适宜的固体载体材料中形成的一种固态物质。固体分散体由主药和载体组成，将药物高度均匀分散于固体载体的技术，称固体分散技术。

固体分散体的概念是由 Sekiguchi 和 Obi 于 1961 年首次提出。当时，以尿素为载体材料，以磺胺噻唑为模型药物，采用热融法制成了固体分散体。固体分散体口服给药后，其药物的吸收比普通片剂显著提高。

固体分散体有如下特点：①可以大大提高难溶性药物的溶出速率，从而有利于提高药物的口服吸收与生物利用度。②可用于油性药物的固体化。③难溶性药物以速释为目的时，所用载体以水溶性材料为宜；以缓释或肠溶为目的时，可在水溶性载体中配以难溶性或肠溶性高分子材料。

固体分散体是一种制剂的中间体，添加适宜的辅料并通过适宜的制剂工艺可进一步制成片剂、胶囊剂、滴丸剂及颗粒剂等。

固体分散体存在的问题，主要体现在：①载药量小，往往需要大量的载体材料才能达到理想的溶出效果。因此，不适用于剂量较大的难溶性药物。②物理稳定性较差。固体分散体属于高能不稳定态，高度分散的药物分子可自发聚集成晶核，微晶进一步逐渐生长成为晶粒，亚稳态（无定型）可转化成稳定晶型，这些过程称老化。老化现象，往往在长期储存过程中逐步发生。

二、固体分散体的速释与缓释原理

1. 固体分散体的速释原理

固体分散体的最大特点是药物高度分散于载体中。根据 Noyes Whitney 方程，药物的溶出速率正比于药物的表面积。因此，增加固体分散体药物的溶出表面积，是提高难溶性药物的溶出速率和吸收速率的主要方法。药物的分散状态不同，溶出速率也不同，溶出速率大小的顺序通常为分子分散状态 > 无定形态 > 微晶态。药物的分散状态与药物的性质、载体的性质、药物与载体的比例、制备方法等有关。药物在载体中，可以一种分散状态或两种及多种分散状态存在。

2. 固体分散体的缓释原理

利用固体分散技术提高难溶性药物的溶出速度，是目前固体分散体应用最为广泛的一个方面。但是，当选择适宜的载体和载体量时，也可用于制备缓释制剂。归纳起来，固体分散体的缓释机制有：①在固体分散体的制备过程中，加入适量的分散载体，控制微晶的大小，以控制药物的释放速度。②在制备固体分散体时，同时加入适量的难溶性载体材料，可以控制药物的释放速度。因为难溶性材料可在固体分散体中形成网状骨架结构，被分散的药物分子或微晶被镶嵌在骨架结构中，靠药物的扩散机制缓慢释放药物。根据所用载体的材料不同、用量不同，可使药物的释放符合一级过程甚至零级过程。常用的缓释固体分散载体材料有 EC、Eudragit RS 和 Eudragit RL 等，HPMCP 可作为肠溶的固体分散材料。采用乳化溶剂扩散法直接制备的尼群地平及尼莫地平等固体分散体的速释微丸和缓释微丸，均已取得了较好的效果。

第二节　包合物的制备技术

一、概述

包合物是指一种分子被全部或部分包合于另一种分子的空穴结构内形成的特殊的络合物。包嵌药物的物质即为包合材料主分子；被包嵌的物质称客分子。常用的包合材料是环糊精及其衍生物。被包合的药物可以是难溶性药物、水溶性药物，也可以是油性药物等。

包合技术在制剂过程中具有以下优点：①提高难溶性药物的溶解度，提高生物利用度。②提高药物的稳定性。③液体药物可微粉化。④防止挥发性成分的挥发。⑤掩盖药物的不良气味或味道。⑥降低药物的刺激性与不良反应。⑦调剂释放速率。这些优点显示出包合物在药剂学中的良好应用前景。

包合过程是物理过程，其稳定性依赖于两组分间的范德华力。形成包合物的必要条件是包合材料和药物分子间的立体结构和极性互相适应，即客分子必须和主分子的空穴形状和大小相适应。被环糊精包合的药物应至少符合下列条件之一：药物分子的原子数大于 5；如具有稠环，稠环数应小于 5；药物的分子量在 100 ~ 400；水中溶解度小于 10 g/L，熔点低于 250 ℃。对于无机药物而言，大多数不宜用环糊精包合。

包合物有两种分类方法：①根据主分子的构成，可将其分为多分子包合物、单分子包合物和大分子包合物。②根据主分子空穴的几何形状，又可将其分为管形包合物、笼形包合物和层状包合物。

二、包合作用的影响因素

1. 主客分子的结构和性质

（1）主客分子大小的影响：客分子的大小和形状应与主分子的空穴相适应，才能获得性质稳定的包合物。如果客分子太大，则无法完全嵌入主分子的空穴，造成只有侧链包合，性质不稳定；如果客分子太小，则不能将空穴填满，包合力弱，客分子可自由出入而脱落，包合不稳定。

（2）客分子极性的影响：常用的主分子材料环糊精空穴内为疏水区，因此疏水性或非解离型药物易进入而被包合，容易形成稳定的包合物。极性药物可嵌在空穴口的亲水区，可与环糊精的羟基形成氢键结合。自身可缔合的药物，往往先发生解缔合，然后再进入环糊精的空穴内。

2. 主客分子的比例

由于环糊精提供的空穴内径是确定的，足以将大多数药物包嵌在空穴中。因此，通常环糊精与药物按 1:1 的摩尔比形成包合物。但在包合物的形成过程中，主分子所提供的空穴数，往往不能完全被客分子占有，因此包合物中主客分子的比例取决于客分子的性质。一般来说，成分单一的客分子与环糊精形成包合物时，其最佳主客分子摩尔比多表现为 1:1 或 2:1，如酮洛芬、吲哚美辛及硝苯地平等包合物。对于复杂成分的客分子形成包合物时，常常通过实验筛选其最佳主客分子的配比。只有确定主客分子配比后，才能确保经济、有效地制备包合物。

3. 包合条件

不同的包合方法、包合温度、搅拌速率及时间、干燥过程的工艺参数等，均可影响包合效率。

第三节　纳米乳与亚微乳的制备技术

一、定义

纳米乳系指粒径在 1 ~ 100 nm 的乳滴分散在另一种液体中形成的热力学稳定的胶体分散系统，其乳滴多为球形，大小比较均匀，透明或半透明。

亚微乳系指粒径为 100 ~ 1 000 nm 的乳滴形成的分散体系，外观不透明或呈乳状。亚微乳的稳定性不及纳米乳，虽可热压灭菌，但反复加热或加热时间过长，体系可能会分层。

在普通乳剂中增加乳化剂并加入助乳化剂可以得到纳米乳，而在浓的胶束溶液中加入一定量的油及助乳化剂也可以得到纳米乳。因此目前多数人认为纳米乳是介于普通乳和胶束溶液之间的一种稳定的胶体分散系统。

二、性质和特点

纳米乳和亚微乳的粒径小且均匀，毒性小，安全性高。作为药物载体，可提高药物的分散度，改善难溶性药物和脂溶性药物的溶出速率，促进大分子药物在体内的吸收，增强药物的稳定性。两种乳剂均具有制备工艺简单，易于工业化生产等特点。

由纳米乳的尺寸效应带来的突出特点是：①光学性质，纳米乳的外观透明或半透明，多数呈乳光，而亚微乳和普通乳没有这种性质。②热力学和动力学性质稳定。纳米乳可经受热压灭菌和高速离心，而普通乳不能。亚微乳的稳定性介于乳剂和纳米乳之间。③超低界面张力，可使制备过程自发进行。而普通乳或亚微乳，则必须提供较强的机械外力。

纳米乳由于具有较高的动力学稳定性，具有很好的应用前景。但纳米乳制备时，需加入较大量的表面活性剂，使其临床应用受到了一定限制。亚微乳作为一种较为稳定的乳剂类型，可供静脉注射。在体内，亚微乳能完全被机体代谢和利用，是目前临床治疗中比较受关注的胃肠外给药体系。

自乳化给药系统（SEDDS）的研究始于 20 世纪 80 年代。SEDDS 不含水相，主要由药物、油相和表面活性剂等组成。有时，SEDDS 中可含有助溶剂，遇水轻微搅拌即自发形成水包油型分散系统。SEDDS 形成的乳剂经稀释后，乳滴大小一般介于 100 ~ 300 nm。自乳化后形成的粒径 < 100 nm 的纳米乳，亦称自乳化纳米给药系统（SENDDS）。SENDDS 口服后，在胃肠液中，可自发形成 O/W 型纳米乳，从而促进药物的吸收，提高药物的口服生物利用度。SENDDS 的机制主要有以下几方面：①在胃肠道蠕动下，可自发形成粒径很小的纳米乳，降低表面张力，提高亲水性，促进药物经胃肠道黏膜吸收。②纳米乳中的脂质在胰酶和胆汁的作用下分解，形成粒径更小的纳米乳滴和胆盐胶束，进一步增加药物的溶解度，促进药物吸收。③处方中的脂质成分，还可使药物经肠道淋巴管吸收，可提高多肽蛋白类药物的口服吸收等。SENDDS 是脂溶性、吸收差的药物，特别是疏水性蛋白多肽大分子的理想载体。

第四节　微囊与微球的制备技术

微囊系指固态或液态药物被囊材包裹而成的小包囊。通常粒径在 1 ~ 250 μm 的微囊，称微囊；而粒径在 0.1 ~ 1 μm 的，称亚微囊；粒径在 100 nm 以下的，则称纳米囊。将药物包裹于囊材的技术称微囊化技术。

微球系指药物溶解或分散在高分子材料中形成的骨架型微小球状实体。通常粒径在 1 ~ 250 μm 的称微球；而粒径在 0.1 ~ 1 μm 的称亚微球；粒径在 100 nm 以下的称纳米球。

微囊与微球的大小一样，但在结构上有所不同。微囊是包囊结构，即由囊材和囊心组成，囊材包裹囊心。囊材通常是高分子材料，而囊心是药物。微球是骨架结构，由高分子材料和药物均匀混合而成，微球的里外结构都是相同的骨架结构。

然而，它们都有类似的性质。以微囊为例说明其特点。

（1）掩盖药物的不良气味。如鱼肝油和氯贝丁酯等。

（2）提高药物的稳定性。如易氧化的β-胡萝卜素和挥发油等。

（3）防止药物在胃内失活或减少药物对胃的刺激性。前者如尿激酶，后者如红霉素和阿司匹林等。

（4）使液态药物固态化。便于应用与储存，如油性药物和香料等。

（5）减少复方药物的配伍变化。如阿司匹林与氯苯那敏的复方制剂。分别包囊后，可避免阿司匹林的加速水解。

（6）控制药物释放速率。如吲哚美辛缓释微囊及促肝细胞生长素的速释微囊等。

（7）使药物浓集于靶区。如将细胞毒素药物微囊化后，可将药物浓集于肝或肺等靶区，提高疗效，降低不良反应。

（8）包裹活细胞、疫苗等生物活性物质。可避免其活性损失或变性，如破伤风类毒素微囊等。

无论是微囊还是微球，在制剂过程中，两者均是一个中间体。先制备微囊/微球，之后根据需要制备成各种剂型，如散剂、胶囊剂、注射剂、混悬剂、咀嚼片、含片、洗剂、埋植片、软膏剂、涂剂、栓剂及膜剂等。

第五节 纳米粒的制备技术

一、概述

纳米粒一般系指粒径介于 1 ~ 100 nm 的粒子。由于其粒径小于 100 nm，其具备了一系列独特的理化性质和生物学性质，并成为药剂学中非常受关注的研究领域之一。药剂学中的纳米粒有两大类，即药物（结晶）纳米粒和载体纳米粒。目前，研究较多的是载体纳米粒，简称纳米粒。

载体纳米粒系指药物以溶解、分散、吸附或包裹于载体材料中形成的纳米级粒子。纳米粒根据其结构特征，可分为骨架实体型纳米球和膜壳药库型纳米囊。纳米囊和纳米球是继微囊、微球之后发展起来，具有"尺寸意义"的新型载药系统。

药物的载体材料分为两大类：天然高分子材料、合成高分子材料。

1. 天然高分子材料

如脂类、糖类及蛋白质等。

2. 合成高分子材料

如聚氰基丙烯酸烷酯（PACA），包括甲酯、乙酯、丁酯、己酯、异己酯及十六烷基酯等；聚酯，主要有聚乳酸（PLA）、聚乳酸聚乙醇酸共聚物（PLGA）、聚己内酯（PCL）、聚羟丁酸（PHB）等。目前，美国食品药品监督管理局（FDA）批准可用于注射的载体材料为 PLA 和 PLGA。这些材料被公认为无毒、生物相容性好、可生物降解。此外，尚有合成的脂类，如硬脂酸等。

纳米粒的优点：①颗粒小、比表面积大、表面反应活性高。②能够经生物膜转运。③可控制药物的释放。④提高药物稳定性。⑤具有靶向性。⑥可制备成各种剂型等。虽然纳米粒具有很好的应用前景，但仍存在着制备要求比较严格、产业化困难等问题。

二、常见载体纳米粒介绍

1. 脂质纳米粒

脂质纳米粒是由天然或合成的类脂材料，如脂肪酸、脂肪醇及磷脂等，形成的固体或半固体纳米粒。这些类脂多是内源性的生理物质，生物相容性好，是机体脂肪的主要成分和能量的主要来源，在体内有固有的降解途径，对人体没有毒性，是一种理想的载体材料。

脂质纳米粒的特点是：①脂质材料毒性低。②由于药物被包封在固体脂粒的骨架中，药物在储存过程中不易泄漏。③具有缓释、控释作用。④在网状内皮系统（RES）的分布增加，具有靶向性。

（1）固体脂质纳米粒：固体脂质纳米粒（SLN）是近年来发展起来的一种用于药物控制释放的新型给药系统。由于其是固体基质，所以具有类似于聚合物纳米粒的缓释性好、药物泄漏少等优点。SLN的制备主要适合于亲脂性药物，但存在载药量低、不易控制药物的释放速度等问题。对于亲水性药物，SLN的包封率低，存在突释和储存过程中药物被排挤等现象。

（2）脂质—药物复合物纳米粒：将药物与固体脂质材料通过成盐反应或共价键结合的复合物，进一步采用高压乳匀制备纳米粒，其粒径一般介于10~200 nm范围。由于药物与脂质相结合，不仅能提高药物的包封率，而且可以避免药物从载体中渗漏或骨架不稳定的缺陷。

（3）脂质纳米粒的内部结构：多数的固体脂质纳米粒均具有载药量低、亲水性药物的包封率低、储存过程中药物被排挤等缺点。为了克服上述缺点，在固体脂质材料中混入液体脂质材料，可扰乱固体脂质的规则结构，使承载药物的空间容积增加，从而提高载体的载药能力。在选择液体脂质材料时，应考虑其是否对药物有良好溶解性，与固体脂质是否有较高亲和性，以利于制备载药能力高、结构稳定的纳米粒。

2. 磁性纳米粒

磁性纳米粒是在纳米粒中加入磁性物质，使之能响应体外磁场信号而导向至靶部位，也称为磁性靶向制剂。磁性物质通常是超细磁流体，如$FeO \cdot Fe_2O_3$（Fe_3O_4）或Fe_2O_3。

3. 胶束型纳米粒

胶束型纳米粒也称为聚合物胶束，是近几年发展中的一类新型纳米载体。聚合物胶束一般由双亲性的嵌段或接枝共聚高分子材料在水性介质中自聚集形成，具有独特的核—壳结构。形成聚合物胶束的主要驱动力，是内核—外壳结构自由能的减少。其疏水性链段构成胶束的内核，亲水性链段形成胶束的外壳，这种特殊的结构决定了聚合物胶束可以作为不同性质药物的传递载体。

聚合物胶束具有粒径小（一般≤100 nm）、载药量大、可使难溶性药物增溶、结构稳定、组织渗透性良好、体内滞留时间长及具有靶向作用等特点。聚合物胶束表面有较多的活性基团，可作为化学修饰的位点，用于改善胶束结构的稳定性和紧密性，从而实现缓释和控释给药。

目前，对于聚合物胶束作为药物载体的研究，主要集中在两类药物的传递中。第一类是高效、毒性大、难溶的药物，主要为抗癌药物，如紫杉醇、多柔比星等。第二类是生理环境下不稳定，且细胞摄取率低的药物，主要为基因药物，如DNA质粒和寡核苷酸等。

三、修饰纳米粒

现有纳米粒的表面修饰，根据其修饰的目的不同，大致可分为以下几个方面。

1. 促进纳米粒的穿透性

研究表明，聚乳酸聚乙醇酸共聚物（PLGA）纳米粒的表面用壳聚糖修饰后，可促进纳米粒在小肠黏膜的透过性。该结果可从小肠的荧光吸收照片上得到证实，其原因为壳聚糖能够打开小肠上皮细胞的紧密连接。

2. 长循环纳米粒

纳米粒给药后，可被网状内皮系统摄取，很快分布于肝、脾、肺等器官。研究表明，用PEG修饰的纳米粒，不易被这些器官识别，可延长纳米粒在体内的循环时间，其作用机制可能与改变纳米粒表面的疏水性及形成特定的空间结构有关。例如，可采用溶剂—非溶剂法，将聚乳酸（PLA）或聚乳酸聚乙醇酸（PGA）共聚物用PEG（分子量为350~20 000）修饰。经PEG修饰后的纳米粒粒径为200 nm，用放射性同位素标记后，经静脉注射给药5 min，其在肝中的量仅为未修饰的37.5%，而血中的量则为未修饰纳米粒的400%。4 h后，血液中未修饰的纳米粒已被消除，而PEG修饰物仍尚有总量的30%。除PEG外，还可用泊洛沙姆（F68）及其他含聚氧乙烯基团类修饰纳米粒。

3. 生物靶向纳米粒

（1）抗体修饰纳米粒：抗体修饰纳米粒是载药纳米粒与单克隆抗体或基因抗体共价结合而成，亦称免疫纳米粒。免疫纳米粒借助抗体与靶细胞表面抗原或受体相结合的作用，进入靶细胞，释放包载的药物，从而实现靶向治疗的目的，亦称"生物导弹"。例如，应用乳化—化学交联法制得的粒径为 200～420 nm 的阿霉素清蛋白纳米粒，通过化学交联反应嫁接抗人膀胱癌 BIU‐87 单克隆抗体 BDI‐1。经注射给药后，对人膀胱癌 BIU‐87 具明显的靶向杀伤作用。随后的研究发现，这种早期的"生物导弹"技术，在人体试验中效果并不理想，其原因可能在于鼠源性单克隆抗体的分子量大，而且在结构中包含了许多无关的片段。

目前，单克隆抗体技术取得了很多新的进展，如第二代单克隆抗体及第三代单克隆抗体等。全人抗体的研发，已取得了较好的效果，但还需经高通量的筛选。

（2）配体修饰纳米粒：不同细胞表面具有特异性受体，可与之结合的配体也不同。配体与受体间，有特异、强烈的亲和力。将纳米粒表面用配体修饰，可使纳米粒导向相对应的靶细胞（受体），从而改变纳米粒的体内分布。

四、纳米粒的给药途径与体内分布

1. 纳米粒的注射给药

纳米粒经静脉注射后，可被网状内皮系统摄取，主要分布于肝（60%～90%）、肺（3%～10%）和脾（2%～10%）；粒径小于 50 nm 的纳米粒，则易进入骨髓。某些纳米粒具有淋巴靶向性和肿瘤靶向性，有些纳米粒则具有明显的脑组织靶向性。利用纳米粒具有的这些特异性组织或器官的靶向作用，可实现药物的靶向治疗。

静注后，纳米粒可能会受到血液和组织液中的生物酶、巨噬细胞和各种组织、器官的吞噬、破坏以及转运过程中的生理限制。研究结果显示：①药物被纳米粒完全包裹或在较强吸附条件下，生物酶对药物的破坏作用则减弱。②血液中的巨噬细胞对纳米粒具有较强的吞噬作用。③将纳米粒表面用亲水性高分子材料（如 PEG 或泊洛沙姆）修饰，有利于避免巨噬细胞的吞噬作用。④具柔性亲水表面结构的纳米粒，有利于避开巨噬细胞的识别和吞噬。

由于生理学原因，较大的纳米粒不利于被导向至靶细胞。纳米粒要到达循环系统以外的靶部位时，须经细胞内、细胞间或穿过内皮壁。研究表明，除肝、脾和肺外，对于粒径大于 200 nm 的纳米粒，其从血液向组织的分布或转运，较难实现。

然而，有关纳米粒的脑靶向研究结果表明，用吐温 80 修饰的聚氰基丙烯酸烷酯（PACA）纳米粒静脉注射后，可透过人体的血脑屏障，进入大脑中枢神经系统。这一结果，对于应用纳米粒技术制备药物制剂，治疗老年性痴呆及脑肿瘤等，提供了新的思路。修饰后的纳米粒可透过血脑屏障的机制可能有以下两种：①聚合物纳米粒能使大脑内皮细胞连接处的缝隙张开，以便游离的药物或载有药物的纳米粒透过。②修饰表面活性剂能增溶脑部内皮细胞膜，促使纳米粒被脑部内皮细胞吞噬后释放药物。

纳米粒皮下或肌内注射给药后，以局部滞留形式为主，纳米材料在局部注射部位可生物降解、释放药物。纳米粒药物释放速度和维持时间取决于纳米材料的降解速度。纳米粒注射剂具有刺激性小、可以恒定速度释放药物等优点。

聚合物胶束静脉注射给药后，胶束凭借其较小的粒径，可以在体内保留较长时间。同时，胶束的亲水性区域也可以降低单核—吞噬细胞系统的吞噬。聚合物胶束可通过"渗透性增强与滞留效应"（EPR）被动性靶向到达肿瘤部位，实现肿瘤组织的靶向治疗，以减小药物的不良反应。聚合物胶束和普通纳米粒一样，用 PEG 修饰后，可使其在体内实现长循环；通过表面修饰，可实现主动靶向，如嫁接叶酸以靶向至肿瘤组织的目的；通过糖基化修饰，以实现肝靶向等。

2. 纳米粒的口服给药

生物大分子药物口服给药后吸收很难，主要原因在于一方面分子量大，不易透过胃肠黏膜吸收；另一方面，在胃肠道的 pH 环境和消化酶（主要是肽酶和蛋白水解酶）的作用下，易被破坏而失去生物活性等。近年来，纳米粒口服给药系统的开发和研究，为实现生物大分子药物的口服给药带来了希望。

1988 年，有学者发表了胰岛素聚氰基丙烯酸烷酯纳米粒大鼠口服给药后，可使血糖显著降低的报道。至此，开辟了生物大分子药物纳米粒的口服以及吸收机制的研究。多年的研究结果表明，纳米粒可通过胃肠道淋巴结的 M 细胞并完整地进入血液循环。药物可被纳米粒载体保护，而不易受酶的破坏，从而提高生物利用度。尽管如此，纳米粒的体内吸收仍是有限的。因而，开发及研究纳米粒的吸收促进剂以及酶抑制剂的报道频繁出现。其中，壳聚糖是非常受关注的材料之一。壳聚糖不仅可以做纳米粒的材料，还可起到酶抑作用及胃肠黏附作用，打开肠细胞间隙从而提高药物的吸收等。

纳米粒口服吸收机制的研究一直是热门话题，纳米粒是通过淋巴结的 M 细胞完整吸收，还是通过肠细胞吸收目前尚无统一的定论。通常认为，纳米粒的淋巴倾向性较高。而且，因毛细淋巴管的管径较毛细血管大 2 ~ 5 倍甚至 10 倍以上，使得毛细淋巴管的通透性很大，有利于纳米粒的体内转运。

纳米粒在口服给药中的应用，包括：①对于一些无法通过胃肠道黏膜吸收的生物大分子药物，利用脂质纳米载体可经淋巴转运吸收的特性，使这一类药物的口服给药成为可能。②脂质纳米载体具有淋巴靶向的特性，而淋巴又是肿瘤转移的特殊器官。因此，关于抗肿瘤药物纳米粒的研究较多，如淋巴系统疾病（淋巴癌）的治疗等。有研究表明，口服吸收的脂质纳米粒中，大约 70% 须通过胃肠道淋巴系统转运吸收。

第六节　脂质体的制备技术

一、概述

脂质体是磷脂等类脂质分散于水相中所形成的封闭囊泡。脂质体的每一层均为脂质双分子层，各层之间被水相隔开。根据药物亲水、亲油的性质，可被分别包封于脂质体的水相或类脂（如磷脂）双分子层中。脂质体作为中间体，可制备静脉注射、口服、肺部吸入、眼用、黏膜用、外用、经皮吸收、局部注射（肌内、关节腔或肿瘤内等）等给药途径的制剂。其中，静脉注射给药制剂最为常见，已上市的产品有益康唑脂质体凝胶剂（Pevaryl Lipogel）、两性霉素 B 脂质体（Ambisome）、阿霉素脂质体（DoxiL）、柔红霉素脂质体（DaunoXome）、阿糖胞苷脂质体（DepoCyt）等。

脂质体作为药物的载体具有以下特点：①靶向性：脂质体可将药物输送至不同的组织和细胞而释放药物，达到部分特异性和靶向给药的目的。靶向性是脂质体作为药物载体最重要的特征，如未修饰的脂质体进入体内后可被巨噬细胞作为外界异物吞噬，如静脉给药时，能选择地集中于网状内皮系统，较多的集中于肝和脾组织中。②缓释性：脂质体可通过减少肾排泄和代谢，延长药物在血液中的滞留时间，使药物在体内缓慢释放，延长药物作用时间，达到长效作用。③降低药物毒性：由于脂质体的靶向作用，使药物在心、肾中积累量比游离药物明显降低，如将对心、肾有毒性的药物或对正常细胞有毒性的抗癌药包封于脂质体中，则可明显降低药物的毒性。④提高药物稳定性：由于脂质体类脂双分子层膜的保护作用，不仅提高了药物稳定性，也保护了药物在体内免受机体酶和免疫系统的分解。⑤具有良好的组织相容性和细胞亲和性。

脂质体存在的缺点是脂质体易被内皮网状系统清除，其在体内清除较快；放大生产时，重现性较差；药物易渗漏、磷脂易氧化或降解等。

脂质体可作为多种药物的载体：①抗肿瘤药物的载体。②抗真菌药物的载体。③抗寄生虫药物的载体。④激素类药物的载体。⑤酶的载体。⑥解毒剂的载体。⑦抗结核药物的载体。⑧免疫激活剂的载体。⑨脂质体介导的基因转染。⑩作为造影剂的载体等。

二、脂质体的修饰

不加修饰的脂质体由于易被内皮网状系统所捕获，较多地分布于肝和脾等组织中。近年来，为实现脂质体在其他器官与组织的靶向性，脂质体表面修饰技术得到了较快发展，主要的脂质体修饰技术有以下几种：长循环脂质体、免疫脂质体、糖基脂质体、热敏脂质体和 pH 敏感脂质体等。

三、泡囊

泡囊又称类脂质体，也称囊泡。由非离子型表面活性剂组成，具有类似脂质体封闭双分子层结构的球形或椭球形的单室或多室结构。与脂质体相比，由非离子型表面活性剂替代磷脂而形成的泡囊，不但具有脂质体的缓释性、降低药物毒性和提高药物稳定性等特性，而且还具有结构稳定、易于保存、成本低和毒性低等优点。作为脂质体的替代品，泡囊越来越广泛地成为新型药物传递系统的研究热点之一。

泡囊形成机制是当表面活性剂的浓度大于邻界胶束浓度时，表面活性剂的疏水段受到水分子的排斥而聚集，形成以疏水段为夹心、以亲水段为内外层的膜，在水中自发形成具有亲水腔的泡囊。这同胶束类似，关键在于表面活性剂的结构不同，有研究认为表面活性剂中亲水段在分子中所占的体积比是决定因素，只有当亲水段的体积比在适当范围时才会形成泡囊。

第七节　缓控迟释制剂

一、概述

药物剂型的发展大致可分为 4 个阶段：第一代普通制剂、第二代缓释制剂、第三代控释制剂、第四代靶向制剂。随着人们对疾病认识的不断深入，以及新材料、新工艺技术的快速发展，药物新剂型正向"精确给药、定向定位给药、按需给药"的智能化方向发展。

缓释制剂系指在规定释放介质中，按要求缓慢地非恒速释放药物，其与相应的普通制剂比较，给药频率比普通制剂减少一半或给药频率比普通制剂有所减少，且能显著增加患者的顺应性的制剂。控释制剂系指在规定的释放介质中，按要求缓慢地恒速或接近恒速释放药物，其与相应的普通制剂比较，给药频率比普通制剂减少一半或给药频率比普通制剂有所减少，血药浓度比缓释制剂更加平稳，且能显著增加患者的顺应性的制剂。迟释制剂为给药后不立即释放药物的制剂。

第二代至第四代药物制剂，统称为药物传递系统（DDS）。DDS 已经被广泛应用于各种给药途径，如口服、注射、经皮、鼻腔、口腔等。

1. 速度控制型给药系统

速度控制型给药系统分缓释、控释和迟释制剂。缓释和控释制剂主要根据释放速度所遵循的规律划分，即控释制剂的释放符合零级释放规律，而缓释制剂的释放符合一级或 Higuchi 等动力学过程。缓释制剂可经口服、注射及黏膜等途径给药，如注射用长效胰岛素、醋酸地塞米松眼部植入剂或克拉霉素缓释片等。控释制剂根据控制释放的机制，可分为膜控型或渗透泵型制剂，如硝苯地平控释片（渗透泵型）、布洛芬缓释（膜控小丸）胶囊剂等。经皮给药系统也是一种良好的控释制剂，依赖控释膜或皮肤的控释作用，可达到恒速释放和（或）吸收，如东莨菪碱贴剂及芬太尼贴剂等。迟释制剂是一种将药物运送至特定给药部位或可在预设特定时间释药的制剂，既可以起全身作用，也可以起局部作用。常见的有肠溶制剂以及脉冲给药制剂，如奥美拉唑肠溶（小丸）胶囊剂及维拉帕米定时释放片等。

2. 方向控制型给药系统

方向控制型给药系统主要是指控制药物在体内特定的部位释放的给药系统，包括靶向给药系统和定位给药系统等。靶向给药系统有被动靶向和主动靶向之分，被动靶向主要是利用机体的生理学特性，使组织器官对不同大小的微粒和纳米粒选择性地摄取、释放药物而发挥疗效；主动靶向是通过受体介导等手段，将药物浓集于靶组织或靶细胞而发挥药效。此外，还可以通过磁场、pH 敏感材料或热敏材料等物理化学手段，实现靶器官或靶细胞的药物浓集。在口服给药系统中，胃内滞留制剂、生物黏附制剂以及结肠定位释放制剂等，也属于方向控制型给药系统。

3. 应答式给药系统

一些疾病的发作显示出生理节律的变化，疾病的防治有时需要一种能根据生理或病理需要，定时、定量释放药物的系统，这就是应答式释药系统。应答式释药系统包括开环和闭环两种系统，开环系统被称作脉冲式释药系统或外调式释药系统，而闭环系统则被称为自调式释药系统。

外调式释药系统，是利用外界变化因素，如磁场、光、温度、电场及特定的化学物质等的变化来调节药物的释放。自调式释药系统，则是利用体内的信息反馈控制药物的释放，不需外界的干预。已有报道的自调式释药系统有尿素—尿素酶体系、葡萄糖—葡萄糖酶体系及 pH—敏感性溶解度控制自调式给药系统等。

二、口服缓、控释给药系统

缓释制剂系指用药后，能在机体内缓慢释放药物，吸收的药物能在较长时间内维持有效血药浓度的制剂，其药物的释放一般符合一级或 Higuchi 动力学过程。控释制剂系指药物在规定溶剂中，按设计好的程序缓慢地恒速或接近恒速释放的制剂，药物的释放符合零级速度过程，并且释药速度仅受制剂本身设计的控制，而不受外界条件（如 pH、酶及胃肠蠕动等因素）的影响。

肠溶制剂、结肠定位制剂和脉冲制剂等，又被称为迟释制剂。《中国药典》2010 年版对于缓释、控释和迟释制剂分别提出了详细的指导原则。《美国药典》将缓控释制剂统一归为调释制剂。

与普通制剂比较，缓控释制剂具有以下优点：①减少服药次数，极大提高患者的依从性。②释药徐缓，使血药浓度平稳，避免峰谷现象，有利于降低药物的不良反应。③缓控释制剂可发挥药物的最佳治疗效果。④某些缓控释制剂可以按要求，实现定时、定位释放，更有利于疾病的治疗。

但缓控释制剂也有不利的一面：①临床应用中剂量调节的灵活性较差。当出现较大的不良反应时，往往不能立刻停止治疗。②缓释制剂往往是基于健康人群的平均药动学参数设计，如药物在疾患者群的体内药动学特性发生改变时，不能灵活调整其给药方案。③制备缓控释制剂所需设备和工艺费用较常规制剂昂贵。

近年来，发展了多种剂型的缓控释制剂，如片剂、胶囊剂（内装缓释微丸等）、栓剂、渗透泵片、贴剂、植入剂、黏膜黏附剂及注射剂（如微球、纳米粒和脂质体等）等。其中，缓释微丸的应用比较多，其优势在于：①安全性好：在多元粒子中，如果个别单元（粒）被破坏，药物可迅速释放，但对整体影响很小；相比之下，若单元制剂（如缓释片）出现"爆破释放"，则可影响整体的治疗效果，甚至出现中毒现象（缓释制剂剂量常为普通制剂的数倍）。②个体差异小：胃内容物或胃肠运动对片剂的排空影响较大，而对微小单元，如微丸的胃排空影响较小。因此，可以减少饭前饭后胃功能差别或个体差异的影响。

1. 缓、控释制剂的设计原则

（1）影响设计的因素。

1）剂量因素：一般认为每剂 0.5～1.0 g，是普通口服制剂单次给药的最大剂量，同样也适用于缓控释给药系统。随着制剂技术的发展和异形片的出现，目前已上市的口服片剂中，已有超过此剂量限度的制剂。必要时，可采用一次服用多片的方法降低每片的含药量。对于一些治疗窗较窄的药物应在安全剂量范围内，设计其缓控释制剂。

2）药物的理化性质：药物的理化性质包括药物的溶解度、pKa 和油/水分配系数。药物的口服吸收，受其溶解度及油/水分配系数等理化性质的影响。由于大多数呈弱酸或弱碱性的药物，其在胃肠道的不同部位受局部 pH 的影响，呈现不同的解离程度，导致吸收程度也不同。在设计缓控释制剂时，必须考虑药物在胃肠道环境中的溶解和吸收特点。对于难溶的药物，应根据具体情况采取一定的技术提高药物溶解度；同时，控制药物的释放。此外，对于溶解度很小的药物（<0.01 mg/mL），由于其本身即具有"缓释"效果，其溶解速度即为药物释放和吸收的限速步骤，不宜设计成扩散控制型的缓控释制剂。

油/水分配系数过高的药物，脂溶性过大，会与脂质膜产生强结合力而不能进入血液循环中；分配系数过小的药物，亲水性强，不易透过生物膜。因此，只有分配系数适中的药物，才容易透过生物膜，进入血液循环中。

3）胃肠道稳定性：口服药物易受胃肠道酸碱水解、酶促降解以及细菌分解的影响。在特定部位降解的药物，可以设计成定位释放制剂，以避免在特定部位的降解。例如，质子泵抑制药奥美拉唑在胃中不稳定，可以制成肠溶制剂给药；蛋白多肽类药物在小肠中将被消化酶大量降解，可以设计成结肠定位给药系统，以提高其生物利用度。

（2）生物因素。

1）生物半衰期：制备缓控释制剂的目的是要在较长时间内，使血药浓度维持在治疗的有效浓度范围内。最理想的缓控释制剂应该是药物进入血液循环的速度，与其在体内的消除速度相同。生物半衰期反映药物的消除速度，对维持治疗浓度至关重要。生物半衰期太短的药物，要维持治疗浓度，必须加大单位给药剂量，不方便给药。一般对于生物半衰期小于 1 h 的药物，如呋塞米和左旋多巴等，都不适宜制成缓释制剂。对于半衰期大于 24 h 的药物，由于其本身在体内的药效就可以维持较长的时间，没有必要制成缓释制剂，如地高辛、华法林和苯妥英等。此外，大多数药物在胃肠道的运行时间为 8 ~ 12 h。因此，药物的释放和吸收时间不宜设计为 12 h 以上。如果在结肠部位可以吸收，则可能使药物释放时间增至 24 h，从而制成每日服药一次的缓控释制剂。

2）吸收因素：药物的吸收特性，对缓控释制剂的设计影响很大。制备缓控释制剂的目的是通过对制剂的释药速度进行控制，以控制药物的吸收。因此，释药速度必须比吸收速度慢。假设大多数药物和制剂在胃肠道吸收部位的运行时间为 8 ~ 12 h，则吸收的最大半衰期应接近于 3 ~ 4 h，这样可吸收80% ~ 95% 的药物；如果吸收半衰期 > 3 ~ 4 h，则药物还没有释放完全，制剂已离开吸收部位。缓控释制剂的释放速度常数最好在 0.17 ~ 0.23/h，本身吸收速度小的药物不宜制成缓控释制剂。

如果药物是通过主动转运吸收或吸收局限于小肠的某一特定部位，则不利于制成缓释制剂。例如，维生素 B_2 只在十二指肠上部吸收，而硫酸亚铁的吸收则在十二指肠和空肠上端。因此，药物应在通过这一区域前释放药物。对于这类药物，应设法延长其在胃中的停留时间，使药物在胃中缓慢释放，然后到达吸收部位，可采用胃漂浮或生物黏附等策略。

3）代谢因素：在吸收前有代谢作用的药物如制成缓释剂型，生物利用度则会降低。大多数肠壁酶系统对药物的代谢作用具有饱和性，当药物缓慢地释放到这些部位，由于酶代谢过程未达到饱和，可使大部分药物转换成代谢物。例如，服用阿普洛尔缓释制剂，药物在肠壁代谢的程度增加，生物利用度降低。多巴—脱羧酶在肠壁浓度高，对左旋多巴产生酶代谢，若将左旋多巴与抑制多巴—脱羧酶的化合物一起制成缓释制剂，则既能增加吸收，又能延长其治疗作用时间。

2. 设计要求

（1）生物利用度：缓控释制剂的生物利用度，一般应在普通制剂的80% ~ 120%的范围内。若药物吸收部位主要在胃与小肠，宜设计成每12 h服一次；若药物在结肠也有一定的吸收，则可考虑设计为每24 h服一次。为了保证缓控释制剂的生物利用度，应根据药物在胃肠道中的吸收速度，控制药物从制剂中的释放速度。

（2）峰、谷浓度比值（C_{max}/C_{min}）。缓控释制剂稳态时的峰浓度与谷浓度之比应小于普通制剂，也可用波动度表示。根据此项要求，一般半衰期短、治疗窗窄的药物，可设计每12 h服用一次；而半衰期长或治疗窗宽的药物，则可设计每24 h服用一次；若设计零级释放剂型，如渗透泵制剂，其峰谷浓度的比值应显著小于普通制剂。

3. 处方设计

一般半衰期较短的药物（半衰期为2~8 h），可以制成缓控释制剂，以降低药物浓度在体内的波动性。例如，盐酸普萘洛尔（半衰期为3.1~4.5 h）、茶碱（半衰期为3~8 h）以及吗啡（半衰期为2.28 h）等，均适合制成缓控释制剂。

目前，对于适合制备缓控释口服制剂的药物尚无明确的限定，应视临床治疗需要而定。一些原先认为不宜制成缓控释制剂的药物，也已经被制成缓控释制剂使用，如：①生物半衰期很短（<1 h，如硝

酸甘油）或很长（>12 h，如地西泮）的药物。②抗生素，过去认为，抗生素制成缓控释制剂后易导致细菌的耐药性。但目前，已有头孢氨苄缓释胶囊和克拉霉素缓释片等上市。③首关作用强的药物，如美托洛尔和普罗帕酮等。④一些成瘾性药物也可制成缓释制剂，以适应特殊的医疗需要。

4. 质量评价

缓控释制剂体内评价的主要意义在于用动物或人体验证缓控释制剂在体内控制释放性能的优劣，评价体外实验方法的可靠性，并通过体内试验进行制剂的体内药动学研究，计算有关药动学参数，为临床用药提供可靠的依据。体内评价主要包括生物利用度和生物等效性评价。

生物利用度是指剂型中的药物吸收进入人体血液循环的速度和程度。生物等效性是指一种药物的不同制剂，在相同实验条件下，给予相同剂量，其吸收速度和程度无明显差异。《中国药典》2010 年版规定，缓控释制剂的生物利用度与生物等效性的评价应在单次给药与多次给药两种条件下进行。

单次给药（双周期交叉）的实验目的，在于比较受试者分别在空腹状态下服用缓控释受试制剂与参比制剂的吸收速度和吸收程度的生物等效性，并确认受试制剂的缓控释药动学特征。多次给药是比较受试制剂与参比制剂多次连续用药达稳态时，药物的吸收程度、稳态血药浓度和波动情况。参比制剂一般应选用国内外上市的同类缓控释制剂的主导产品，若是创新的缓控释制剂，则应选择国内外上市的同类普通制剂主导产品。

第八节　择时与定位释药制剂

长期以来，药物传递系统的设计一直是基于 Claude Bernard 的生物体内环境自身平衡理论，即生物体可以自身调节并保持内环境的相对稳定。因此，大多数治疗药物都被设计为等间隔、等剂量、多次给药或缓控释剂型，以实现体内平稳的血药浓度及理想的治疗效果。近年来，时辰生物学、时辰病理学、时辰药理学和时辰治疗学等方面的进展，动摇了上述理论。这些研究表明，许多疾病的发作存在着明显的周期性节律变化。例如，哮喘患者的呼吸困难、最大气流量的降低，在深夜时最为严重；胃溃疡患者的胃酸分泌，在夜间增多；牙痛等疼痛，在夜间至凌晨时更为明显；凌晨睡醒时，血压和心率急剧升高，最易出现心脏病发作和局部缺血现象。而恒速释药的控释制剂，已不能满足这些节律性变化疾病的临床治疗要求。

择时治疗，应根据疾病发病时间规律及治疗药物时辰药理学特性，设计不同的给药时间和剂量方案，选用合适的剂型，降低药物的不良反应，达到最佳的疗效。口服择时（定时）释药系统就是根据人体的这些生物节律变化特点，按照生理和治疗的需要，定时、定量释药的一种新型给药系统。目前，口服择时给药系统主要有渗透泵脉冲释药制剂、包衣脉冲释药制剂和定时脉冲塞胶剂等。

口服定位释药系统是指口服后，能将药物选择性地输送到胃肠道某一特定部位，以速释、缓释或控制释放药物的剂型。其主要目的是：①改善药物在胃肠道的吸收，避免其在胃肠生理环境下失活，如蛋白质或肽类药物制成的结肠定位释药系统。②治疗胃肠道的局部疾病，可提高疗效，减少剂量，降低全身性不良反应。③改善缓控释制剂因受胃肠道运动的影响而造成的药物吸收不完全、个体差异大等现象。根据药物在胃肠道的释药部位不同，可设计为胃定位释药系统、小肠定位释药系统和结肠定位释药系统。

一、口服择时（定时）释药系统

1. 渗透泵脉冲释药制剂

渗透泵定时释药系统的基本组成为片芯、半渗透膜包衣层和释药小孔，片芯可为单层或双层。以双层片芯为例，其中一层是含药和渗透物质的聚合物材料层，离释药小孔近；另一层是远离释药小孔的渗透物质层，提供推动药物释放的渗透压。水分通过半透膜渗入膜内后，渗透物质吸水产生足够渗透压的过程需要一定时间。因此，包衣材料的种类、配比以及药物层中聚合物材料的种类和用量都是影响控释药物释放时间的重要因素。必要时，还可通过渗透泵片的外面包衣，以延长开始释药的时间。

例如，在美国上市的产品 Covera‑HS，其主药为盐酸维拉帕米。片芯药物层选用聚氧乙烯（分子量 30 万）、PVPK 29‑32 等作为促渗剂。渗透物质层则包括聚氧乙烯（分子量 700 万）、氯化钠、羟丙基甲基纤维素 E‑5（HPMCE‑5）等。外层包衣用醋酸纤维素、HPMC 和 PEG3350。用激光在靠近药物层的半透膜上，打释药小孔。此法制备的维拉帕米定时控释片，可在服药后 5 h，定时按零级释放药物。临床实践表明，在清晨 3 点左右，高血压患者体内的儿茶酚胺水平增高，收缩压、舒张压和心率增加。因此，心血管患者的意外事件（心肌梗死和心血管猝死）多发生于清晨。晚上临睡前 10 点左右服用 Covera‑HS 后，可于次日清晨疾病即将发作时释放出一个脉冲剂量的药物，符合该病节律变化的治疗需要。

2. 包衣脉冲释药制剂

包衣脉冲释药制剂包括含活性药物成分的片芯、微芯和包衣层（可以是一层或多层）。包衣层可阻滞药物从核心中释放，阻滞时间由衣层的组成和厚度来决定。某些制剂的片芯中，还含有崩解剂。当衣层溶蚀或破裂后，崩解剂可使片芯迅速崩解并快速释放药物。脉冲释药制剂主要通过膜包衣技术和压制包衣技术制备。

二、口服定位给药系统

1. 胃定位释药系统

胃内定位释药，主要通过延长胃内的滞留时间来解决。胃内滞留片是指一类能滞留于胃液中，延长药物在消化道内的释放时间，改善药物吸收，提高药物生物利用度的片剂。

胃内滞留的目的：①促进弱酸性药物和在十二指肠段有主动转运药物的吸收。②提高在肠道环境不稳定药物在胃部的吸收。③提高治疗胃部和十二指肠部位疾病药物的疗效。④延长胃肠道滞留时间，使药物得到充分的吸收。实现胃滞留的途径有胃内漂浮滞留、胃壁黏附滞留及磁导向定位技术和膨胀滞留。

2. 结肠定位释药制剂

近年来，受到普遍关注的口服结肠定位给药系统（OCDDS），多为肠溶膜控释剂型。所谓 OCDDS，系指用适当方法避免药物在胃、十二指肠、空肠和回肠前端释放，运送到人体回盲部后释放而发挥局部或全身治疗作用的一种给药系统，是一种定位在结肠释药的制剂。

结肠定位释药的优点有：①提高结肠局部药物浓度，提高药效，利于治疗结肠局部病变，如 Crohn's 病、溃疡性结肠炎、结肠癌和便秘等。②结肠给药可避免首关效应。③结肠部位酶活性低，利于多肽和蛋白质类大分子药物的吸收。④固体制剂在结肠中的转运时间很长，可达 20～30 h。因此，开展 OCDDS 的研究对于缓控释制剂，特别是日服 1 次制剂的开发，具有指导意义。

根据释药原理，可将 OCDDS 分为以下几种类型。

（1）时间控制型 OCDDS：药物经口服后到达结肠的时间约为 6 h，用适当方法制备具有一定时滞的时间控制型制剂，可使药物在胃、小肠不释放，到达结肠后开始释放，实现结肠定位给药的目的。大多数的 OCDDS 均由药物储库和外包衣层组成。此包衣层可在一定时间后，溶解、溶蚀或破裂，使药物从储库内芯中迅速释放发挥疗效。时控型 OCDDS 可受到食物的影响，必须控制食物的类型，做到个体化给药，否则可能影响药物的生物利用度。

（2）pH 依赖型 OCDDS：结肠的 pH 为 7.0～7.5，比胃和小肠的 pH 略高。采用在结肠 pH 环境下溶解的 pH 依赖性高分子聚合物，如聚丙烯酸树脂（Eudragit S100，pH＞7.0 溶解）等，可使药物在结肠部位释放并发挥疗效。目前，壳聚糖经人工改造后显示出了良好的结肠定位作用，如半合成的琥珀酰—壳聚糖及邻苯二甲酸—壳聚糖等。

（3）时控和 pH 依赖结合型 OCDDS：药物在胃肠的转运过程中，胃的排空时间在不同情况下有很大差异，但通过小肠的时间相对稳定，平均约为 4 h。另外胃肠的 pH 除在胃中 pH 较低外，在小肠和结肠的 pH 差异较小。在结肠细菌作用以及在病理情况下，可出现结肠 pH 比小肠低的情况。所以，单纯采用时控型和 pH 依赖型，都很难实现 OCDDS 设计的目的。因此，有必要综合时控型和 pH 依赖型设计出一种特殊胶囊，来实现结肠定位释药。此法是将药物与有机酸装入硬胶囊，并用 5% 乙基纤维素的乙醇液密封胶囊连接处。然后依下列顺序包衣。首先，用胃溶性材料包酸溶性衣层；其次，为羟丙甲纤维素（HPMC）包衣的亲水层；最后，为肠溶性材料包衣的肠溶层；最终形成了三层包衣系统。外层的肠溶层在 pH>5 的条件下溶解，可防止药物在胃中释放。到达小肠后，由于 pH 升高，肠溶层和亲水层溶解，最内层的酸溶性衣层仍能阻滞药物在小肠的释放。到达结肠后，则随着水分向内渗透，有机酸溶解，使得胶囊内 pH 下降，酸溶性衣层溶解，最终释放药物。三层包衣系统，保证了药物在结肠的定位释放，且避免了药物在胃内滞留时间差异的影响；同时，可通过调节酸溶性衣层的厚度，达到控制药物释放时间的目的。

（4）压力控制型 OCDDS：由于结肠内大量的水分和电解质被重新吸收，导致肠内容物的黏度增大。当肠道蠕动时，可对物体产生较大的直接压力，使物体破裂。依此原理，人们设计了压力控制型胶囊。即，将药物用聚乙二醇（PEG）溶解后，注入内表面涂有乙基纤维素（EC）的明胶胶囊内；口服后，明胶层立即溶解，内层的 EC 此刻呈球状（内含药物）；到达结肠后，由于肠压的增大而致其崩解，药物随之释放出来。

（5）酶触发型 OCDDS：结肠内存在大量的细菌及独特的酶系，如偶氮降解酶及糖苷酶等。由酶降解性材料制成的制剂到达结肠后，被降解而释放药物，达到定位给药的目的。此类给药系统，有以下几种类型。

1）前体药物的 OCDDS：将药物与能被结肠糖苷酶或细菌降解的高分子载体结合。口服后，由于胃、小肠内缺乏可降解高分子材料的酶，从而保证了药物只能在结肠定位释放。常见的有偶氮双键前体药物及葡聚糖前体药物等，这些前体药物在胃、小肠不易水解，只有到达结肠时才可被糖苷酶水解并释放药物，发挥疗效。

2）包衣型的 OCDDS：选用能被结肠酶或细菌降解的包衣材料对药物进行包衣，以达到结肠定位给药的目的。较为常用的包衣材料是多糖类，如壳聚糖、环糊精、直链淀粉及果胶；另外，还有偶氮聚合物及二硫化物聚合物等。

3）骨架片型的 OCDDS：将药物与可被结肠酶或细菌降解的载体制成骨架片，以达到结肠靶向给药的目的。

第九节　靶向制剂

一、概述

1. 靶向给药制剂的定义

靶向制剂亦称靶向给药系统（TDDS），系指药物进入体循环系统之后，选择性地浓集于需要发挥作用的靶组织、靶器官、靶细胞或细胞内某靶点的制剂。

2. 靶向给药制剂的分类

根据到达靶部位的不同，可把药物的靶向性分为三级。第一级：到达的特定部位是器官或组织；第二级：到达的部位是器官或组织内的特定的细胞（如肿瘤细胞而不是正常细胞，肝实质细胞而不是枯否氏细胞）；第三级：到达的部位是靶细胞内的特定的细胞器（如线粒体）等。

根据靶向传递机制分类，TDDS 大体可分为以下三类：被动靶向制剂、主动靶向制剂和物理化学靶向制剂。

二、被动靶向制剂

被动靶向制剂即自然靶向制剂，是利用药物载体被生理过程自然吞噬而实现靶向的制剂，包括脂质体、乳剂、微球、纳米囊和纳米球等。

1. 脂质体

脂质体与细胞膜的组成相似，能显著增强细胞摄取，延缓和避免耐药性。脂质体在体内细胞水平上的作用机制包括吸附、脂交换、内吞及融合等。脂质体经静注进入体内后，主要集中分布在肝、脾、肺、淋巴结、骨髓等网状内皮，且在炎症、感染和某些实体瘤部位亦较多聚集，具有被动靶向性。脂质体经肌内、皮下或腹腔注射后，首先进入局部淋巴结中，是治疗和预防肿瘤扩散和转移的优良药物载体。脂质体的体内行为主要受 4 种因素的影响：磷脂组成及含量、胆固醇含量、粒径大小及表面电荷。

2. 纳米粒

（1）纳米粒：纳米粒与脂质体相比，其物理稳定性好，但无脂质体的可特异性融合细胞膜的作用。普通纳米粒经静脉注射后，可被网状内皮系统摄取，被动靶向分布于肝、脾和骨髓。为了提高其他部位的靶向性，可对其进行修饰，制备长循环纳米粒、主动靶向纳米粒及磁性靶向纳米粒等。目前，紫杉醇的白蛋白纳米粒已被美国 FDA 批准上市。

（2）固体脂质纳米粒：固体脂质纳米粒（SLN）采用的类脂生物相容性好、毒性低、理化性质稳定，可以克服脂质体、类脂体及乳剂等剂型的不稳定问题。经静脉给药后，其不仅具有纳米粒的特征，还具有类似乳剂的淋巴靶向性，适合制备抗癌药及消炎药的被动靶向制剂。

（3）聚合物胶束：聚合物胶束是两亲性的高分子物质，在水中自发形成一种自组装结构的纳米粒。与小分子表面活性剂胶束比较，聚合物胶束通常具有更低的临界胶束浓度和解离速率，表现为在生理环境中具有良好的稳定性，能使装载的药物保留更长时间，在靶向部位有更高的药物累积量。聚合物胶束大小为 10～100 nm，药物可通过化学结合或物理作用包裹于其中。目前，对于聚合物胶束作为药物载体的研究，主要集中在两类药物的传递系统中。第一类是高效、毒性大、难溶的药物，主要为抗癌药物，如紫杉醇和多柔比星等；第二类是生理环境下不稳定，且细胞摄取率低的药物，主要为基因药物，如 DNA 质粒和寡核苷酸等。

3. 微球

微球静脉注射后，首先与肺部毛细血管网接触。粒径 >7 μm 的微球，被肺有效截获；而 7 μm 以下的微球，则会很快被网状内皮系统的巨噬细胞清除，主要集中于肝、脾等含网状内皮系统丰富的组织。

4. 纳米乳

纳米乳是粒径为 10～100 nm 的胶体分散系统。纳米乳作为药物传输系统，具有淋巴系统靶向性。抗癌药物制备成注射纳米乳注入体内后，可提高抗癌药物在肝、脾、肺及淋巴等部位的浓度，可提高疗效，降低不良反应；较高的淋巴药物浓度还可有效防止癌细胞从淋巴途径转移。

三、主动靶向制剂

主动靶向制剂一般是指具有主动寻靶功能的药物制剂，包括前体药物和修饰的药物微粒载体两大类。

前体药物：前体药物是活性药物经化学修饰衍生而成的，在体外无活性或活性很低，在体内经化学反应或酶反应，使母体药物再生而发挥其治疗作用的物质。前体药物在特定的靶部位再生为母体药物的基本条件是：前体药物转化的反应物或酶仅在靶部位存在或表现出活性；前体药物能同药物受体充分接近；有足够量的酶以产生足够量的活性药物；产生的活性药物应能在靶部位滞留，而不漏入循环系统产生不良反应。有些前体药物或者由于不够稳定，或者由于在体内转运受到阻碍，可再制备其衍生物，称为双重前体药物。

（1）脑部靶向前体药物：脑部靶向前体药物的设计，通常是以一些与细胞生长有关或参与体内代谢的生理活性物质，如氨基酸、羧酸及杂环等化合物为载体，将其接入药物分子中，以增加药物与血脑屏障中生物大分子的亲和力，或增加药物的脂溶性，使之容易透过血脑屏障，最后经酶解后释放原药起效。例如，海洛因作为吗啡的二酰基衍生物，由于其脂溶性增加，其穿透血脑屏障的能力较吗啡增强100 倍。

（2）结肠靶向前体药物：药物与能被结肠菌群分解的、具有特异性酶生物降解的高分子材料结合后，形成前体药物。前体药物口服后，在胃、小肠不降解，到达结肠之后才能降解，从而保证了药物在结肠的定位释放。例如，5-氨基水杨酸是治疗结肠炎的药物，其前体药物为奥沙拉嗪，通过偶氮键连接两个分子的5-氨基水杨酸。该化合物在胃和小肠部位不能吸收也不能分解，到达结肠后在结肠内特有的偶氮还原酶的作用下，偶氮键降解，还原两个分子的5-氨基水杨酸，从而发挥抗炎作用。

（3）肾靶向前体药物：通常采用低分子量蛋白质（LMWP）、糖基复合物等药物转运载体制备前体药物。例如，某学者选用治疗慢性肾炎的雷公藤内酯醇（TP）为模型药物，选用溶菌酶（LZM）为载体，制备了雷公藤内酯醇—溶菌酶结合物（TPS-LZM）。体内分布试验显示，与原药相比，结合物具有较好的肾靶向性和滞留时间，而在其他各脏器中的分布显著减少。

（4）肝靶向前体药物：不同类型肝细胞表面具有不同的特异性受体，如肝实质细胞表面的去唾液酸糖蛋白受体（ASGPR），低密度脂蛋白受体（LDLR）和高密度脂蛋白受体（HDLR），库普弗细胞表面的甘露糖受体和"清道夫"受体（SR）等。以 ASGPR 为例，它是一种在肝实质细胞表面表达并可专一性识别末端含有半乳糖或乙酰氨基半乳糖的糖蛋白。因此，可将大分子药物等经半乳糖糖基化后，制成以 ASGPR 受体为介导的肝靶向前体药物。

（5）肿瘤靶向前体药物：肿瘤靶向前体药物治疗系统是利用肿瘤中某些酶水平的升高，活化前体药物释放出活性的原药。例如，5-氟尿苷的前药5-去氧-5-氟尿苷，即利用骨髓细胞缺少、在肿瘤细胞中大量存在的核苷磷酸酶的作用，释放母体药物，从而降低了药物对正常细胞的不良反应。

四、物理化学靶向制剂

1. 磁性靶向制剂

磁性制剂是将药物与磁性物质共同包裹于高分子聚合物微粒中，利用体外磁场引导微粒在体内定向移动和定位浓集的给药系统。Pulfer 等制备了粒径 10～20 nm 的中性葡聚糖磁性纳米粒，以 4 mg/kg 的剂量动脉注射给予荷 RG-2 瘤的雄性大鼠，并在脑部给予 0～6 000G 的磁场，分别于 30 min 和 6 h 后处死，收集脑组织进行分析。结果表明，未给予磁场时，每 1 g 脑组织中的药量为 23%～31%；外加磁场时，药量可增至 41%～48%。

2. 动脉栓塞靶向制剂

将微球制剂选择性地注入动脉，栓塞于某些组织而使这些组织的病灶缺氧、坏死的方法为动脉栓塞给药。这些微球制剂用于肿瘤治疗。一方面，载体长时间停留在动脉内，阻断血液向肿瘤组织提供营养，防止癌细胞的繁殖；另一方面，药物可以不断向肿瘤组织扩散，不但使肿瘤部位的药物浓度长时间维持在较高水平而体循环中的药物浓度较低，从而提高药物的治疗指数，降低不良反应。值得一提的是，肝是由肝动脉与静脉双重供血的器官，肝细胞 70%～90% 的供血来自门静脉，而肿瘤组织 95% 的供血来自肝动脉，这一特点对肝肿瘤的栓塞化疗极为有利。

3. 热敏靶向制剂

脂质膜在由"凝胶态"转变到液晶结构的相转变温度时，膜的流动性增大，此时包封的药物释放速率亦增大；而未到相转变温度时，药物释放缓慢。根据这一原理，可制备温度敏感脂质体。例如，^{3}H 标记的甲氨蝶呤温度敏感脂质体，注入荷 Lewis 肺癌小鼠的尾静脉后，用微波发生器加热肿瘤部位至 42 ℃；4 h 后，试验组循环系统中的放射活性为对照组的 4 倍。

4. pH 敏感靶向制剂

根据肿瘤间质液的 pH 一般比周围正常组织低的特点，可设计 pH 敏感脂质体。其原理是 pH 低时可引起六方晶相的形成，致使脂质体膜融合而加速药物释放。pH 敏感的典型磷脂是二油酰磷脂酰乙醇胺。例如，采用二油酰磷脂酰乙醇胺:胆固醇:油酸（摩尔比 4:4:3）制备的 pH 敏感脂质体，将荧光染料导入小鼠胚胎成纤维细胞（NIH3T3）及人胚肺中的成纤维细胞，研究显示，脂质体进入 NIH3T3 细胞后，可在微酸环境中破裂，使荧光物质浓集到细胞内。

第十节 经皮给药制剂

一、概述

1. 经皮给药系统的发展历史

经皮给药系统（TDDS）或经皮治疗系统（TTS）是指药物以一定的速率透过皮肤经毛细血管吸收进入体循环产生药效的一类制剂。一般情况下，TDDS 指经皮给药新剂型，即透皮贴剂；而广义的经皮给药制剂包括软膏剂、硬膏剂、巴布剂和贴剂、搽剂和气雾剂等。

2. 经皮给药制剂的特点

TDDS 可实现无创伤性给药，具有其他给药方法的不可比拟的优点。例如，直接作用于靶部位发挥药效；避免肝的首关效应和胃肠因素的干扰；避免药物对胃肠道的不良反应；长时间维持恒定的血药浓度，避免峰谷现象，降低药物不良反应；减少给药次数，提高患者用药依从性；患者可以自主用药，特别适合于婴儿、老年人及不宜口服给药的患者；出现不良反应时，可随时停止给药。

同其他给药途径相似，经皮给药亦存在一些缺点。例如，不适合剂量大或对皮肤产生刺激的药物；起效较慢，不适合要求起效快的药物；药物吸收个体和吸收部位差异较大等。

二、药物经皮吸收

1. 药物经皮吸收途径

皮肤由表皮、真皮和皮下脂肪组织及皮肤附属器构成。药物的经皮吸收过程主要包括释放、穿透及吸收入血液循环三个阶段。药物经皮吸收进入体循环的路径有两条，即经表皮途径和经附属器途径。

（1）经表皮途径：是指药物透过表皮角质层进入活性表皮，扩散至真皮被毛细血管吸收并进入体循环的途径，这是药物经皮吸收的主要途径。

（2）经附属器途径：即药物通过毛囊、皮脂腺和汗腺吸收，药物通过附属器的穿透速度比经表皮途径快，但由于其表面积小，使得该途径不是药物经皮吸收的主要途径。

2. 影响药物经皮吸收的因素

（1）生理因素。

1）种属：种属不同，皮肤的角质层或全皮厚度、毛孔数、汗腺数以及构成角质层脂质的种类亦不同，从而使药物透过皮肤存在很大差异。一般认为药物经皮通透性大小顺序为家兔＞大鼠＞豚鼠＞猪＞人。

2）年龄：年龄不同皮肤的生理条件也不同。成熟新生儿的皮肤透过性与成年人相当；老年人皮肤通透性显著小于青年人。

3）部位：人体不同部位皮肤的角质层厚度和细胞个数、皮肤附属器数量、脂质组成以及皮肤血流不同，对药物的透过性也不同。

4）皮肤状态：由于受到机械、物理及化学等损伤因素对皮肤的影响，皮肤结构被破坏，会不同程度地降低角质层的屏障作用，使药物对皮肤透过性明显增大。烫伤的皮肤角质层被破坏时药物很容易被吸收。皮肤水化后，引起组织软化、膨胀、结构致密程度降低，使药物透过量增加。

5）皮肤温度：随着皮肤温度的升高，使药物的透过速度升高，一般平均每升高 10 ℃，皮肤透过速度增加 1.4～3.0 倍。

6）皮肤结合作用：皮肤结合作用是指药物与皮肤蛋白质或者脂质等的可逆性结合。结合作用可延长药物透过的时间，也可能在皮肤内形成药物储库。药物与皮肤组织结合力越强，时滞与储库维持时间也越长。

7）代谢作用：药物可在皮肤内酶的作用下发生氧化、还原、水解与结合等作用。由于皮肤内酶含量很低，皮肤血流量也仅为肝的 7%，并且经皮吸收制剂的面积很小，所以酶代谢对多数药物的皮肤吸收不产生明显的首关效应。

（2）药物理化性质。

1）分配系数与溶解度：药物的油/水分配系数是影响药物经皮吸收的主要的因素之一。脂溶性大的药物易通过角质层，药物穿过角质层后，进入活性表皮继而被吸收。因活性表皮是水性组织，脂溶性太大的药物难以分配进入活性表皮。药物穿过皮肤的通透系数的对数，与油/水分配系数的对数往往呈抛物线关系。因此，用于经皮吸收的药物最好在水相及油相中均有较大溶解度。

2）分子大小与形状：分子体积小时对扩散系数的影响不大。分子量与分子体积呈线性关系，分子量大时，显示出对扩散系数的负效应。分子量大于 500 的物质，已较难透过角质层。药物分子的形状与立体结构对药物的经皮吸收影响也很大，线性分子通过角质细胞间类脂双分子层结构的能力要明显优于非线性分子。

3）pKa：很多药物是有机弱酸或有机弱碱，它们以分子型存在时有较大的透过性，而离子型药物则难以通过皮肤。表皮内 pH 为 4.2 ~ 5.6，真皮内 pH 为 7.4 左右。经皮吸收过程中，药物溶解在皮肤表皮的液体时，可能发生解离反应。因此，根据药物的 pKa 调节 TDDS 介质的 pH，降低药物离子型和非离子型的比例，有利于提高药物透过量。

4）熔点：一般情况下，低熔点药物易于透过皮肤，这是因为低熔点的药物晶格能较小，在介质中的溶解度较大。根据经验，药物熔点每升高 100 ℃，其透过系数可降低至原来的 1/10。

5）分子结构：药物分子结构中具有氢键供体或受体时，会和角质层的类脂形成氢键，对药物的经皮吸收起负效应。一般药物分子内，氢键供体或受体以小于 2 个为宜。

（3）剂型因素。

1）剂型：剂型能够影响药物的释放性能，进而影响药物的经皮吸收。药物从制剂中释放越快，越有利于经皮吸收。一般半固体制剂中药物的释放较快，骨架型贴剂中药物的释放较慢。同一剂型的不同处方组成，药物的经皮吸收亦可能存在很大差异。

2）基质：药物与基质的亲和力不同，会影响药物在基质和皮肤间的分配。一般基质和药物亲和力不应太大，否则药物难以从基质中释放并转移到皮肤；基质和药物的亲和力也不能太弱，否则载药量无法达到设计要求。

3）pH：给药系统内的 pH 能影响有机酸或有机碱类药物的解离程度，因为离子型药物的透过系数小，而分子型药物的透过系数大，继而影响药物的经皮吸收。

4）药物浓度与给药面积：大部分药物的稳态透过量与膜两侧的浓度梯度成正比，基质中药物浓度越大，药物经皮吸收量越大。但当浓度超过一定范围时，吸收量则不再增加。给药面积越大，经皮吸收的量亦越大。因此，一般贴剂都有几种规格。若面积太大，则患者的用药依从性差。实际经验证明，贴剂面积不宜超过 60 cm^2。

5）穿透促进剂：一般制剂中添加经皮穿透促进剂，会提高药物经皮吸收速率，这也有利于减少给药面积和时滞。穿透促进剂的添加量对促透效果也有影响，添加量过小，起不到促进作用；添加量过多，则会对皮肤产生刺激性。

3. 药物经皮吸收促进方法

皮肤是人体的天然屏障，阻碍药物进入体内。即使是有效剂量较低的一些药物，经皮透过速率也难以满足治疗需要，这已成为 TDDS 开发的最大障碍。如何保证足够量的药物透过皮肤进入体内达到治疗剂量，是目前 TDDS 研究的重点。目前，常用的促透方法包括化学方法和药剂学方法等。

（1）化学方法：包括应用经皮穿透促进剂、离子对和前体药物。至今，已开发了包括水、醇类、亚砜类、氮酮及其同系物、吡咯酮类、脂肪酸及酯类、表面活性剂类、萜类及环糊精类等在内的 200 余种穿透促进剂。

1）月桂氮䓬酮：月桂氮䓬酮是强亲脂性物质，它的油/水分配系数是 6.21。月桂氮䓬酮常与极性溶剂丙二醇合用，产生协同作用。丙二醇能够增加月桂氮䓬酮在皮肤角质层中的溶解度，从而提高月桂氮䓬酮对皮肤角质层的作用时间和作用强度。月桂氮䓬酮的常用促透浓度为 1% ~ 5%，其促透作用起效缓慢。

2）油酸反式构型不饱和脂肪酸：该物质具有很强的扰乱双分子层中脂质有序排列的作用。油酸常与丙二醇合用产生协同作用，常用浓度 <10%。如浓度超过 20%，则易引起皮肤红斑和水肿。

3）肉豆蔻酸异丙酯：肉豆蔻酸异丙酯刺激性很低，具有很好的皮肤相容性。肉豆蔻酸异丙酯与其他促进剂合用，可产生协同作用。例如，肉豆蔻酸异丙酯和 N-甲基吡咯烷酮合用，可以大大降低后者的起效浓度，减少毒性。

4）N-甲基吡咯烷酮：该物质具有较广泛的促透作用，对极性、半极性和非极性药物均有一定的促透作用。N-甲基吡咯烷酮具有用量低、毒性小、促透作用强等特点。但易引起人体皮肤红斑和其他刺激性反应，使其应用受到一定限制。

5）醇类：低级醇类可以增加药物的溶解度，改善其在组织中的溶解性，促进药物的经皮透过。在外用制剂中，常用丙二醇作保湿剂，乙醇作为药物溶剂。

6）薄荷醇：具有清凉和镇痛作用，具有起效快、不良反应小等优点，常与丙二醇合用产生协同作用。

7）二甲基亚砜：它可以取代角质层中的水分，并伴有脂质的抽提和改变蛋白质构型作用，从而提高药物的透过性。二甲基亚砜可被皮肤吸收，发挥促透作用需要较高的浓度。因其可对皮肤产生较严重的刺激性，使应用受到限制。

8）表面活性剂：表面活性剂除对角质层中的磷脂起增溶作用外，其促透作用与角蛋白间的相互作用有关。阳离子表面活性剂的促透作用优于阴离子表面活性剂和非离子表面活性剂，但对皮肤具有刺激作用。因此，一般选择非离子表面活性剂。常用的表面活性剂有蔗糖脂肪酸酯类、聚氧乙烯脂肪醇醚类和失水山梨醇脂肪酸酯类等。

9）离子对：离子型药物难以透过角质层，通过加入与药物带有相反电荷的物质，形成离子对，使之容易分配进入角质层类脂。当它们扩散到水性的活性表皮内时，解离成带电荷的分子继续扩散到真皮。例如，在双氯芬酸及氟吡洛芬等强脂溶性药物中加入有机胺类后，可显著地增加其经皮透过量。

10）前体药物：设计前体药物时，应使药物在油和水中的溶解度均较大。亲水性药物可制成脂溶性大的前药，以增加其在角质层内溶解度；强亲脂性的药物可引入亲水性基团，以利于其从角质层向活性皮肤组织分配。

（2）药剂学方法：药剂学方法主要借助于微米或纳米药物载体，包括微乳、脂质体、传递体、醇脂体及囊泡、纳米粒等，以改善药物透过皮肤的能力。

第十一节　生物制剂

一、概述

生物技术是指对有机体的操作技术，是 21 世纪备受关注的高新技术之一。现代生物技术包括基因工程技术、细胞工程技术、发酵工程技术和酶工程技术，其中核心技术是基因工程技术。近 20 年来，随着基因工程技术的发展，转基因技术、基因治疗技术和蛋白质工程技术得到快速发展并日臻成熟，使得生物技术药物可以不断上市并进入临床应用。

生物技术药物是采用现代生物技术，借助某些微生物、植物或动物来生产的药物，主要包括重组细胞因子类药物、重组激素类药物、重组溶栓药物、基因工程疫苗、治疗性抗体、基因药物和反义核苷酸等，其中以重组细胞因子类药物的数量最多。基因工程技术在生物制药中应用的最大成就，是其可以方便、有效地大量生产许多从自然界难以获得或不可获得的生物活性蛋白和多肽，如免疫性蛋白、细胞因子、激素和酶类等。这些内源性生理活性物质作为药物应用已有多年的历史，但由于其来源少、制造困难、造价高、免疫抗原和纯度低等原因，它们的临床应用受到了极大的限制。基因工程技术从根本上解决了上述问题，为人类获取大量有价值的多肽及蛋白质开辟了一条新途径。自1982年，美国Lily公司开发的世界上第一个基因工程药物重组人胰岛素获准上市以来，至今已有100多个生物技术药物上市。近年来，生物技术品占新药总数的20%以上。生物技术作为21世纪的重要支柱产业之一，显示出前所未有的生命力，也影响了整个医药工业的发展方向。

生物技术药物可分为4类：重组细胞因子类、单克隆抗体类、基因治疗产品和疫苗，生物技术产品又可归为两大类：生理肽和非生理肽。生理肽的代表产品有凝血因子、胰岛素、人生长激素和促红细胞生成素等；非生理肽的代表产品有干扰素、细胞因子、组织纤溶酶原激活因子和尿激酶等，这些产品均以非生理浓度发挥治疗作用。此外，非生理肽中还包括生理肽的突变型，如疫苗和溶栓剂等。

生物技术药物大多为蛋白多肽和核酸类药物。与化学药物比较，具有以下特点：①药理活性强，给药剂量小，不良反应小。②提取纯化工艺复杂，药物稳定性差。③体内可快速清除，生物半衰期短。④分子量较大，生物膜透过性差，很难透过胃肠道上皮细胞层，故口服给药不易吸收。因此，注射给药是其常用的给药途径，但该类药物由于体内半衰期短，普遍需频繁注射给药，给患者带来痛苦和不便。

由于现代生物技术的发展，可以获得大量的生物技术药物，但将生物技术药物制备成安全、有效、稳定的制剂则是一项艰巨任务。生物技术药物给药的相关新技术和新剂型的研究与开发，也将充满着严峻的挑战与新的发展机遇。

二、蛋白质多肽类药物的新型给药系统

蛋白多肽类药物的药理活性强，在较低浓度下即可起效，在很多疾病的治疗中都是一类理想的候选药物。然而，这些有利的性质也有可能受到药物传递系统的影响。例如，口服及透皮等非注射给药途径的生物利用度极低，目前只有通过注射给药。这些药物的体内半衰期较短，通常只有几分钟到几个小时，临床需要频繁给药。这些均影响患者的用药依从性和经济性考虑。目前，生物技术药物的非注射给药系统的研究与开发，已成为药剂学领域研究的热点，目前已有缓释微球等产品上市。

1. 注射给药系统

蛋白多肽类药物均可通过静脉注射、肌内注射、皮下注射及腹腔注射途径给药。这类药物多数体内半衰期较短，清除率高。如需注射途径给药，往往需通过其他方法延长药物在体内作用时间，最简单的方法是将静脉注射给药改为肌内注射或皮下注射。采取此法时，应注意随之引起的蛋白质降解和体内配置的变化。因为与静脉注射相比，肌内注射和皮下注射延长了药物在给药部位的滞留时间，同时也增加了药物降解的概率。由于蛋白多肽类药物分子量较大，通过肌内注射和皮下注射给药，药物常通过淋巴管进入血液循环，而不是通过注射部位的毛细血管进入血液循环。蛋白多肽类药物通过淋巴管吸收的比率，与其分子量成正比。另一种延长蛋白多肽类药物体内半衰期的方法，则是采取新的给药系统，延缓药物释放，如输入泵、生物降解微球、植入剂、脂质体和聚合物结合物等。第三种方法，就是对蛋白多肽类药物分子进行化学修饰以抑制其体内清除，如目前比较成功的蛋白质的PEG化修饰。

在设计蛋白多肽类药物的给药系统时，应注意治疗性蛋白质药物的药动学特征。如果蛋白质药物是内源性的活性剂（如胰岛素、t-PA、生长激素、红细胞生成素或白介素等），则需要充分认识它们在生理及不同病理情况下的作用特点。目前，我们已明确了内源性活性物质存在三种分泌方式，即内分泌、旁分泌和自分泌。这些物质的量效关系通常不是S形，而是呈钟形，即高剂量时，作用反而会消失。保证这些物质安全、有效的关键是其能到达并滞留在靶细胞、药物释放时间合理。特别是旁分泌和自分泌的蛋白质，其治疗剂量需要定位释放；否则，药物在靶区外易发生不良反应，如白介素2和肿瘤坏死因子等。可见，设计并开发可定位释放及控速释放的蛋白多肽类药物至关重要。

（1）缓释注射微球：为实现蛋白多肽类药物的缓慢释放，可将其制成生物降解的微球制剂。该制剂通过皮下或肌内注射，使药物缓慢释放，延长药物在体内的作用时间。微球作为蛋白缓释的载体，主要应用在以下4个方面：系统传递、局部传递、有屏障保护部位的传递（如脑及眼）和疫苗传递的载体。

进行蛋白多肽类药物注射缓释微球的研究，其主要难度仍在于如何解决蛋白质不稳定的问题。此外，还要求蛋白质在生理条件下必须以水合形式存在。

美国 FDA 已批准的蛋白多肽类药物的缓释微球和植入剂中所用微球骨架材料多为可生物降解材料，如聚乳酸（PLA）或聚丙交酯—乙交酯共聚物（PLGA），又称聚乳酸羟基乙酸共聚物。通过改变丙交酯与乙交酯的比例或分子盐，可得到不同降解周期的微球。

（2）疫苗给药系统：疫苗抗原蛋白具有独特的性质，即单剂量或多剂量（通常 2~3 个剂量）给药后，可诱发长期的免疫应答。对于多剂量疫苗，需多次接种，如破伤风疫苗的全程免疫需要 3 次注射，且每次接种间隔时间较长，导致多剂量疫苗的辍种率较高。脉冲式给药系统在疫苗类抗原蛋白地传递给药中有明显优势，将多剂量疫苗（如肝炎及破伤风等）开发为单剂量控释疫苗，其中之一即是研制成脉冲式给药系统。例如，将破伤风类毒素制成 PLGA 脉冲式控释微球制剂。由于采用了具不同降解速率的 PLGA 微球，一次注射该微球即可产生两次脉冲释药，一次即开始的释药，二次是注射后的 3 周或 7 周的脉冲式释药，达到全程免疫的目的。

疫苗微球的制备也通常采用乳化包囊法制得，乳化过程会破坏所包囊疫苗蛋白的完整性。然而，与前所述的治疗用蛋白多肽类药物不同，保持疫苗抗原蛋白完整性并不特别重要。疫苗的给药目的是要产生抗体，只要保持其主要的抗原决定簇是完整的即可。基于上述特点，疫苗微球的制备工艺，可耐受较大程度的变性操作。除此之外，乳剂、脂质体、聚合物纳米粒和微粒也已用于疫苗的传递系统研究中。目前，疫苗的缓释传递系统研究仍存在很多困难，在产品开发方面仍稍落后于蛋白多肽类药物传递系统。

（3）植入剂：植入剂分为两种，即非注射植入剂和可注射植入剂。非注射植入剂是指通过手术方式植入体内的制剂，主要用于需长期用药的慢性病治疗，一般可持续释药达数月或几年。目前，已有该类产品上市。例如，左炔诺酮植入剂（与硅橡胶混合制成）和卡莫司汀植入剂（聚苯丙生物降解材料制成的薄片），前者植入前臂皮下，可持续释药 5 年，是一种较好的避孕制剂。由于非注射植入剂，需手术植入或取出，导致患者给药的依从性降低。近年来，可注射植入剂被开发并已有产品上市。例如，戈舍瑞林可注射植入剂是一种用 D,L-乳酸-羟基乙酸共聚物为载体制成的可生物降解植入剂，该植入剂为白色或奶白色、直径为 2 mm 的小柱。将其装入特殊注射器中，经腹部进行皮下注射，其缓慢释药长达 28 d。

（4）输液泵给药系统：输入泵是医院静脉输注药物的常用工具。用输入泵输入蛋白多肽类药物的优点是可根据需要，调节输入速度和输入量。缺点是蛋白多肽类药物长期放置后不稳定。蛋白多肽类药物在 37 ℃ 或室温时稳定，但此方法需不断对患者进行有创取样、监测；计算后，才可重新调整输入速度。

胰岛素是使用泵输入药物的先例。胰岛素泵能模拟正常胰岛素的分泌方式，可持续 24 h 向人体输入微量的胰岛素。此外，还可输入餐前剂量。两部分综合，可使患者的血糖控制在较理想的水平，该装置对血糖难以控制的患者疗效尤为突出。常规的输入泵由四部分组成，包括输入泵、剂量调节装置、药物储存器和输注导管。

（5）聚乙二醇（PEG）化修饰的蛋白质注射给药系统：蛋白多肽类药物的 PEG 化修饰，是指活性聚乙二醇与蛋白质、多肽分子的非必须基团的共价结合而修饰药物。其目的是将 PEG 修饰到蛋白的表面，增加蛋白在水溶液中的溶解度和稳定性，改变其体内生物分配行为，增大分子量，产生空间屏障，减少药物的酶解、避免在肾的代谢和消除，并使药物不被免疫系统细胞所识别，从而产生延长蛋白类药物体循环时间。除此之外，PEG 还可作为一种屏障，掩蔽蛋白质分子表面的抗原决定簇，避免抗体的产生或阻止抗原与抗体的结合从而抑制免疫反应。PEG 修饰后的蛋白质具有以下优点：免疫原性极大降低，难以激发抗体产生，不会通过免疫反应被清除，体内半衰期延长；修饰后蛋白分子量增加，使其不被肾代谢、血液循环时间延长。

研究表明，修饰 PEG 分子的大小、结构（直链或支化结构）、连接方式与连接部位都直接影响最终产物的体内药动学、药效学和稳定性等。一般情况下，PEG 分子量越大，修饰后的蛋白药物的分子量也越大，降低或躲避肾小球过滤的能力越强，消除半衰期延长，但分子量越大，对药物分子结构的影响也增加，由于空间位阻的增大，降低了药物与受体结合的能力，使其生物活性极大降低。因此，蛋白PEG化修饰，应综合平衡PEG的分子量、生物学活性和体内半衰期的关系。目前，腺苷脱氨酶和干扰素的PEG化产品，均已获准上市。

PEG修饰蛋白多肽类药物也存在一些问题：①PEG修饰后的蛋白活性降低，其原因可能是PEG为长链大分子，与蛋白结合后，破坏了蛋白多肽类药物的活性位点或引起空间结构的变化，影响蛋白质与受体的结合。②PEG修饰后的蛋白多肽类药物的分子量变大，体内扩散速度降低，影响药物向组织的转运而影响药效。③目标修饰产物不纯，副产物不易分离等。

（6）其他注射给药系统：其他用于注射给药的传递系统包括脂质体、纳米粒、乳剂、微乳、原位凝胶及自调式给药系统等。其中，以脂质体的研究较多。脂质体作为生物技术药物的载体，具有可避免药物体内酸、碱及酶系统的降解和体液中和抗体的作用，提高药物的稳定性，延长药物的半衰期，产生缓释长效作用，提高药物靶向性。脂质体是目前生物技术药物给药剂型中的研究热点，基于蛋白多肽类及疫苗等药物的特性，生物技术药物脂质体则更加实用。目前，此项技术已用于IL-2、类胰岛素生长因子-1、胰岛素、集落刺激因子及α-干扰素等缓释制剂的研究中。

自调式给药系统药物的释放是根据体内的刺激信号而产生。截至目前，研究仍集中在胰岛素领域，最终目标是根据体内血糖水平释放胰岛素，保持糖尿病患者体内稳定的血糖水平。自调式给药系统的药物释放有两种方式：竞争解吸、酶底物反应。

2. 口服给药系统

口服给药途径方便、简单，易于被患者所接受，但蛋白多肽类药物的口服给药主要存在4个问题：①受胃酸的催化降解。②受胃肠道内酶的降解。③对胃肠道黏膜的透过性差。④受肝的首关作用。口服给药时，蛋白多肽药物在胃中首先被胃蛋白酶及肽酶水解而生成小肽，小肽进一步受肠酶水解。在肠黏膜上的肽酶有亮氨酸氨基肽酶、氨基多肽酶、氨基三肽酶、丝氨酸羧肽酶及一些蛋白酶。最终肠酶将蛋白质分解成氨基酸或小肽（二肽或三肽）。这种机制对人体完全吸收利用蛋白质是有利的，但对蛋白多肽类药物的吸收则是一个天然障碍。除此之外，大分子药物透过完整的胃肠道黏膜能力极差，肠黏膜的孔径约0.4 nm，氨基酸、二肽和三肽可以穿透肠壁，较大分子量的肽则不易穿透。因此，一般蛋白多肽类药物口服吸收总量均小于2%，生物利用度极低，使得口服给药成为生物技术药物难度最大的给药途径。目前，蛋白多肽类药物口服制剂研究的重点主要集中在寻找促进蛋白多肽类药物吸收、提高其生物利用度等方面。目前，常采用的促进吸收、提高生物利用度的方法如下。

（1）提高吸收屏障的通透性：加入吸收促进剂，如脂肪酸、磷脂、胆盐、苯基苷氨酸烯胶衍生物、酯和醚型的（非）离子表面活性剂、皂角苷类、水杨酸酯衍生物、夫西地酸或干草酸衍生物或甲基-β-环糊精；使用脂质体、微球、微乳和纳米粒等载体，如多肽类药物环孢素口服制剂即是使用自乳化给药系统，体内形成自发微乳后有较好的吸收。环孢素是目前已上市的少数几种口服多肽类药物制剂之一。

（2）降低吸收部位和吸收途径肽酶的活性：加入抑肽酶、杆菌肽、大豆络氨酸抑制药、硼酸亮氨酸及硼酸缬氨酸等酶抑制药。

（3）修饰分子结构防止降解。

（4）延长作用时间：如采用生物黏附技术延长给药制剂在吸收部位的滞留，延长吸收时间。

3. 其他给药系统

蛋白多肽类药物其他给药途径包括鼻黏膜、肺部、直肠、口腔黏膜及皮肤给药系统等。上述途径的蛋白多肽类药物给药系统需要解决的首要问题仍是生物利用度过低的问题。

（1）鼻黏膜给药：鼻黏膜给药对不易口服吸收的蛋白多肽药物来说是一种最有前途的非注射给药途径。蛋白多肽类药物的分子量大，直接鼻腔给药不易吸收，可应用吸收促进剂或对药物进行化学修饰制成前体药物，以及应用载体（如脂质体、微球、纳米粒及凝胶剂等）促进黏膜对药物的吸收。药物在鼻腔的分布也取决于给药的方式。研究表明，喷雾给药的生物利用度比滴鼻给药高2～3倍。

对蛋白多肽类药物鼻腔给药的生物利用度、分子量与加入吸收促进剂甘胆酸盐之间的关系的研究结果表明，吸收促进剂提高生物利用度的效果较为显著。但吸收促进剂主要存在的问题是重现性、病理条件影响和临床使用安全性等问题。此外，吸收促进效果还存在明显的种族差异。目前，已有一些蛋白多肽类药物的鼻腔给药制剂上市，并应用于临床，主要剂型为滴鼻剂及喷鼻剂等。具体药物包括黄体生成素释放激素（LHRH）激动剂布舍瑞林、那法瑞林、去氨加压素（DDAVP）、降钙素、催产素及加压素等。

（2）肺部给药：肺部巨大的表面积、单层上皮细胞结构和可避免肝首关效应的特点，为高效传递蛋白多肽类大分子药物提供了给药途径。选择合适的给药装置将药物送至肺泡组织是实现肺部给药的关键。粉雾剂是肺部给药的主要剂型，新型吸入粉雾剂的开发为肺部给药提供了可行性。目前，已有多家公司研制并开发出了新型肺部给药装置。例如，Battelle Pharma 公司研制的电子流体动力学气雾剂给药装置，该装置无须推进剂就可将高浓度的药物输送至肺部；Aradigm 公司和 Aerogen 公司研制的电子流体气雾吸入器。据报道，蛋白多肽药物如亮丙瑞林（9 个氨基酸）、胰岛素（51 个氨基酸）、生长激素（129 个氨基酸）和干扰素（165 个氨基酸）都可以经肺部吸收给药，生物利用度可达 10% ~ 25%。胰岛素粉雾剂是未来最有希望批准应用于临床的多肽类肺部给药制剂。肺部给药系统目前存在的主要问题，包括长期给药后安全性的评价，分子量大小对肺吸收的限制、吸收促进剂的选择和稳定的蛋白多肽类药物处方的设计等。

（3）透皮给药系统：蛋白多肽类药物经皮肤或黏膜给药具有诸多优点，它可以避免胃肠道因素对药物的影响，延长药物的作用时间，单次给药即可满足多天的治疗需要，且使用方便，可随时停止给药。但是，皮肤角质层对大多数药物分子，尤其是大分子的蛋白多肽类药物具有天然的屏障作用。研究该类药物的皮肤促透技术，是透皮给药系统研究开发的关键。离子导入、电致孔、超声导入、高速微粉给药、微针给药系统和类脂转运技术的应用，均有可能实现蛋白多肽类药物的经皮转运，如胰岛素、精氨酸加压素和干扰素等药物的透皮给药吸收研究均已有报道。

（4）口腔黏膜给药系统：药物经口腔黏膜吸收后，可经颈静脉、上腔静脉直接进入体循环，避免首关效应。与其他黏膜给药制剂相比，口腔黏膜的通透性仅次于鼻黏膜，且酶的活性又较鼻黏膜低，可有效避免药物降解代谢，是蛋白多肽类药物给药可供选择的可行给药途径。蛋白多肽类药物口腔黏膜给药的研究重点仍然集中在如何提高药物的膜穿透性，加入适宜吸收促进剂和抑制药物代谢等方面。目前，有关胰岛素口腔黏膜给药制剂的研究较多。例如，胰岛素口腔喷雾剂，采用十二烷基硫酸钠、水杨酸钠及磷脂等作为吸收促进剂，其生物利用度接近 10%。

（5）直肠给药系统：直肠给药具有 pH 接近中性，酶活性低，大部分避免肝首关效应的优点。如不加吸收促进剂，一般蛋白多肽类药物的直肠吸收较少。胰岛素的直肠黏膜吸收低于鼻腔，但高于口腔和舌下给药。选择适宜的吸收促进剂可明显提高蛋白多肽类药物的直肠吸收。常用的吸收促进剂包括水杨酸类、胆盐类、氨基酸的钠盐、烯胺类、环糊精和表面活性剂等，也可结合固体分散和包合技术促进药物吸收。

第五章

中药调剂的基本知识与操作技能

中药调剂所涉及的知识内容极为丰富，它与中医学基础、中药学、中药鉴定学、中药炮制学、方剂学、中药制剂学、药事管理学等学科知识有着广泛而密切的联系，中药调剂工作与中药临床药学工作更是密切相关。中药调剂人员除了熟悉或掌握调剂学科的专业知识外，还应掌握常用中药饮片、中成药的组成、剂型、功能主治、用法用量、注意事项等方面的知识，以便指导患者合理用药，为患者提供药学咨询服务。

第一节　概述

一、中药调剂与中药临床药学的关系

中药调剂是指根据临床中医的处方将中药饮片或者相关制剂调剂成方剂供应用的一个实际操作过程，是一项涉及知识面很广（包括中医基础学、中药学、中药鉴定学、中药炮制学、方剂学和中药调剂学等医药相关学科）并且负有法律责任的专业操作技能。调剂质量的高低直接影响着临床疗效和患者的安全用药，同时，中药调剂工作者还肩负着指导患者合理用药，为患者提供药学咨询服务的任务。因此，中药调剂工作是中药临床药学工作中的重要组成部分，要使患者收到药到病除的效果，既要求医师做到诊病精确、辨证施药，又要求药物调剂人员按处方意图准确调配，准确及时地为患者提供合理用药指导及药学咨询服务。现就中药调剂中影响临床疗效的因素与中药临床药学的关系做如下介绍。

（一）中药处方审核与中药临床药学的关系

中药处方审核是指中药调剂人员在调配药方之前，对药方进行审阅核准的行为，是中药调剂工作的首要环节，是提高配方质量、保证患者用药安全有效的关键。只有审查合格的中药处方，方可以在审方人员签字后，再进行下一步的中药调剂。对于一些在审方中存在疑问或者存在明显不合格的中药处方，审方人员应该立即和开具处方医师进行联系，详细了解原因，并进行协商处理，避免由于临床医师的疏忽大意造成处方错误，因为处方的错误会严重影响处方治疗效果的发挥。审方除了要对患者的基本信息（姓名、性别、年龄和处方日期、患者病情临床表现、临床医师签字等项目）进行核查外，也要重点关注药名的书写是否正确、清楚，治疗剂量是否合乎标准，是否存在超出正常量或者未达到治疗剂量的情况。对于儿童和年老体弱患者的处方要更加注意不良反应发生的概率，避免由于用药不当给患者带来健康隐患，以及处方中是否存在"十八反""十九畏"以及"妊娠禁忌"等一些配伍禁忌的存在，避免由于临床医师的疏忽大意而影响正常的治疗。因此，中药处方审核是确保安全合理用药的首要一步。

（二）中药处方调配与中药临床药学的关系

中药处方调配是指把药屉内的中药饮片按处方要求调配齐全、集合一处的操作方法，是调剂工作程序的关键环节。接方后要再次进行细致审核，无误后方可调配。调配前先对戥秤，检查定盘星是否平

衡。调配后应自行核对一遍，同时在处方上签名。需要进行特殊处理的药物，要进行事先处理，对于存在特殊煎煮要求的药物，要进行单独的包装，并且在外包装上注明具体煎煮的方法。如果在调配中由于疏忽大意拿错了药品或称错药物剂量，会严重影响临床疗效的发挥。

（三）中药处方复核与中药临床药学的关系

复核是指对所调配中药处方进行再次审核，避免差错。在处方调配完毕后，复核程序可以让中药调剂人员对所调配的处方进行全面的核对，这一程序有效避免了由于药味繁多、工作量等情况导致的错误发生。国家中医药管理局和原卫生部于2007年制定了《医院中药饮片管理规范》（国中医药发［2007］11号），其中第三十条规定中药饮片调配后，必须经复核后方可发出，二级以上医院应当由主管中药师以上专业技术人员负责调剂复核工作，复核率应当达到100%。所以通过复核可以及时发现遗漏或调配错误的药物，进而有效避免了由于药味的错误或遗漏而对处方疗效造成的影响。同时，复核人员不仅仅只是复核药物品种和数量，也要复核有无超剂量、超禁忌用药，以确保处方药物安全合理应用。

（四）发药交代与中药临床药学的关系

药品不同于一般商品，如果用药错误对患者的生命安全危害较大。因此，药剂人员必须充分重视发药交代的必要性和重要性，认真落实好发药交代工作，以促进患者科学合理用药，保证患者的用药安全。在实际操作中，药师发药时应认真详细核对患者个人信息，确认无误后方可发药，并要详细讲解药物的煎煮方法、服药剂量及时间、禁忌等注意事项，为患者提供必要的合理用药指导及药学咨询服务。

在整个调剂过程中，审方和复核工作与中药临床药学工作的关系最为密切，对于保障安全合理用药至关重要。中药调剂工作对中药的安全应用起到重要的保障作用，对中药临床药学工作的影响也是显而易见的。因此，中药调剂人员应培养高度的责任心和职业道德，认真履行好自身职责，保证患者用药安全有效。随着临床药学技术的不断完善和发展，医院药师必须转变传统思想观念，在完成照方发药、审查药物用量用法等常规工作的基础上，应不断加强学习，增加中医药知识储备，不断提高自身业务能力，及时发现工作中出现的问题，吸取教训，总结经验，尽量避免调剂过程中的差错，促进中药调剂的科学性和有效性，提高临床用药治疗效果，推动药学服务的提高和完善。

二、中药调剂室基本条件

中药调剂室是中药调剂的必备硬件条件。为规范中药调剂室的管理、使用和运行，2009年根据《医疗机构管理条例》有关规定，国家中医药管理局和原卫生部制定了《医院中药房基本标准》，对中药调剂室的基本条件做出如下规定。

1. 医院（含中医医院、中西医结合医院、综合医院，下同）中药房

应当按照国家有关规定，提供中药饮片调剂、中成药调剂和中药饮片煎煮等服务。中药品种、数量应当与医院的规模和业务需求相适应，常用中药饮片品种应在400种左右。

2. 部门设置

（1）中药房由药剂部门统一管理，可分为中药饮片调剂组、中成药调剂组、库房采购组。

（2）至少中药饮片库房、中药饮片调剂室、中成药库房、中成药调剂室、周转库、中药煎药室，有条件的医院可按照有关标准要求设置中药制剂室。

3. 人员

（1）中药专业技术人员占药学专业技术人员比例至少达到20%，中医医院中药专业技术人员占药学专业技术人员比例至少达到60%。三级医院具有大专以上学历的中药人员不低于50%，二级医院不低于40%。

（2）中药房主任或副主任中，三级医院应当有副主任中药师以上专业技术职务任职资格的人员；二级医院应当有主管中药师以上专业技术职务任职资格的人员。

（3）中药饮片调剂组、中成药调剂组、库房采购组负责人至少应具备主管中药师以上专业技术职务任职资格。

（4）中药饮片质量验收负责人应为具有中级以上专业技术职务任职资格和中药饮片鉴别经验的人员或具有丰富中药饮片鉴别经验的老药工。中药饮片调剂复核人员应具有主管中药师以上专业技术职务任职资格。煎药室负责人应为具有中药师以上专业技术职务任职资格的人员。有条件的医院应有临床药学人员。

4. 房屋

（1）中药房的面积应当与医院的规模和业务需求相适应。

（2）中药饮片调剂室的面积三级医院不低于 100 m²，二级医院不低于 80 m²；中成药调剂室的面积三级医院不低于 60 m²，二级医院不低于 40 m²。

（3）中药房应当远离各种污染源。中药饮片调剂室、中成药调剂室、中药煎药室应当宽敞、明亮，地面、墙面、屋顶应当平整、洁净、无污染、易清洁，应当具备有效的通风、除尘、防积水以及消防等设施。

5. 设备（器具）

中药房的设备（器具）应当与医院的规模和业务需求相适应。

（1）中药储存设备（器具）：药架、除湿机、通风设备、冷藏柜或冷库。

（2）中药饮片调剂设备（器具）：药斗（架）、调剂台、称量用具（药戥、电子秤等）、粉碎用具（铜缸或小型粉碎机）、冷藏柜、新风除尘设备（可根据实际情况选配）、贵重药品柜、毒麻药品柜。

（3）中成药调剂设备（器具）：药架（药品柜）、调剂台、贵重药品柜、冷藏柜。

（4）中药煎煮设备（器具）：煎药用具（煎药机或煎药锅）、包装机（与煎药机相匹配）、饮片浸泡用具、冷藏柜、储物柜。

（5）临方炮制设备（器具）（可根据实际情况选配）：小型切片机、小型炒药机、小型煅炉烘干机、消毒锅、标准筛。

6. 规章制度

（1）制订人员岗位责任制、药品采购制度、药品管理制度、在职教育培训制度等各项规章制度。

（2）执行中医药行业标准规范，有国家制定或认可的中药技术操作规程和管理规范，并成册可用。

第二节　中药饮片处方的药品名称

中药品种繁多，名称复杂，同名异物、同物异名的现象比较严重。在 2009 年国家中医药管理局下发的《关于中药饮片处方用名和调剂给付有关问题的通知》（国中医药发〔2009〕7 号）和 2010 年的《国家中医药管理局关于印发中药处方格式及书写规范的通知》（国中医药医政发〔2010〕57 号）中均规定名称应当按《中华人民共和国药典》规定准确使用，《中华人民共和国药典》没有规定的，应当按照本省（区、市）或本单位中药饮片处方用名与调剂给付的规定书写。

现将临床处方中最为常用，并收入 2010 年版《中华人民共和国药典》的 500 余种中药的规范化名称，包括正名、用量、毒性、特殊煎法、配伍禁忌及注意事项等。

一、中药饮片的正名和别名

（一）正名

以《中华人民共和国药典》一部，局、部颁《药品标准》或《炮制规范》为依据，以历代本草文献做参考。

（二）别名

指除正名以外的中药名称。由于地区不同，习惯各异，一种中药除正名外，往往有别名、地区用名、简化名称等。如大黄与庄黄、锦纹；白果与银杏；金银花与忍冬花；茜草与血见愁；甘草与国老等。常用中药处方的正名和别名见表 5-1。

别名的使用给调剂工作带来了很多困难与麻烦，甚至发生误解而造成差错事故，产生不良后果。因此，必须引起重视，坚决予以纠正。

表 5-1 常用中药处方的正名和别名

正名	别名	正名	别名
三七	田三七、参三七、旱三七	木蝴蝶	玉蝴蝶、千张纸
大黄	川军、生军、锦纹	王不留行	王不留
山豆根	广豆根、南豆根	牛蒡子	大力子、鼠粘子、牛子
山药	怀山药、淮山药	龙眼肉	桂圆肉
天冬	天门冬	瓜蒌	全栝楼、栝楼
天花粉	栝楼根	白果	银杏
丹参	紫丹参	赤小豆	红小豆
升麻	绿升麻	佛手	川佛手、广佛手、佛手柑
牛膝	怀牛膝	诃子	诃子肉、诃黎勒
乌药	台乌药	补骨脂	破故纸
北沙参	辽沙参、东沙参	沙苑子	沙苑蒺藜、潼蒺藜
甘草	粉甘草、皮草、国老	青果	干青果
白芍	杭白芍、白芍药、芍药	枸杞子	甘枸杞、枸杞
白芷	杭白芷、香白芷	栀子	山栀子
延胡索	元胡、玄胡索	牵牛子	黑丑、白丑、二丑
当归	全当归、秦当归	砂仁	缩砂仁
百部	百部草	草决明	决明子、马蹄决明
苍术	茅苍术	茺蔚子	益母草子、坤草子
土鳖虫	地鳖虫、䗪虫	莱菔子	萝卜子
牡蛎	左牡蛎	婆罗子	梭罗子
艾叶	祁艾、蕲艾	蒺藜	白蒺藜、刺蒺藜
西红花	藏红花、番红花	槟榔	花槟榔、大腹子、海南子
红花	红花、红蓝	罂粟壳	米壳、御米壳
辛夷	木笔花	广防己	木防己
金银花	忍冬花、双花、二花	防己	粉防己、汉防己
桑叶	霜桑叶、冬桑叶	羌活	川羌活、两羌活
淫羊藿	仙灵脾	麦冬	麦门冬、杭寸冬、杭麦冬
橘叶	南橘叶、青橘叶	附子	川附片、淡附片、炮附子
肉苁蓉	淡大芸	郁金	黄郁金、黑郁金
佩兰	佩兰叶、醒头草	泽泻	建泽泻、福泽泻
细辛	北细辛、辽细辛	前胡	信前胡
青蒿	嫩青蒿	南沙参	泡沙参、空沙参
茵陈	绵茵陈	干姜炭	炮姜、炭姜炭
浮萍	紫背浮萍、浮萍草	独活	川独活、香独活
益母草	坤草	茜草	红茜草、茜草根
墨旱莲	旱莲草	党参	潞党参、台党参
山茱萸	山萸肉、杭山萸	香附	香附子、莎草根
千金子	续随子	重楼	七叶一枝花、蚤休

续表

正名	别名	正名	别名
马钱子	番木鳖	柴胡	北柴胡、南柴胡、软柴胡
五味子	辽五味子、北五味子	桔梗	苦桔梗
木瓜	宣木瓜	浙贝母	象贝母

二、并开药名

医师处方时，将疗效基本相似或起协同作用的 2~3 种饮片缩写在一起而构成 1 个药名书写，称为"合写"，又称"并开"。调剂时，则应分别调配。兹将处方中常见的药名合写及应付中药饮片举例见表 5-2。

表 5-2　处方常用并开药名

并开药名	调配应付	并开药名	调配应付
二冬	天冬　麦冬	知柏	知母　黄檗
苍白术	苍术　白术	炒知柏	盐知母　盐黄檗
潼白蒺藜	刺蒺藜　沙苑子	盐知柏	炒知母　炒黄檗
生熟地	生地黄　熟地黄	炒谷麦芽	炒谷芽　炒麦芽
羌独活	羌活　独活	生熟麦芽	生麦芽　炒麦芽
二枫藤	青枫藤　海枫藤	生熟谷芽	生谷芽　炒谷芽
赤白芍	赤芍　白芍	生熟稻芽	生稻芽　炒稻芽
砂蔻仁	砂仁　蔻仁	生熟枣仁	生酸枣仁　炒酸枣仁
红白豆蔻	红豆蔻　白豆蔻	生熟薏米	生薏苡仁　炒薏苡仁
二地丁	黄花地丁　紫花地丁	生龙牡	生龙骨　生牡蛎
二决明	生石决明　决明子	煅龙牡	煅龙骨　煅牡蛎
冬瓜皮子	冬瓜皮　冬瓜子	猪茯苓	猪苓　茯苓
炒三仙	炒神曲　炒麦芽　炒山楂	腹皮子	大腹皮　生槟榔
焦三仙	焦神曲　焦麦芽　焦山楂	棱术	三棱　莪术
焦四仙	焦神曲　焦麦芽	乳没	制乳香　制没药
	焦山楂　焦槟榔	龙齿骨	生龙齿　生龙骨
荆防风	荆芥　防风	青陈皮	青皮　陈皮
二乌	制川乌　制草乌	全紫苏	紫苏叶　紫苏梗　紫苏子
芦茅根	芦根　茅根	藿苏梗	藿香　紫苏梗
桃杏仁	桃仁　杏仁		

三、处方应付

中药饮片调剂的处方应付是指调剂人员依据医师处方和传统习惯调配中药饮片。各地区根据历史用药习惯和多年积累的丰富经验，形成了本地区的一套处方给药规律，即处方应付常规，使医师和调剂人员对处方名称和给付的不同炮制品种达成共识，在处方中无须注明炮制规格，调剂人员即可按医师的处方用药意图给药。但由于全国缺乏统一的中药饮片调剂给付的规定，各地或各单位调剂给付规定也不够完善，常造成药房给付的中药饮片与医师的要求不一致，影响临床疗效，出现医患纠纷和医疗安全隐患。

为保障医疗安全，保证临床疗效，2009 年国家中医药管理局下发了《关于中药饮片处方用名和调剂给付有关问题的通知》（国中医药发 [2009] 7 号），规定各医疗机构应当执行本省（区、市）的中药饮片处方用名与调剂给付的相关规定，没有统一规定的，各医疗机构应当制订本单位中药饮片处方用名与调剂给付规定。制订中药饮片处方用名与调剂给付规定应符合国家有关标准和中医药理论。开具中药饮片处方的医师要掌握本省（区、市）或本单位中药饮片处方用名与调剂给付的规定，并据此书写中药饮片处方用名。医师开具中药饮片处方对饮片炮制有特殊要求的，应当在药品名称之前写明。各医疗机构中药饮片调剂人员应当按照本省（区、市）或本单位中药饮片处方调剂给付规定进行调剂，对未按规定书写中药饮片处方的应由处方医师修正后再给予调剂。对有特殊炮制要求的中药饮片，调剂时应临方炮制。

一般来说，处方应付常包括以下几个方面。

（一）药别名应付

在调配处方时，常常遇到一味药物具有多个名称的现象。目前，尽管处方要求写正名，但少数医师开处方时仍沿用传统习惯使用别名。因此，调剂人员在掌握药物正名的同时还应熟悉本地区常用的药物别名，结合审方，以保证正确调配药物。

（二）并开药物应付

并开的药物有的因疗效相似而经常配伍使用；有的则相须、相使同用，以增强疗效。

（三）炮制品应付

由于各地区的用药习惯和炮制方法的差异，处方应付很难统一，一般分为两类。

（1）处方中书写药名或炮制品名称时给付炮制品，写生品名时才给付生品。此类饮片一般需炮制后使用，很少生用。如写"麦芽"给付炒麦芽，写"生麦芽"给付生麦芽；写"乳香"给付制乳香，写"生乳香"给付生乳香；写"杜仲"给付盐炙杜仲，写"生杜仲"给付生杜仲；未注明生用则一律给付炮制品。

（2）处方中书写药名时给付生品，写炮制品时才给付炮制品。因炮制品与生品的作用有较大不同。如：写"甘草"给付生甘草，写"炙甘草"给付蜜炙甘草；写"柴胡"给付生柴胡，写"醋柴胡"给付醋炙柴胡；写"黄檗"给付生黄檗，写"盐黄檗"给付盐炙黄檗等。

第三节　中药的用法用量

自古就有"中医不传之秘在于量"之说。我国各种中医药参考书记载的中药用量不统一，《中华人民共和国药典》的用量范围与临床也存在一定的差距，临床上常常出现超出药典用量的现象，这与药材品种、产地、季节、加工炮制、不同的用法、患病群体的体质差异、药物之间的相互作用等因素密切相关。随着时代的变迁，生活和社会条件的变化，环境的变化，药材来源的不同，疾病谱的改变，中药饮片产生疗效的用量也在发生着变化，中药饮片用量的科学性、合理性，不仅对中医临床疗效至关重要，而且与中药资源的可持续利用、中药不良反应紧密相关。中药饮片用量不统一、不规范的问题已成为制约中医临床疗效的瓶颈之一，影响了中医的发展。

一、中药饮片的用法用量

中药饮片的用量是指处方中每味药物的剂量，是处方的一个重要组成部分。在方剂中，每一味药使用的剂量并不是固定不变的，而是要根据患者的证候情况随时调整，但并不是无章可循。因此，调配处方时必须注意审核用量是否正确、有无笔误等，发现问题要与医师联系解决。常用药物的剂量一般可从以下几个方面的使用原则进行考虑。

（1）一般药物就质地而论，质地疏松的药材，如花、叶、全草之类，其药物成分容易被煎出，剂量不宜过大；质地重实的药材，如矿物、贝壳类，其药物成分不易被煎出，剂量相应要大些。从气味上比较，芳香走散的药物剂量宜小；味厚滋腻的药物剂量可大些。过于苦寒、辛热的药物用多了易伤脾胃和伤阴耗气，不宜量大久服。就药物的新陈而言，新鲜药材，如鲜地黄、鲜芦根、鲜石斛、鲜茅根等，应考虑药材本身所含水分，剂量应大些。

（2）同样的药物入汤剂的剂量比入丸散的剂量要大，复方配伍比单味药使用剂量要小。

（3）根据年龄的不同，青壮年患者用药剂量可适当大些；老年人用药剂量应减少；婴幼儿按年龄或体重比例换算使用，减少剂量。

（4）疾病初起或体质较强的患者用药剂量可大些，体弱久病的人用药剂量要适当减少。

（5）常见临床处方药物每剂一般用量。

1）一般药物：干燥饮片用量 9～10 g，如黄芩、川芎、苍术等；新鲜药物的用量 15～30 g，如鲜生地、鲜芦根、鲜茅根等。

2）质地较轻的药物：干燥饮片用量 1.5～3 g，如木蝴蝶、细辛、灯芯草等；或 3～4.5 g，如九节菖蒲、九香虫、水蛭、干姜、肉桂等。

3）质地较重的药物：干燥饮片用量 10～15 g，如生地、熟地、何首乌等；或 15～30 g，如石膏、石决明、龙骨、磁石等。

4）其他用量表示：如蜈蚣 1 条；生姜 3 片；鲜竹沥 15 mL 等。此外，一些贵重药一般用量也比较小，如牛黄 0.1～0.3 g，麝香 0.03～0.01 g 等。

总之，中药的临床用量是历代医家临床经验的宝贵结晶。一张处方中每一味中药剂量的确定具有很强的技巧性，与临床疗效的关系十分密切。纵观历代医案，对同一患者，用同一张药方，甲医用之无效，而乙医对其中某药稍作增减，其效立显之例，屡见不鲜。可见临证处方用药不可随心所欲，否则轻则影响疗效，重则因药致病。正因为如此，对调剂人员的要求必须十分严格。如果调剂人员操作时粗枝大叶或变更某些药物的剂量，那么方剂的治疗范围、功能主治、禁忌等均可随之改变。例如，同为枳实和白术两药组成的枳术汤和枳术丸，前者枳实用量倍于白术，以消积导滞为主；后者白术用量倍于枳实，以健脾和中为主。又如小承气汤和厚朴三物汤，同为大黄、枳实、厚朴三药组成，只因各药用量不同，方剂名称、功能主治也均不相同。前者大黄用量重于厚朴，故偏重于泻热通便；后者厚朴用量重于大黄，故长于行气消胀。由此可见，在调剂中必须遵循处方的用量原则，才能确保临床疗效。

为加强中药饮片管理，保障人体用药安全、有效，根据《中华人民共和国药品管理法》等法律，国家中医药管理局和原卫生部于 2007 年制定了《医院中药饮片管理规范》（国中医药发〔2007〕111号），其中第二十九条规定中药饮片调剂人员在调配处方时，应当按照《处方管理办法》和中药饮片调剂规程的相关规定进行审方和调剂。对存在"十八反""十九畏"以及妊娠禁忌、超过常用剂量等可能引起用药安全问题的处方，应当由处方医师确认（双签字）或重新开具处方后方可调配。

中药饮片主要是用于制作中药汤剂，中药汤剂的用法包括煎法和服法，两者同等重要，用法的恰当与否，对临床疗效有着直接的影响。

二、毒、麻中药的用法用量

历代本草书籍中，常在每一味药物的性味之下，标明其"有毒""无毒"。"有毒无毒"也可简称为"毒性"，也是药物性能的重要标志之一，它是确保用药安全必须注意的问题。由于中药毒性与其治疗作用有关，因此，有毒中药仍为临床常用之品，毒性仍属于中药性能理论之一。同一味中药剂量不同，尤其是有毒中药，则其产生的疗效和不良反应不同。然而近年来，中药处方用量存在普遍偏大的趋势。同时，中药不良反应报道呈上升趋势，其中主要是由于超剂量使用所致。

因此正确认识药物毒性，对于治疗用药有重要的意义。"毒药"作为中药的内容之一，有广义与狭义之分。广义毒药是一切药物的总称。如金元医家张子和曰："凡药皆有毒也，非止大毒、小毒谓之毒。"张景岳《类经》也言："药以治病，因毒为能，所谓毒药，以气味之有偏也。"药物偏性即为毒性。"以偏纠偏"可治病，"用之不当"则伤人。李时珍曾说过："用之得宜，皆有功力，用之失宜，参术亦能为害。"狭义毒药指治疗量与中毒量十分接近，治疗作用峻猛强烈，易引起中毒的药物，本书所言之毒药，即为狭义之毒，也是《中华人民共和国药典》2010 年版中标有"毒"的药物，使用时需谨慎。

国家中医药管理局和原卫生部于 2007 年制定的《医院中药饮片管理规范》（国中医药发［2007］111 号），其中第三十二条规定调配含有毒性中药饮片的处方，每次处方剂量不得超过二日极量。对处方未注明"生品"的，应给付炮制品。第三十三条规定罂粟壳不得单方发药，必须凭有麻醉药处方权的执业医师签名的淡红色处方方可调配，每张处方不得超过三日用量，连续使用不得超过七天，成人一次的常用量为每天 3 ~ 6 g。《中华人民共和国药典》2010 年版中标有"毒"药物的用量见表 5 - 3。

表 5 - 3　有毒中药饮片内服限量表

品名	最高限量（g）	品名	最高限量（g）
丁公藤	6	制吴茱萸	5
九里香	12	硫黄	3
三棵针	15	艾叶	9
干漆	5	艾叶炭	9
土荆皮	外用适量	蛇床子	10
千金子	2	苦楝皮	6
飞扬草	9	香加皮	6
小叶莲	9	酒蕲蛇	9
天仙子	0.6	南鹤虱	9
生天南星	外用生品适量	绵马贯众	10
制天南星	9	绵马贯众炭	10
木鳖子	1.2	金钱白花蛇	5
生巴豆	外用适量	雄黄	0.1
两头尖	3	华山参	0.2
两面针	10	红粉	只可外用，不可内服
北豆根	9	米炒斑蝥	0.06
生白附子	外用生品适量	制马钱子/马钱子粉	0.6
制白附子	6	醋芫花	3，研末吞服 0.9
白屈菜	18	红大戟	3
生半夏	内服一般炮制后使用，外用适量	洋金花	0.6
地枫皮	9	蟾酥	0.03
黑顺片	15	醋甘遂	1.5
生川乌	一般炮制后用	苦木	枝 4.5，叶 3
制川乌	3	金铁锁	0.3
生草乌	一般炮制后用	京大戟	3
制草乌	3	闹羊花	1.5
生水蛭	3	草乌叶	1.2
烫水蛭	3	蜜罂粟壳	6
白果仁	10	鹤虱	9
炒牵牛子	6	轻粉	0.2
鸦胆子	2	急性子	5
全蝎	6	臭灵丹草	15
土鳖虫	10	狼毒	熬膏外敷
蜈蚣	5	商陆	9
朱砂	0.5	紫萁贯众	9

品名	最高限量（g）	品名	最高限量（g）
炒苦杏仁	10	蓖麻子	5
大皂角/猪牙皂	1.5	翼首草	3
仙茅	10	山豆根	6
炒苍耳子	10	炒蒺藜	10
川楝子	10	重楼	9

三、中成药的用法用量

中成药作为药物，在临床应用过程中也应具备"安全、有效、经济、适当"4个基本要素，同时还应认识到中成药是在中医药理论指导下应用的，其和化学药品理论体系不同，在临床使用过程中还应充分继承传统中医辨证论治的精髓，同时还应摒弃"中药没有不良反应""有病治病、无病强身"的错误认识，从中成药临床应用应遵循的指导原则、中成药的不良反应、使用禁忌、配伍应用等方面加强对中成药合理应用的认识。

为加强对中成药的临床应用管理，提高中成药应用水平，国家中医药管理局会同有关部门组织专家制定了《中成药临床应用指导原则》（以下简称《指导原则》）。《指导原则》由四部分组成，第一部分为中成药概述；第二部分为中成药临床应用基本原则；第三部分为各类中成药的特点、适应证及注意事项；第四部分为中成药临床应用的管理。其中中成药临床应用基本原则是《指导原则》的核心，重点指出中成药临床应用应遵循以下原则。

（一）辨证用药

依据中医理论，辨认、分析疾病的证候，针对证候确定具体治法，依据治法，选定适宜的中成药。

（二）辨病、辨证结合用药

辨病用药是针对中医的疾病或两医诊断明确的疾病，根据疾病特点选用相应的中成药。临床使用中成药时，可将中医辨证与中医辨病相结合、西医辨病与中医辨证相结合，选用相应的中成药，但不能仅根据西医诊断选用中成药。

（三）剂型的选择

应根据患者的体质强弱、病情轻重缓急及各种剂型的特点，选择适宜的剂型。

（四）使用剂量的确定

对于有明确使用剂量的，应勿超剂量使用。有使用剂量范围的中成药，老年人使用剂量应取偏小值。理想的剂量要求有最好、最大的疗效，最小的不良反应。临床应用过程中成药的用量还要根据患者的年龄、体质、病程、发病季节等具体情况全面考虑。老年人一般气血渐衰，对药物耐受力较弱，特别是作用峻烈的药物易伤正气，应适当低于成人量。小儿1岁以上可用成人量的1/4，2~5岁儿童用成人量的1/3，5岁以上用成人量的1/2。体弱患者不宜用较大剂量，久病者应低于新病者的剂量。老人及身体极度衰弱者用补药时，开始剂量宜小，逐渐增加，否则因药力过猛而使病者虚不受补。凡病势重剧者药量宜大，以增强疗效；病势轻浅者用药量宜小，以免伤正气。此外，在确定用药量时，对南北水土不同、生活习惯及职业等因素都应予以考虑。

（五）合理选择给药途径

能口服给药的，不采用注射给药；能肌内注射给药的，不选用静脉注射或滴注给药。

（六）使用中药注射剂还应做到

用药前应仔细询问过敏史，对过敏体质者应慎用；严格按照药品说明书规定的功能主治使用，辨证施药，禁止超功能主治用药；中药注射剂应按照药品说明书推荐的剂量、调配要求、给药速度和疗程使用药品，不超剂量、过快滴注和长期连续用药；中药注射剂应单独使用，严禁混合配伍，谨慎联合用药；对长期使用的，在每疗程间要有一定的时间间隔；加强用药监护，用药过程中应密切观察用药反应，发现异常，立即停药，必要时采取积极救治措施；尤其对老人、儿童、肝肾功能异常等特殊人群和初次使用中药注射剂的患者应慎重使用，加强监测。

中药注射剂是中成药的一种特殊剂型，为着重加强对中药注射剂的管理，原卫生部、国家食品药品监督管理局、国家中医药管理局还联合发布了《关于进一步加强中药注射剂生产和临床使用管理的通知》，并提出了中药注射剂临床使用基本原则以加强教育和引导。为进一步促进中药注射剂的合理使用，提高临床疗效，保证患者的用药安全，国家中医药管理局医政司、中华中医药学会临床药理专业委员会还组织有关专家编写了《中药注射剂临床应用指南》，这是中西医临床应用中药注射剂的权威指南。

第四节　中药的调剂

中药调剂根据所调配中药的性质不同，分为中药饮片调剂和中成药调剂。中药饮片调剂是根据医师处方要求，将加工合格的不同中药饮片调剂成可供患者内服或外用的汤剂的过程。中成药调剂是根据医师处方调配各种中成药，或根据患者的轻微病症来指导患者购买中成药非处方药的过程。

一、中药饮片处方的调剂程序及注意事项

中药饮片调剂工作是中药药事工作的重要组成部分，也是中药经营企业经营业务活动的重要组成部分。中药饮片调剂工作是一项专业性、技术性很强的工作，调剂工作质量的好坏直接关系到患者生命的安危。中药饮片调剂按工作流程分为审方、计价、调配、复核和发药5个环节。

（一）审方

审方是调剂工作的第一个关键环节，调剂人员不仅要对医师负责，更要对患者用药的安全有效负责。只有确认拿到的是内容完整准确、书写清楚的处方，才能进行计价和调配，以减少差错。

（1）收方后必须认真审查处方各项内容，对处方的前记、正文和医师签章等逐项加以审查，如患者姓名、性别、年龄、住址或单位、处方日期、医师签字等是否填写，药品名称、规格、剂量、剂数、脚注等是否正确。

（2）对不符合规定者要与处方医师联系，也可使用一种"处方退改笺"，在其中说明需要更正和协商的内容，连同原处方同时交给患者，经医师修正后方可调配。

如发现处方中名称或剂量字迹不清时，不可主观猜测，以免错配；发现有配伍禁忌、超剂量用药、超时间用药、服用方法有误、毒麻药使用违反规定等方面的疑问或临时缺药，都应与处方医师联系，请处方医师更改或释疑后重新签字，否则可拒绝计价和调配。

（3）审方人员无权涂改医师处方。

（二）计价

计价是医疗单位或药品经营单位收费的依据，关系到医疗单位和药品经营单位的信誉、经济核算及患者的经济利益，必须做到准确无误。由于目前大多数医院采用计算机管理系统由专门收费人员进行计价工作，因此可省去调剂人员此项工作程序。

（三）调配

调配是调剂工作的主要环节，专业技术性强，劳动强度大，调剂人员应有高度的责任感。为达到配方准确无误，要注意以下几方面。

（1）中药饮片装斗时要清斗，认真核对，装量适当，不得错斗、串斗。

（2）调剂用计量器具根据处方药品的不同体积和重量，选用相应的衡器，一般选用克戥或电子秤。

称取贵重药和毒性药时要选用毫克戥或天平。器具应当按照质量技术监督部门的规定定期校验，不合格的不得使用。

（3）中药饮片调剂人员在调配处方时，应当按照《处方管理办法》和《中华人民共和国药典》及有关规定进行再次审方，对处方中有无配伍禁忌药、妊娠禁忌、证候禁忌、需特殊管理的毒性药或麻醉药，超过常用剂量等可能引起安全问题的处方进行审核，如出现问题，应当由处方医师确认（双签字）或重新开具处方后方可调配。

（4）有次序调配，防止杂乱无章。急诊处方随到随配；婴幼儿及高龄老人给予提前照顾；其他处方按接方先后顺序调配。装药的药柜、药屉、大包装盒（箱）等用后立即放回原处。

（5）调剂人员对所调配的饮片质量负有监督的责任，所调配的饮片应洁净、无杂质，符合药典或地方的炮制规范，如发现发霉变质或假冒伪劣等质量不合格饮片应及时向有关责任人提出，更换后才可继续调配。注意遵从当地不同炮制品种的处方应付药味。并开药应分别称取。

（6）为便于复核，应按处方顺序调配，间隔摆放，不可混成一堆。

（7）一方多剂时应按等量递减、逐剂复戥的原则分剂量，每一剂的重量误差应当在5%以内。

（8）需先煎、后下或包煎等特殊处理的饮片，不论处方是否有脚注，都应按调剂规程的要求处理（应分剂单包，注明用法后与其他药一并装袋）。有鲜药时应分剂另包，以利患者低温保存。

（9）一张处方不宜两人共同调配，防止重配或漏配。

（10）含毒、麻药处方的调配按《医疗用毒性药品管理办法》《麻醉药品、精神药品管理条例》的有关规定执行。

（11）调配完毕后，应按处方要求进行自查，确认无误后签字，交复核人员复核。

（四）复核

复核是调剂工作的把关环节，中药饮片调配后，必须经复核后方可发出。二级以上医院应当由主管中药师以上专业技术人员负责调剂复核工作，复核率应当达到100%。复核时除对所调配药品按处方逐项核对外，对处方的内容也要逐项审查。

（1）调配完毕的药品必须经复核人按处方要求逐项复核，发现错味、漏味、重味，重量有误或该捣未捣，需临时炮制而未炮制的饮片等应及时纠正。

（2）检查是否已将先煎、后下、包煎、烊化等需特殊处理的饮片单包并注明用法。贵重药和毒性药是否处理得当。

（3）发现有与调剂要求不符的情况时，要及时请原调剂人员更改。复核无误后在处方上签字，包装药品。包装袋上应写清患者姓名和取药号。包装时注意外用药要有外用标志，先煎、后下等特殊处理的中药要放在每一包的上面，以便发药人员提请患者注意。将处方固定在药包上。

（五）发药

（1）认真核对患者姓名、取药凭证和汤药剂数。

（2）向患者交代用法、用量、用药禁忌或饮食禁忌，特别要注意需特殊处理的中药的用法、是否有自备药引、鲜药的保存等。

（3）回答患者提出的有关用药问题。常用中药饮片名称、用量、毒性、特殊煎法、配伍禁忌及注意事项。

二、中成药调剂注意事项

中成药是中医药学的重要组成部分，调剂中成药仍应遵从《中华人民共和国药品管理法》《处方管理办法》《中华人民共和国药典》等有关规定。调剂时需注意以下内容。

1. 审方

调剂人员接到医师处方后，先审查处方，包括医师签名，患者姓名、性别、年龄、住址，药物名称、剂量、数量、剂型、用法用量、配伍禁忌、交费与否等内容，无误后再进行调配。如处方内容有疑问，应与处方医师联系，修改、确认后方可调配。急诊处方优先调配。住院患者除上述内容外，还应核对患者所属科室，服药起止日期。

2. 配方

（1）配方时应细心、准确按处方配药，调配零散药品时，应在药品包装袋上注明药品名称、数量、剂量、用法用量。核对无误后在处方上签字交给复核发药人。

（2）一张处方不得两人共同调配，以防重配、漏配。

（3）若有短缺药品应及时通知库管人员。

（4）药师在完成处主调配时，应当在处方上签名。

3. 复核

复核人员接到调配好的药品和处方后，应核对患者姓名、单位或住址，对住院患者应核对患者姓名、所在科室；核对处方与调配好的药品名称、规格、数量是否相符，零散药品包装袋上书写的药品名称、剂量、数量、用法用量是否正确。无误后在处方上签名，发药。发药时应向取药人说明使用方法和服用注意事项。

第六章

中药的合理应用

第一节 合理用药概述

合理用药是在充分考虑患者用药后获得的效益与承担的风险后所做的最佳选择，即使药效得到充分发挥，不良反应降至最低水平，也使药品费用更为合理。中药的临床应用是在中医的理论基础上进行的，研究探讨中药临床药学及合理应用，就应当从中医中药的理论基础出发，根据其作用机制，指导中医临床合理用药，达到充分发挥药物疗效之目的。中药对人体造成的损害，除了药物本身的因素外，很多是由于不合理用药引起的。

一、合理用药的概念及意义

所谓中药的合理应用，是指运用中医药学综合知识指导临床用药。也就是以中医药理论为指导，在充分辨析疾病和掌握中药性能特点的基础上，安全、有效、简便、经济地使用中药或中成药，达到以最小的投入，取得最大的医疗和社会效益之目的。

合理用药这一概念是相对的、动态发展的。一般认为，以某种中药或中成药治疗某种病证，在选用时认为其合理，仅是与同类药物相比较而言。其次，不同时期合理使用中药或中成药的标准也不同。这是因为随着中医、药学、医学理论及其他相关科学技术的发展，人类对疾病的病因病机和中药或中成药性能主治的认识也在不断地深化，加之新药的不断研制开发，必然会影响合理使用中药和中成药的标准，并促使其日臻科学完善。

合理用药的目的，首先就是要最大限度地发挥药物治疗效能，将中药和中成药的不良反应降低到最低限度，甚至于零。其次是最有效地利用卫生资源，减少浪费，减轻患者的经济负担。最后是方便患者使用所选药物。

合理用药与广大群众的切身利益息息相关，是用药安全、有效、简便、经济的保障。合理用药可以经济有效地利用卫生资源，取得最大的医疗和社会效益，避免浪费。

二、合理用药的基本原则

（一）安全

所谓安全，即保证用药安全，是合理用药的首要条件。无论所使用的药物是有毒还是无毒，均应首先考虑所用药物是否安全，是否会对患者造成不良反应，使用时必须了解。在用药过程中，安全性不是要求药物的不良反应最小或无不良反应，而是要让患者承受最小的治疗风险，获得最大的治疗效果，即风险/效果应尽可能小。

（二）有效

所谓有效，就是在用药安全的前提下，保证通过药物的治疗达到既定的治愈和延缓疾病进程的目的。即所推选的中药或中成药对患者既不会造成伤害，又有较好的疗效。使患者用药后能迅速达到预期目的，根除致病原，治愈疾病，延缓疾病进程，缓解临床症状，预防疾病发生，调节人的生理功能，避免不良反应发生。

（三）简便

所谓简便，即提倡用药方法要简便。在用药安全、有效的前提下，力争做到所推选药物的使用方法简便易行，使临床医师及使用者易于掌握，应用方便。

（四）经济

所谓经济，即倡导用药要经济实用，获得单位用药效果所投入的成本应尽可能低。必须在用药安全、有效的前提下，除力争做到所推选的药物用法简便外，还必须做到用药不滥，经济实用，并有利于环境保护。最大限度地减轻患者的经济负担、降低中药材等卫生资源的消耗。

三、不合理用药的主要表现及不良后果

合理用药涉及的面很广，从药物的适应病证、剂型、剂量、用法、服用时间及配伍应用，到使用者的性别、年龄、体质及病情的变化等，无不密切相关。在临床用药过程中，只要有一个方面没有顾及到就有可能出现不合理用药的状况，而只要出现不合理用药状况就一定会出现不良后果。临床上常见的中药不合理用药的主要表现有：①辨析病证不准确，用药指征不明确。②给药剂量失准，用量过大或过小。③疗程长短失宜，用药时间过长或过短。④给药途径不适，未选择最佳给药途径。⑤服用时间不当，不利于药物的药效发挥。⑥违反用药禁忌，有悖于明令规定的配伍禁忌、妊娠禁忌、服药时的饮食禁忌及证候禁忌。⑦同类药物重复使用，因对药物的性能不熟或单纯追求经济效益，导致同类药重复使用。⑧乱用贵重药品，因盲目自行购用或追求经济效益，导致滥用贵重药品。

不合理用药常会导致不良后果，这些后果可以是单方面的，也可是综合性的；可以是轻微的，也可以危及生命。大体可归纳为以下几种：①浪费医药资源：不合理用药会造成医药资源的浪费，这可以是直接的，如重复给药、无病用药、无必要的合并用药等；也可以是间接的，如处置药物不良反应、药源性疾病的治疗等会增加医药资源的消耗，且常会被医务人员和患者忽视。②延误疾病的治疗：许多不合理用药都不利于疾病的治疗，如用药错误或给药不足，会延误疾病治疗或导致疾病治疗不彻底，没有痊愈，容易复发，从而增加患者的痛苦和医师治疗的难度；而不适当的合并用药，则又会干扰药物的吸收和排泄，降低治疗效果等。③引发药物不良反应及药源性疾病：发生药物不良反应的因素很多。有药物的因素，如品种混淆、炮制不当；有患者的因素，如过敏性体质、个体差异、特殊人群；也有辨证是否准确、立法是否确当等。但更不能忽视不合理用药，如选用药物不准确、用药时间过长、剂量过大、用法不适当，均会引起不良反应，甚至药源性疾病。④造成医疗事故和医疗纠纷：不合理用药常常会造成医疗事故，或称为药疗事故。医疗事故的发生，常常会引发医疗纠纷，不但会给患者、医师、药师带来许多的痛苦和不必要的经济支出，而且会给医院、药品经营单位乃至全社会带来许多的麻烦和不必要的经济损失。

四、保证合理用药的主要措施

（一）掌握中医药基本理论

辨证论治是中医理论体系的核心，是中医方法论的精髓，每一位医药工作者都应该熟练掌握中药基本知识和中医药理论，尤其是中药的性能特点、功效主治、配伍应用、用量用法及使用注意等，是合理用药的先决条件。若对中医药基本理论不熟悉或掌握不够，就无法指导中药的合理应用，尤其是中药临床药师，缺乏中医药的基本理论，就不可能发现临床医师的用药不合理问题，更不可能为临床医师和患者提供用药指导和药学服务，合理用药就会成为一句空话。

（二）正确把握辨证论治

正确的辨证是合理应用中药和中成药的根本保障，运用所学知识和技能，通过望、闻、问、切，搜

集患者病症有关的各种资料，应用八纲辨证与脏腑辨证等手段进分析归纳，对病情做出正确诊断，依法确定治病法则及方药。只有这样才能为指导合理用药创造条件。

（三）参辨患者的身体状况

由于人的体质、年龄、性别、生活习惯差异，这些差异对药物的敏感性和耐受性不同，从而影响中药和中成药的有效性和安全性。不但健康人如此，患者更是如此。应详细辨析患者的体质、年龄、性别和生活习惯等，选用药物及制订的方案时要以此作为重要依据，针对病情及患者具体情况选择最佳方案，确定合理给药剂量。如老人、儿童药物代谢功能较弱或衰退，易发生蓄积中毒；妇女经期，特别是心肝功能不全的病患者，在应用有毒或作用强烈的药物时应慎重考虑。又如患者的营养好坏、体质的强弱、脏腑的功能是否正常及性别差异等，均能影响其机体对药物的代谢速度和耐受能力，以及毒性反应的发生与严重程度。遇到营养较差、体质较弱、脏腑功能失常、妇女经期的患者，特别是对患有心、肝、肾功能不全或糖尿病者，在应用有毒或作用强烈的药物时更应慎重考虑，以免用药失度，对患者造成伤害。

（四）确认有无药物过敏史

了解患者以往有无药物过敏史以及遗传缺陷，如酶的缺陷或异常等，若有这些问题就应谨慎选择使用药物，特别是避开患者高度敏感的药物等，以保证用药安全。若患者用药后突发过敏反应，临床药师除依法确认其对何种药物过敏，并立即向有关单位报告外，还要将此结果告诉患者本人，以免再次发生过敏现象。

（五）选择质优的饮片

由于中药饮片质量良莠不齐，致使其对人体的疗效及不良反应有别，因此在采购、调剂时，一定要选择质优效佳的饮片。要认真做到品种混乱者不用，出产于被污染环境中者不用，药用部位失准者不用，违规炮制者不用，霉烂变质者不用。给患者使用的中药应是质量最佳、疗效最好的饮片。

（六）合理配伍用药

我国历代医药学家都十分重视研究合理配伍用药，并建立了包括中药基本配伍与高级配伍两大部分在内的中药配伍理论。所谓基本配伍，习称"配伍七情"，具体有单行、相须、相使、相畏、相杀、相恶、相反。药物的"配伍七情"中，相须、相使表示增效的；相杀、相畏是减毒的；相恶表示减效的；相反表示增毒的。临床上经常配伍增效，酌情选择减毒，一般不用减效，坚决禁止增毒。所谓高级配伍，习称"君臣佐使"，其从多元角度论述了药物在方中的地位及配用后性效变化规律。配伍组方合理可以起到协调药物偏性，增强药物疗效，降低药物毒性，减少不良反应发生的作用。反之，配伍不当可造成药效降低，甚至毒性增大，产生不良后果。

（七）选择适宜的给药途径及剂型

中药的给药途径多种多样，为使药物能够迅速达到病变部位发挥作用，需要根据病情轻重缓急、用药目的以及药物性质选择适宜的给药途径和用药方案。一般病情，口服有效则多采用口服给药方法；危重、急症患者宜用静注或静滴；皮肤及阴道疾病常用外治法，也可口服给药；气管炎、哮喘患者等可用口服给药方法，也可采用气雾剂吸入疗法等。一般说，经口服给药能达到预期疗效的，则不考虑注射，以避免中药注射剂引起不良反应。中药的剂型与其效用关系密切，若选用的剂型恰当，不但能提高其疗效，而且能减轻或消除其不良反应，否则不但不能增强其疗效，反而会引发或增强其不良反应。

（八）制订合理的用药时间和疗程

根据病情轻重缓急，确定合理的给药时间以充分发挥药物的作用，并减少不良反应的发生。用药时选用适当的疗程，是合理用药的重要一环。疗程过短则难以达到预期疗效，疗程过长则可能给患者带来新的伤害。这是因为有些中药或中成药所含的某些成分在人体内有蓄积作用，一旦这些成分的蓄积量达到了人体的最大耐受量，即会对人体造成伤害。故凡偏性突出、作用强烈的中药，特别是有毒中药或含毒性成分的中成药都不宜久服。

（九）严格遵守用药禁忌

中药用药禁忌是中医保证临床安全用药的经验总结，它包括配伍禁忌、妊娠禁忌、服药饮食禁忌及证候禁忌四大部分。超用药禁忌用药不仅会影响药物疗效，而且会引起不良反应，对人体产生不必要的损害，临床应用中药时应该严格遵守。

（十）认真审方堵漏

认真审核临床医师的处方，严堵处方中用药不合理的漏洞。在调配中药汤剂时，要依据所学中医药学知识及调剂规范，一字一句地认真审核每一个处方，若发现处方中有字迹潦草难辨，要立即询问处方医师，切勿主观臆断；若发现处方中有违背合理用药的地方，要立即提醒医师，并建议予以改正，切勿漠然置之。

（十一）详细嘱告用药宜忌

在患者领取中药饮片或中成药时，要详细地向其说明药物的煎煮或服用方法、服用剂量及注意事项等，耐心地叮嘱患者一定要按所嘱方法服用药物，以免因使用不当而影响药物的疗效或引起不良反应。

（十二）按患者的经济条件斟酌选药

选药时，还要从药物经济学方面考虑患者的经济承受能力。应尽可能使用价廉质优的中药，不到非用不可时，不使用价格昂贵的中药。

（十三）其他因素

适宜的用药方法也因不同的时令气候、地理环境有所不同。同时，社会舆论、不实药物信息等的导向和传播，有可能导致人们在使用药物过程中产生不合理用药的现象，要真正做到安全合理地应用中药，必须关注这些对正确合理使用药物有影响的因素。

第二节　中药间的配伍使用

中药配伍是按照一定的组合原则，并根据病情的轻重缓急，结合患者的年龄、体重、嗜好及习俗等进行合理药物配伍。配伍是中药治疗疾病的主要形式，也是提高临床疗效的主要环节，配伍得当可起到事半功倍的疗效。从中药临床应用出发，常用配伍有相辅相成、相反相成、相互补充、相生配伍、降低毒性、改变药性、明确主治等几方面，起到增效、解毒、生效的作用，从而避免出现盲目堆积的有药无方及照搬方剂的有方无药现象，提高中药治病的疗效，减少药物的不良反应。

一、中药配伍原则

（一）七情配伍

七情配伍是中药配伍最基本的理论。七情是单行、相使、相须、相畏、相杀、相恶、相反的合称，用以说明中药配伍后药效、毒性变化的关系。

（1）单行。单行就是指用单味药治病。病情比较单纯，选用一种针对性强的药物即能获得疗效，如清金散单用一味黄芩治轻度的肺热咯血，以及许多行之有效的"单方"等。它符合简、验、便、廉的要求，便于使用和推广。

（2）相须。功用相似的药物配合，可增加疗效。如黄檗与知母可增强滋阴降火作用，二冬膏可增强滋阴润肺、止咳化痰作用。

（3）相使。功效有某些共性的药物合用，一药为主，一药为辅，辅药加强主药的作用。黄芪使茯苓，茯苓能增强黄芪补气利尿的作用。

（4）相畏。是指一药毒性反应或不良反应，能被合用的另一药减轻或消除的配伍关系；如生姜能制半夏、天南星的毒，所以半夏、天南星畏生姜。

（5）相杀。一种药物能消除另一种药物的毒性反应。绿豆能杀巴豆的毒，防风能杀砒霜的毒。

（6）相恶。两种药物配合应用后，一种药物可减弱或牵制另一种药物的药效。如莱菔子能减低人参的补气作用，所以人参恶莱菔子。

（7）相反。两种药物合用以后可产生不良反应或剧毒作用。如甘草反芫花、甘遂。十八反、十九畏都属于相反。

上述7个方面，其变化关系可以概括为4项，即在配伍应用的情况下：①有些药物因产生协同作用而增进疗效，是临床用药时要充分利用的，如相须、相使。②有些药物可能互相拮抗而抵消、削弱原有功效，用药时应加以注意，如相恶。③有些药物则由于相互作用，而能减轻或消除原有的毒性或不良反应，在应用毒性药或剧烈时必须考虑选用，如相畏、相杀。④另一些本来单用无害的药物，却因相互作用而产生毒性反应或强烈的不良反应，则属于配伍禁忌，原则上应避免配用，如相反。

（二）"十八反""十九畏"

"十八反"歌诀：本草明言十八反，半蒌贝蔹及攻乌。藻戟遂芫俱战草，诸参辛芍叛藜芦。具体的内容就是：川乌、草乌、附子不宜与贝母、半夏、白及、白蔹、瓜蒌同用。甘草不宜与海藻、大戟、甘遂、芫花同用。藜芦不宜与人参、人参叶、西洋参、党参、苦参、丹参、玄参、北沙参、南沙参及细辛、赤芍和白芍同用。

"十九畏"歌诀：硫黄原是火中精，朴硝一见便相争。水银莫与砒霜见，狼毒最怕密陀僧。巴豆性烈最为上，偏与牵牛不顺情。丁香莫与郁金见，牙硝难合荆三棱。川乌草乌不顺犀，人参最怕五灵脂。官桂善能调冷气，若逢石脂便相欺。

《神农本草经·序列》指出"勿用相恶、相反者"，"若有毒宜制，可用相畏、相杀者尔，勿合用也"。自宋代以后，将"相畏"关系也列为配伍禁忌，与"相恶"混淆不清。因此，"十九畏"的概念，与"配伍"所谈的"七情"之一的"相畏"，含义并不相同。"十九畏"和"十八反"诸药，有一部分同实际应用有些出入，历代医家也有所论及，引古方为据，证明某些药物仍然可以合用。如感应丸中的巴豆与牵牛同用；甘遂半夏汤以甘草同甘遂并列；散肿溃坚汤、海藻玉壶汤等均合用甘草和海藻；十香返魂丹是将丁香、郁金同用；大活络丹中乌头与犀角同用等。现代这方面的研究工作做得不多，有些实验研究初步表明，如甘草、甘遂两种药合用时，毒性的大小主要取决于甘草的用量比例，甘草的剂量若相等或大于甘遂，毒性较大；又如贝母和半夏分别与乌头配伍，未见明显的增强毒性。而细辛配伍藜芦，则可导致实验动物中毒死亡。由于对"十九畏"和"十八反"的研究，还有待进一步作较深入的实验和观察，并研究其机制，因此，目前应采取慎重态度。一般说来，对于其中一些药物，若无充分根据和应用经验，仍须避免盲目配合应用。

（三）中药配伍的"四气五味"原则

四气，是指寒、凉、温、热四性。运用原则是："治寒以热药，治热以寒药。"温性，热性药如附子、肉桂、干姜、吴茱萸等，多具有温中散寒、助阳等作用，常用于治疗寒证；寒凉性药如石膏、黄芩、黄连、黄檗等，多具有清热泻火、解毒等作用，常用于治疗阳热证。温热与寒凉药同用，则多用于寒热错杂证。

五味，是指辛、甘、酸、苦、咸五味，"辛能散、能行""甘能补、能和、能缓""酸能收、能涩""苦能泄、能燥、能坚""咸能下、能软"。运用原则是：辛味药如麻黄、川芎、半夏等多用于外邪袭表、气滞血瘀、痰湿等证；甘味药如生地、鹿茸、黄芪、阿胶等多用于阴阳气血诸虚证；酸味药如山茱萸、五味子、乌梅、金樱子、白芍等，多用于久病滑脱虚证；苦味药如大黄、葶苈子、槟榔、莪术等多用于瘀结、痰饮、积滞、气逆、湿阻等证；咸味药如芒硝、牡蛎、鳖甲、海藻等多用于瘰疬、瘿瘤、血分瘀结、大便燥结等证。

大部分药物只具有一性一味，即使多味药也是其中一味为主，绝无二重性。诚然单行是不能满足临床需要的，因此必须相互配伍运用。

二、中药复方的配伍

中药复方是按照中医的辨证论治，理法方药的原则，根据治疗的需要，依照君、臣、佐、使的配伍原则组成的。所谓君药是指针对疾病的病因病机，起主要作用的药物；臣药是指辅助主药以加强疗效的药物；佐药是治疗兼证或制约主药的不良反应的药物；使药是起调和作用的药物。在数以万计的中药复方中，这些药物的用量是十分讲究的，并有着一定的规律性，归纳起来，主要有以下三种情况，现介绍如下。

（一）复方中药物用量依君、臣、佐、使而递减

这是中药复方中最为常见的药物配伍原则，一般君药用量最大，臣药次之，佐使药用量为小，故金元时期的名医李东垣指出："君药分量最多，臣药次之，佐使又次之"。如苓桂术甘汤中以茯苓健脾渗湿，祛痰化饮，为君药，用量是12 g；桂枝温阳化气为臣药，用量是9 g；白术健脾燥湿为佐药，用量是6 g；甘草（炙）益气和中为使药，用量是6 g，共奏温化痰饮，健脾利湿的功效，是治疗中阳不足之痰饮病的良方，此类复方具有组方严谨，结构分明，疗效显著的特点。又如著名的小承气汤由大黄、枳实、厚朴三味药物组成，其中大黄用量须倍于厚朴，以达清热通便的功效，用于热结便秘之证；但若将厚朴用量倍于大黄，则该方具有行气除满的作用，用于腹部气滞胀满之证的治疗，方名亦变为厚朴三物汤了。因此，同为三味药物，由于剂量的变化，导致了方名、功效、主治的改变，由此可见中医复方用药的精当与奥妙。

（二）复方中各药物的用量相等

这也是比较常见的，如越鞠丸由香附（醋制）、川芎、栀子（炒）、苍术（炒）、六神曲各200 g组成；九分散中马钱子粉、麻黄、乳香（制）、没药（制）等各药的用量均为250 g等等。这类复方疗效是十分肯定的，如良附丸由高良姜、香附（醋制）各50 g组成，具有温中祛寒，行气止痛，舒肝调经的功效。用于气滞寒凝之胃痛、胁痛、痛经喜温等证，疗效颇佳。

（三）复方中主药用量小于其他药物用量

这种情况主要是主药是一些贵重药材，如人参、牛黄、麝香、犀角等，因作用强、价格昂贵而用量少，被用作复方的主药时，其用量往往小于其他药物。例如，（万氏）牛黄清心丸中的主药牛黄的用量为10 g，其他药物的用量分别为：黄连20 g，黄芩120 g，栀子120 g，郁金80 g；人参健脾丸中的人参用量为25 g，其他药物的用量为白术（麸炒）150 g，茯苓50 g，山药100 g，陈皮50 g，木香12.5 g，砂仁25 g，炙黄芪100 g当归50 g，酸枣仁（炒）50 g，远志（制）25 g。这类复方处方严谨，效果明显，如牛黄解毒片（牛黄15 g，雄黄50 g，石膏200 g，大黄200 g，黄芩150 g，桔梗10 g，冰片25 g，甘草50 g）具有清热泻火解毒的功效，用于火热内盛、咽喉肿痛、牙龈肿痛、口舌生疮、目赤肿痛等证，深受患者欢迎。

现代医学研究表明，中药配伍中可能存在着一种中药有效成分与其他中药有效成分在药理作用方面的相互作用，也可能存在着多种有效成分之间产生物理的或化学的相互作用。这种相互作用经常发生在中药方剂的煎煮或其他剂型制备过程中，从而使方剂中的有效成分无论在质的方面，还是在量的方面都与单味药有所改变。因此，合理的配伍是可以增强药效，降低不良反应。而不合理的配伍则会降低药物疗效，产生或增强药物的不良反应。

三、中成药的合理联用

中成药是中医药学宝库中的重要组成部分，它是以中药材为原料，在中医药基本理论指导下，按规定的处方和方法加工制成一定的剂型，供临床医师辨证使用或患者根据需要直接购用的一类药物。我国的中成药制作生产与应用具有悠久的历史，长期而广泛的临床使用证明，中成药具有疗效确切，携带、使用方便，价格便宜等特点。因此，中成药已成为当今防病治病不可缺少的药物，在国内外享有较高的声誉。中成药作为中医防治疾病的一个重要工具，其对人体的效应也具有两重性，即产生治疗作用的同

时也会产生不良反应。在临床上若能合理使用中药，就能在充分发挥治疗作用的同时使不良反应的发生概率降低，使患者早日康复。若不能正确合理的使用中药，不仅达不到治疗疾病的目的，反会使不良反应发生的概率增加，在延误疾病治疗的同时引发新的疾病，有的甚至危及生命。从国家药品监督管理部门每年公布的国家药品不良反应/事件报告数据看，近几年中成药的不良反应不断攀升，其不良反应发生率仅次于抗感染药而排第二位。由此可见，如何合理地应用中成药，避免中药药源性伤害及降低中药不良反应的发生已经成为迫在眉睫的问题，每一个医药学工作者都必须熟练地掌握有关合理用药的知识，以便在工作中更好地为患者服务。

（一）中成药与中药汤剂的配伍联用

临床上较多出现中成药与中药汤剂同时应用的情况，如肝气郁结合并血虚痛经、月经不调等病症可用中成药逍遥丸配伍中药汤剂当归补血汤，疗效较好；肾阳虚证可用附子理中汤配伍参茸卫生丸；而功能不同中成药配伍使用可以治疗有并发症疾病，如气血两虚中气下陷所致头昏、乏力、脱肛等，可选用复方阿胶浆配伍补中益气丸，治疗阳虚夹湿之泄泻时用附子理中丸配伍健脾丸；高血压证属肝肾阴虚、风阳上扰者，脑立清与六味地黄丸联合用药，脑立清含磁石、代赭石、怀牛膝、珍珠母等，平肝潜阳降逆，六味地黄含熟地黄、山药、山茱萸、茯苓、牡丹皮、泽泻，滋补肝肾之阴；药流后出血的常规治疗方案是益母草颗粒和妇血康颗粒联合用药，益母草颗粒收缩子宫，促进子宫腔内残留组织、积血排出，妇血康颗粒活血化瘀、祛瘀止血。防治心脑血管卒中可用牛黄清心丸＋牛黄解毒丸＋柏子养心丸，变寒凉与温补为平补，养心益气而不燥，清心凉窜而不寒。这些合理的配伍对于提高药效具有重要的意义。

中成药与中药药引配伍联用也能提高疗效，降低不良反应。如活络丹、醒消丸、跌打丸、七厘散等可用黄酒送服，藿香正气丸、附子理中丸等可用姜汤送服，六味地黄丸、大补阴丸等可用淡盐水送服，至宝锭用焦三仙煎汤送服，银翘解毒丸用鲜芦根煎汤送服，川芎茶调散用清茶送服，四神丸、更衣丸用米汤送服。

（二）中成药联合使用的原则

（1）当疾病复杂，一种中成药不能满足所有证候时，可以联合应用多种中成药。

（2）多种中成药的联合应用，应遵循药效互补原则及增效减毒原则。功能相同或基本相同的中成药原则上不宜叠加使用。

（3）药性峻烈的或含毒性成分的药物应避免重复使用。

（4）合并用药时，注意中成药的各药味、各成分间的配伍禁忌。

（5）一些病证可采用中成药的内服与外用药联合使用。

（6）中药注射剂联合使用时，还应遵循以下原则。

1）两种以上中药注射剂联合使用，应遵循主治功效互补及增效减毒原则，符合中医传统配伍理论的要求，无配伍禁忌。

2）谨慎联合用药，如确需联合使用时，应谨慎考虑中药注射剂的间隔时间以及药物相互作用等问题。

3）需同时使用两种或两种以上中药注射剂时，严禁混合配伍，应分开使用。除有特殊说明，中药注射剂不宜两个或两个以上品种同时共用一条通道。

（7）中成药与西药联合使用时应针对具体病情制订用药方案，考虑中西药物的主辅地位确定给药剂量、给药时间、给药途径。

1）中成药与西药如无明确禁忌，可以联合应用，给药途径相同的，应分开使用。

2）应避免不良反应相似的中西药联合使用，也应避免有不良相互作用的中西药联合使用。

3）中西药注射剂联合使用时，还应遵循谨慎联合使用的原则。确需联合用药时，应根据中西医诊断和各自的用药原则选药，充分考虑药物之间的相互作用，尽可能减少联用药物的种数和剂量，根据临床情况及时调整用药；尽可能选择不同的给药途径（如穴位注射、静脉注射），必须同一途径用药时，应将中西药分开使用，谨慎考虑两种注射剂的使用间隔时间以及药物相互作用，严禁混合配伍。

四、中成药联用的配伍禁忌

（一）含"十八反""十九畏"的中成药配伍禁忌

临床常用以治疗风寒湿痹的大活络丸、祛风止痛胶囊、强力天麻杜仲胶囊等中成药含有草乌或附子，而常用的止咳化痰药川贝枇杷糖浆、羚羊清肺丸、通宣理肺丸、复方鲜竹沥液等分别含有川贝、浙贝、半夏，根据配伍禁忌原则，若将上述两类药联合使用当属相反禁忌。又如，由于甘草在中成药中较为常用，当与含相反成分的其他中成药联用时更被忽视。如临床常用中成药心通口服液中含有海藻，祛痰止咳颗粒含有甘遂，若与橘红痰咳颗粒、通宣理肺丸、镇咳宁胶囊等含甘草的中成药联用也属"十八反"禁忌。

此外，临床常用利胆中成药益胆片、胆乐胶囊、胆康胶囊、胆宁片以及治疗肿瘤的平消胶囊等都含有郁金，若与苏合香丸、紫雪散等含有丁香的中成药合用，便应该注意具有"十九畏"药物的配伍禁忌。

（二）含有同一毒性药物剂量叠加的配伍禁忌

临床中含有毒成分的中成药不在少数，如果只根据病情选用药物而不了解处方组成，易导致有毒成分的蓄积，产生不良反应，严重者还可以引起中毒。例如大活络丹与天麻丸两药均含有附子，如合用则加大了乌头碱的摄入量，增大了不良反应的概率，而出现运动麻痹、心律失常、阿—斯综合征等不良反应。又如临床常用朱砂安神丸、天王补心丹治疗失眠，如将两药合用会增加有毒成分的服用量。因其均含有朱砂（其毒性成分为汞），过量或长期服用后轻者可出现恶心呕吐、头昏倦怠的不良反应，重者可导致肾功能衰竭。再如患者咽喉肿痛，既用牛黄解毒片，又用六神丸或喉症丸，这几种药里都含有雄黄，如合用其有毒成分砷的用量在无意中加大了 2~3 倍，有可能出现正常用药情况下一般不会出现的不良反应。还有报道含朱砂的中成药如磁朱丸、柏子养心丸、安宫牛黄丸、苏合香丸等与含较多还原性溴离子或碘离子的中成药如治癫灵片、消瘿顺气等长期服用，在肠内会形成有刺激性的溴化汞或碘化汞，导致药源性肠炎、赤痢样大便。

（三）药性相反中成药联用的配伍禁忌

临床常用的补中益气丸有补中益气、升阳举陷的作用，若与木香槟榔丸等降气药同用，一升一降，药效则相互抵消。另外，将温中散寒的附子理中丸与性质寒凉的清热泻火药牛黄解毒片联用，两者药性相反，也当属使用禁忌。这种现象经常发生，有些西医大夫不懂得中医的辨证论治，可能将治疗风寒感冒与风热感冒的中成药同用。药性相反，不但起不到治疗作用，而且增加了患者的经济负担。

第三节　中西药的联合使用

近年来，随着中西医结合工作的深入开展，中西药并用的概率也越来越高了。北京市中医院的统计表明，该院应用汤剂为主并用西药的患者占用汤剂患者的 13.63%，用中成药为主并用西药的患者占中成药患者的 24.70%，用西药为主的并用中成药占西药患者的 57.34%。可见，中西药联用的情况已极为普遍。中西药物科学合理地配伍应用能提高疗效，降低药物毒副反应。但长期的临床实践及药理研究表明，有些中西药配伍应用能使药物疗效降低，毒副反应增强，加重病情，导致严重的不良后果。因此，在临床治疗过程中应避免不合理的中西药配伍联用，保证用药安全有效。

一、中西药合理联用的特点及举例

（一）中西药合理联用的特点

中西药合理的联用可以增强药物疗效、降低药物的毒副反应、减少药物的使用剂量、减少用药禁忌及扩大应用范围。

1. 协同增效

许多中西药联用后，均能使疗效提高，有时很显著地呈现协同作用，如黄连、黄檗与四环素、呋喃唑酮（痢特灵）、磺胺甲基异噁唑联用治疗痢疾、细菌性腹泻，有协同作用，常使疗效成倍提高。如金银花能加强青霉素对耐药性金黄色葡萄球菌的杀菌作用。

2. 降低毒副反应

某些化学药品虽治疗作用明显但毒副反应却较大，若与某些适当的中药配伍，既可以提高疗效，又能减轻毒副反应。如肿瘤患者接受化疗后常出现燥热伤津的阴虚内热或气阴两虚，可同时配伍滋阴润燥清热或益气养阴中药而能取得显著疗效。

3. 减少剂量

如珍菊降压片有较好的降压及改善症状的作用。若以常用量每次 1 片，每日 3 次计，盐酸可乐定比单用剂量减少 60%。

4. 减少禁忌，扩大适应范围

碳酸锂治疗白细胞减少症近年被广泛应用，但因其胃肠道反应也限制了其适用范围。如同时用白及、姜半夏、茯苓等复方中药，就可减轻胃肠道反应，使许多有胃肠道疾患的白细胞减少症患者接受治疗。

（二）中西药合理联用举例

中西医结合是我们国家一大医疗特色，同时中西药联用也是我国临床用药的特色。只有合理应用，取长补短，才能达到事半功倍的效果，尤其是对一些疑难重症的治疗。

1. 协同增效

（1）逍遥散或三黄泻心汤等与西药催眠镇静药联用，既可提高对失眠症的疗效，又可逐渐摆脱对西药的依赖性。

（2）石菖蒲、地龙与苯妥英钠等抗癫痫药联用，能提高抗癫痫的效果；大山楂丸、灵芝片、癫痫宁（含马蹄香、石菖蒲、甘松、牵牛子、千金子等）与苯巴比妥联用治疗癫痫有协同增效作用。

（3）芍药甘草汤等与西药解痉药联用，可提高疗效。

（4）补中益气汤、葛根汤等具有免疫调节作用的中药与抗胆碱酯酶药联用，治肌无力疗效较好。

（5）木防己汤、茯苓杏仁甘草汤、四逆汤等与强心药地高辛等联用，可以提高疗效，改善心功能不全患者的自觉症状。

（6）苓桂术甘汤、苓桂甘枣汤等与普萘洛尔类抗心律失常药联用，既可增强治疗作用，又能预防发作性心动过速。

（7）钩藤散、柴胡加龙骨牡蛎汤等与抗高血压药甲基多巴、卡托普利等联用，有利于改善对老年高血压症的治疗作用。

（8）苓桂术甘汤、真武汤等与血管收缩药甲磺酸双氢麦角碱联用，可增强对直立性低血压的治疗作用。

（9）当归四逆加吴茱萸生姜汤等与血管扩张药联用，可增强作用，其中的中药方剂对于微循环系统的血管扩张特别有效。

（10）黄连解毒汤、大柴胡汤等与抗动脉粥样硬化、降血脂剂联用，可增强疗效。

（11）木防己汤、真武汤、越婢加术汤等与西药利尿药联用，可以增强利尿效果。

（12）枳实与庆大霉素联用，枳实能松弛胆道括约肌，有利于庆大霉素进入胆道，增强抗感染作用。

（13）小青龙汤、柴朴汤等与氨茶碱、色甘酸钠等联用，可提高对支气管哮喘的疗效。

（14）麦门冬汤、滋阴降火汤等对老年咳嗽的镇咳作用，优于磷酸可待因，若酌情选择联用，可提高疗效。

（15）具有抗应激作用的中药，如柴胡桂枝汤、四逆散、半夏泻心汤等与治疗消化性溃疡的西药

（H_2 受体拮抗剂、制酸剂）联用，可增强治疗效果。

（16）具有保护肝脏和利胆作用的茵陈蒿汤、茵陈五苓散、大柴胡汤等与西药利胆药联用，能相互增强作用。

（17）茵陈蒿及含茵陈蒿的复方与灰黄霉素联用，可增强疗效，这是因为茵陈蒿所含的羟基苯丁酮能促进胆汁的分泌，而胆汁能增加灰黄霉素的溶解度，促进其吸收，从而增强灰黄霉素的抗菌作用。

（18）甘草与氢化可的松在抗炎抗变态反应时同用，有协同作用。因甘草酸有糖皮质激素样作用，并可抑制氢化可的松在体内的代谢灭活，使其在血液中浓度升高，从而使疗效增强。

（19）丹参注射液加泼尼松，治结节性多动脉炎，有协同作用。

（20）炙甘草汤、加味逍遥散等与甲巯咪唑等联用，可使甲状腺功能亢进症的各种自觉症状减轻。四逆汤与左甲状腺素联用，可使甲状腺功能减退症的临床症状迅速减轻。

（21）延胡索与阿托品制成注射液，止痛效果明显增加；若再加少量氯丙嗪、异丙嗪，止痛效果更优；洋金花与氯丙嗪、哌替啶等制成麻醉注射液，用于手术麻醉不但安全可靠，而且术后镇痛时间长。

（22）十全大补汤、补中益气汤、小柴胡汤等与西药抗肿瘤药联用，可以提高疗效。其中的中药可以提高天然杀伤细胞活性的能力，还可能有造血及护肝作用。

（23）清肺汤、竹叶石膏汤、竹茹温胆汤、六味地黄丸等与抗生素类药联用，有增强抗生素治疗呼吸系统反复感染的效果。这些中药方剂具有抗炎、祛痰、激活机体防御功能的效果，尤其是含人参、柴胡或甘草的方剂效果更佳。有些单味中药如黄连、黄檗、葛根等，具有较强的抗菌作用，如与抗生素类药物联用，可增强抗菌作用。

（24）麻黄与青霉素联用，治疗细菌性肺炎，有协同增效作用；黄连、黄檗与四环素、呋喃唑酮、磺胺脒联用，可增强治疗菌痢的效果；香连化滞丸与呋喃唑酮联用，可增强治疗细菌性痢疾的效果；碱性中药与苯唑西林、红霉素同服，可防止后者被胃酸破坏，增强肠道吸收，从而增强抗菌作用。

（25）香连丸与甲氧苄啶联用后，其抗菌活性增强 16 倍。

（26）黄连、黄檗与呋喃唑酮、磺胺甲基异噁唑、四环素，治疗痢疾、细菌性腹泻有协同作用，常使疗效成倍提高。

（27）逍遥丸或三黄泻心汤等与西药镇静催眠药联用，既可提高对失眠症的疗效，又可逐渐摆脱对西药的依赖。

（28）补中益气丸、葛根汤等具有免疫调节作用的中药，与抗胆碱酯酶药（如新斯的明、毒扁豆碱等）联用，治疗肌无力疗效更好。

（29）地西泮有嗜睡等不良反应，若与苓桂术甘汤（丸）合用，地西泮用量只需常规用量的1/3，其不良反应也因为并用中药而消除。

（30）丙谷胺对消化性溃疡临床症状的改善、溃疡的愈合有一定效果，如与甘草、白芍、冰片等合用，则有协同作用，疗效更好。

（31）阿拉明（间羟胺）、多巴胺等升压药与丹参注射液合用，不仅可以增强升压作用，还可以延长升压作用的时间。

（32）桂枝茯苓丸与血管扩张药联用，中药对微循环系统的血管扩张有效，可增强西药的血管扩张作用。

（33）莨菪碱与生脉散、丹参注射液合用，治疗病窦综合征，既能适度加快心率，又能改善血液循环，达到标本兼治的目的。

（34）氯丙嗪与中药珍珠层粉合用治疗精神病，不仅有一定的协同增效作用，而且能减轻氯丙嗪的肝损害不良反应。

（35）加味逍遥散、炙甘草汤等与甲巯咪唑等联用，可使甲亢的各种自觉症状减轻。四逆汤与左甲状腺素联用，可使甲状腺低下症的临床症状迅速减轻。

（36）碱性中药与红霉素、苯唑西林等同服，可防止后者被胃酸破坏，增强肠道吸收，从而增强抗菌作用。

此外，中西药联用还能促进药物的吸收，如木香、砂仁、黄芩等对肠道有明显抑制作用，可延长维生素 B_{12}、灰黄霉素、地高辛等在小肠上部的停留时间，从而有利于药物吸收。

2. 降低西药的不良反应

（1）柴胡桂枝汤等具有抗癫痫作用的中药复方与西药抗癫痫药联用，可减少抗癫痫药的用量及肝损害、嗜睡等不良反应。

（2）六君子汤等与抗震颤麻痹药联用，可减轻其胃肠道不良反应，但也可能影响其吸收、代谢和排泄。

（3）抗抑郁药与相应的中药方剂联用，可减少口渴、嗜睡等不良反应的产生。氯氮平治疗精神分裂症有明显疗效，但最常见的不良反应是流涎。应用石麦汤（生石膏、炒麦芽）30～60 剂为一疗程，流涎消失率82.7%，总有效率93.6%。

（4）芍药甘草汤等与解痉药联用，在提高疗效的同时，还能消除腹胀、便秘等不良反应。

（5）小青龙汤、干姜汤、柴朴汤、柴胡桂枝汤等与抗组胺药联用，可减少西药的用量和嗜睡、口渴等不良反应。

（6）木防己汤、真武汤、越婢加术汤、分消汤等与西药利尿药联用，可减轻因应用西药利尿药而导致的口渴等不良反应。但排钾性利尿药不宜与含甘草类的中药复方联用，以避免乙型醛固酮增多症。

（7）桂枝汤类、人参类方剂与皮质激素类药联用，可减少激素的用量和不良反应。

（8）八味地黄丸、济生肾气丸、人参汤等中药与降血糖药联用，可使糖尿病患者的性神经障碍和肾功能障碍减轻。

（9）黄芪、人参、女贞子、刺五加、当归、山茱萸等，与西药化疗药联用，可降低患者因化疗药而导致的白细胞降低等不良反应。

（10）黄芩、黄连、黄檗、葛根、金银花、葛根等具有较强抗菌作用的中药与抗生素类药联用，可减少抗生素的不良反应。

（11）黄精、骨碎补、甘草等与链霉素联用，可消除或减少链霉素引发的耳鸣、耳聋等不良反应。

（12）逍遥散有保肝作用，与西药抗结核药联用，能减轻西药抗结核药对肝脏的损害。

（13）用含麻黄类中药治疗哮喘，常因含麻黄碱而导致中枢神经兴奋，若与巴比妥类西药联用，可减轻此不良反应。

（14）小柴胡汤、人参汤等与丝裂霉素 C 联用，能减轻丝裂霉素对机体的不良反应。

（15）碳酸锂治疗白细胞减少症时会引起胃肠道反应，若与白及、姜半夏、茯苓等同时服用，可明显减轻其胃肠道的不良反应。

二、中西药不合理联用出现的问题

不合理联用常见出现的问题主要有导致不良反应增加和导致药效降低，临床应用时应尽量避免配伍联用。

（一）导致不良反应增加

（1）两类药物毒性相类似，合并用药后出现不良反应的同类相加：如地榆、虎杖、五倍子等含鞣质的中药与四环素、利福平等西药，两者均有肝毒性。

（2）产生有毒的化合物：含雄黄、信石等含砷中药及制剂牛黄解毒丸、六神丸等与硝酸盐、硫酸盐同服，在体内砷氧化成有毒的三氧化二砷，可引起砷中毒。

（3）中药能增加西药的不良反应：如杏仁、桃仁、白果等含氰苷的中药可加重麻醉、镇静止咳药（如硫喷妥钠、可待因等）呼吸中枢抑制作用，使不良反应增加，严重的可使患者死于呼吸衰竭；如麻黄，含钙离子的矿物药如石膏、海螵蛸等能兴奋心肌而加快心率，增强心脏对强心苷类药物的敏感性而增加对心脏的毒性。

（4）加重或诱发并发症，诱发药源性疾病及过敏反应：鹿茸、甘草具有糖皮质激素样成分，与刺激胃黏膜的阿司匹林等水杨酸衍生物合用，可诱发消化道溃疡；板蓝根、穿心莲及鱼腥草注射液、鹿茸精注射液等与青霉素伍用会增加过敏的危险。

（5）改变体内某些介质成分含量或环境也能增加不良反应：某些中药能促进单胺类神经介质的释放，与单胺氧化酶抑制剂合用可使不良反应增强，严重时可致高血压危象。如麻黄、中药酒剂与呋喃唑酮、格列本脲、甲硝唑等；含钾离子高的中药如萹蓄、金钱草、丝瓜络等与留钾利尿药螺内酯、氨苯蝶啶等合用可引起高钾血症；含有机酸类中药山楂、乌梅、五味子等能酸化体内环境，与磺胺类药合用降低其溶解度而在尿中析出结晶，引起血尿；与呋喃妥因、阿司匹林、吲哚美辛等联用可增加后者在肾脏的重吸收而加重对肾脏的毒性。

（二）导致药效降低

（1）中西药联用发生化学反应出现沉淀、形成络合物、螯合物、缔合物等而降低药物的吸收。如含生物碱的中药如黄连、黄檗、麻黄等与金属盐类、酶制剂、碘化物合用会产生沉淀；含鞣质的中药与酶制剂的酰胺或肽键形成氢键缔合物。

（2）中西药联用发生中和反应、吸附作用而使药物失效。如含有机酸的中药与碱性西药以及含生物碱的中药与酸性西药合用时会出现中和反应；而煅炭的中药其很强的吸附作用可使酶类制剂和生物碱类西药失效。

（3）中西药合用可因药理作用拮抗、作用受体竞争等因素引起药效降低。如麻黄及其制剂的中枢兴奋作用能拮抗镇静催眠药的中枢抑制作用；麻黄也能竞争性阻碍降压药进入交感神经末梢而使降压效果降低。

（4）中西药合用时因一方能加快另一方的代谢速度，缩短半衰期，降低血药浓度而降低疗效。如中药酒剂就能加快苯妥英钠、甲苯磺丁脲、苯巴比妥、华法林等的代谢速度。

第七章

医疗机构药事管理

第一节 医疗机构与药事管理

改革开放以来，我国医疗卫生事业迅猛发展，医疗卫生机构服务体系总体规模、宏观与微观管理均发生了重大变化，逐步建成了具有中国特色的医疗服务体系。

一、医疗机构及医疗机构药学服务

（一）医疗机构的概念及类别

医疗机构是以救死扶伤、防病治病、保护人们健康为宗旨，从事疾病诊断、治疗活动的社会组织。

根据国务院发布施行的《医疗机构管理条例》，开办医疗机构必须依照法定程序申请、审批、登记，领取《医疗机构执业许可证》。床位不满 100 张的医疗机构，其许可证每年核验 1 次；100 张床位以上的医疗机构，每 3 年核验 1 次。任何单位和个人，未取得《医疗机构执业许可证》，不得开展诊疗活动，擅自执业的应承担相应的法律责任。

医疗机构的类别主要有：①各类医院。②妇幼保健院。③乡、镇卫生院。④门诊部。⑤疗养院。⑥社区卫生服务中心。⑦专科疾病防治院（所、站）。⑧急救中心（站）。⑨诊所、卫生所、医务室、护理站。⑩其他诊疗机构。

截至 2010 年 11 月底，全国医疗机构达 92.36 万个，其中医院 2.05 万个，社区卫生服务中心（站）2.94 万个，乡镇卫生院 3.81 万个，村卫生室 64.84 万个，诊所（医务室）17.35 万个。全国医疗机构卫生技术人员达 544 万人，其中执业（助理）医师 226 万人、注册护士 193 万人。

（二）医疗机构药学服务

药学服务是药师在预防保健、药物治疗前和治疗过程中及恢复期等任何时期，围绕提高患者生活质量这一既定目标，为公众提供直接的、负责任的与药物治疗有关的服务。药学服务作为医疗服务的一部分，具有重要地位。

20 世纪，医院药学经历了成长、发展和变革的历史过程。20 世纪五六十年代，医院药房实行以"药品为中心"的制度，服务模式以保障临床药品供应为主。主要任务由单纯的调配药剂和药品保管，扩展成调剂、制剂、质量检验、药品供应与管理四项基本任务。随着医学模式从生物医学向生物—心理—社会医学模式转化，"以患者为中心"的观念成为医院建设的指导思想。自 20 世纪 70 年代初开始，我国医院药学改革迈出了较大步伐。临床药学得到医院药学界的极大重视，城市大中型医院药剂科纷纷设立临床药学室，或者选派业务水平高、医药知识和临床经验丰富的药师下临床，参加病区查房、会诊，开展治疗药物监测（TDM）和药物不良反应监测，编印药讯，承接医务人员和患者的用药咨询，协助临床医护人员指导患者合理用药。

20 世纪 90 年代，一种崭新的"以患者为中心"的医院药学服务模式率先在美国宣传推行，这就是

"药学保健"。药学保健在医院药学发展史上具有重要的意义。在药学保健中，药师直接对患者负责，对患者委托的药物治疗过程和结果负责。药师有固定的病区和患者，面对面接触患者，直接参与患者药物治疗方案的制订、实施、监控和结果评价，与医生共同分担与患者用药有关的一切事务，并对药物治疗结果负有法定的责任。目前，我国正在推行临床药师制度。

二、医疗机构药事管理

（一）医疗机构药事的概念

医疗机构药事，泛指在以医院为代表的医疗机构中，一切与药品和药学服务有关的事务。涉及医疗机构中从药品的监督管理、采购供应、储存保管、调剂制剂、质量管理、临床应用、经济核算到临床药学、药学情报服务和科研开发；从药剂科（药学部）内部的组织机构、人员配备、设施设备、规章制度到与外部的沟通联系、信息交流等一切与药品和药学服务有关的事项。

（二）医疗机构药事管理

医疗机构药事管理是指医疗机构以患者为中心，以临床药学为基础，对临床用药全过程进行有效的组织实施与管理，促进临床科学、合理用药的药学技术服务和相关的药品管理工作。

医疗机构药事管理的特点：专业性、实践性和服务性。专业性：指医疗机构药事管理不同于一般行政管理工作，具有明显的药学专业特征。实践性：指医疗机构药事管理是各种管理职能和方法在医疗机构药事活动中的实际运用。服务性：突出了医疗机构药事管理的目的，即保障医疗机构药学服务工作的正常运行和不断发展，围绕医疗机构的总目标，高质高效地向患者和社会提供医疗卫生保健的综合服务。

三、医疗机构药事管理组织和药学部门

医疗机构药事管理工作是医疗工作的重要组成部分。医疗机构根据临床工作的实际需要，应设立药事管理组织和药学部门。

（一）药事管理与药物治疗学委员会

我国卫生部颁发的《医疗机构药事管理规定》明确规定：二级以上医院应当设立药事管理与药物治疗学委员会（Pharmacy Administration and Drug Therapeutics Committee），其他医疗机构应当成立药事管理与药物治疗学组。药事管理与药物治疗学委员会（组）是医疗机构药品管理的监督机构，也是对医疗机构各项重要药事工作作出专门决定的专业技术组织。

医疗机构负责人任药事管理与药物治疗学委员会（组）主任委员，药学和医务部门负责人任药事管理与药物治疗学委员会（组）副主任委员。二级以上医院药事管理与药物治疗学委员会委员由具有高级技术职务任职资格的药学、临床医学、护理和医院感染管理、医疗行政管理等人员组成。成立医疗机构药事管理与药物治疗学组的医疗机构由药学、医务、护理、医院感染、临床科室等部门负责人和具有药师、医师以上专业技术职务任职资格的人员组成。药事管理与药物治疗学委员会（组）应当建立健全相应的工作制度，日常工作由药学部门负责。

1. 药事管理与药物治疗学委员会（组）的职责

（1）贯彻执行医疗卫生及药事管理等有关法律、法规、规章。审核制定本机构药事管理和药学工作规章制度，并监督实施。

（2）制定本机构药品处方集和基本用药供应目录。

（3）推动药物治疗相关临床诊疗指南和药物临床应用指导原则的制定与实施，监测、评估本机构药物使用情况，提出干预和改进措施，指导临床合理用药。

（4）分析、评估用药风险和药品不良反应、药品损害事件，提供咨询与指导。

（5）建立药品遴选制度，审核本机构临床科室申请的新购入药品、调整药品品种或者供应企业和申报医院制剂等事宜。

（6）监督、指导麻醉药品、精神药品、医疗用毒性药品及放射性药品的临床使用与规范化管理。

（7）对医务人员进行有关药事管理法律法规、规章制度和合理用药知识的教育培训；向公众宣传安全用药知识。

2. 药事管理与药物治疗学委员会的主要任务

是监督、指导本机构科学管理药品和合理用药。该组织对加强医疗机构的药品监督管理、提高药物治疗水平、推动合理用药具有以下作用。

（1）宏观调控作用：药事管理与药物治疗学委员会根据医药卫生工作的有关法规和方针政策制定医院用药方针政策，统一认识，协商解决各种用药问题。

（2）监督指导作用：药事管理与药物治疗学委员会组织监督检查全院药品的使用情况，审查和批准院内基本药品目录和处方集，对重大药疗事故组织调查和进行裁决，及时纠正药品管理失当和不合理用药现象。

（3）信息反馈作用：药事管理与药物治疗学委员会集中了医院供药和用药科室的负责人，医院内部许多重大的药事都要经过该委员会研究讨论，无形中形成了一条药物需求和使用的信息通路。药剂科可以通过药事管理与药物治疗学委员会向全院发布最新消息，各用药单位的反映意见也能及时和比较准确地传达到药剂科，有利于及时发现问题和解决问题。

（4）咨询教育作用：医院药事管理与药物治疗学委员会是一个综合的智囊型团体，汇合了本院在临床医学和药学方面的专家，在药物治疗学方面具有一定的学术权威性。特别是这些专家熟知本院的临床用药情况和要求，不仅在遴选新药，审定新制剂，提出淘汰疗效不确切、毒副作用大的品种，审查药剂科提出的药品消耗预算方面发挥着重要作用；而且能解答临床用药过程中遇到的各种问题，由他们承担合理用药教学，对全院医务人员的用药行为会产生积极影响。

（二）医疗机构药学部门

随着现代医学的发展，特别是随着新药开发和临床药学的发展，传统的医院药房已不能适应现代医药学的发展需要，医院药房已经从医技型科室逐步向临床职能型科室过渡，形成集药品供应、制剂、临床药学、药学服务、科研、管理于一体的综合型科室。

《医疗机构药事管理规定》明确指出，医疗机构应当根据本机构功能、任务、规模设置相应的药学部门，配备和提供与药学部门工作任务相适应的专业技术人员、设备和设施。三级医院设置药学部，并可根据实际情况设置二级科室、二级医院设置药剂科、其他医疗机构设置药房。为统一起见，以下统称为药剂科。

第二节 医疗机构药剂科的任务、组织和人员配备

一、医疗机构药剂科

医疗机构药剂科又称医院药房，它是医疗机构中从事预防、诊断、治疗疾病所用药品的供应、调剂、制剂配制、提供临床药学服务、监督检查药品质量等工作的部门。

（一）医疗机构药剂科的性质

1. 机构事业性

药剂科是医疗机构中的一个部门，直属院长领导，不具备法人资格，不承担投资风险，不需要纳税，列入医院整体财政预算。因而与社会药房有着根本的区别。

2. 专业技术性

药剂科工作必须以患者为中心，一切工作围绕确保药品质量、保证药物治疗的合理性来开展。因此，药剂科的专业性反映在：要求医院药师能解释和配制处方，能评价处方和处方调配中的药物，掌握

配制制剂的技术并有建立制剂条件的能力，能承担药物治疗监护工作，能够回答患者、医师、护士有关处方中涉及药物的各方面问题等。正因如此，《药品管理法》明确规定，药剂科必须配备依法经过资格认定的药学技术人员，非药学技术人员不得直接从事药剂工作。

3. 管理综合性

药剂科既具有专业技术性，同时又具有经济管理性，药品预算、采购、请领、分配、储备、收发、核算等经济活动频繁；还具有对药品质量检查、抽查的监督性。这是不同于医疗机构临床科室、医技科室的主要特征。

（二）医疗机构药剂科的任务

由于医院的规模、性质和任务不同，医疗机构药剂科的任务也不完全一致。其基本任务如下。

1. 药品供应管理

根据本院医疗和科研需要，按照本机构基本用药目录和处方集采购药品，按时供应。为提高药品供应的效率、防止差错，药品供应应尽可能采用先进、科学的方式和方法，如双人核对发药、自动发药机、单位剂量包装发药系统等。

2. 调剂与制剂

根据医师处方、医嘱，按照配方程序，及时、准确地调配处方。按照临床需要配制制剂及加工炮制中药材。为满足临床治疗和科研的需要，积极运用新技术、新方法开发中西药品的新剂型。目前，静脉药物输液集中调配作为医疗机构药剂科的一项任务已在全国推行，药剂科应在建筑设施、资金设备、人员培训等方面努力创造条件，为临床提供安全、有效的静脉输液药物调配。

3. 药品质量管理

为保证市场购入药品和自制制剂的质量，药剂科应建立健全药品质量监督和检验制度，以保证临床用药安全有效。药剂科的药品检验工作首先应完善检验程序和检验制度，确保检验工作的独立性、公正性、可靠性。

4. 临床药学工作

结合临床搞好合理用药、新药试验和药品再评价工作，收集药品不良反应，及时向卫生行政部门和药品监督管理部门汇报并提出需要改进和淘汰品种意见。有条件的药剂科应建立临床药学实验室，开展血药浓度监测，为个体化给药提供科学依据。逐步推行临床药师制度，开展药师查房、建药历、制定给药方案的实践活动。

5. 科研与教学

科研与教学创新是学科发展的不竭动力，药剂科应积极创造条件，开展科研活动。首先应以解决日常工作中存在的问题为研究目标，如提高制剂质量、提高工作效率、提高药物疗效的研究课题。其次，选择本机构、本专业具有前瞻性的研究课题，吸引和带领药学人员跟上医药学发展的步伐。药剂科还应积极承担医药院校学生实习、药学人员进修的任务。

随着人类对医疗保健需求的不断变化，药剂科的任务，必然要补充更新许多内容，其内涵将更加丰富。

（三）医疗机构药剂科的管理模式及管理方法

医疗机构药剂科的管理，属于医疗机构部门管理的范畴。医院改革的关键在于改革管理机制，药剂科的管理也不例外。改革必须加强管理，努力寻找改革与科学管理的最佳结合点，掌握适应市场经济发展要求的新的管理方法。目前我国医院药剂科的管理有以下几种模式。

1. 分级管理

药剂科的分级管理是贯彻医院分级管理标准，实行医院规范化管理的要求，就是把医院分级管理标准中的药剂科标准作为药剂科建设的目标，结合科室实际，狠抓达标建设。

2. 目标管理

目标管理是一种参与型的管理制度，其目的是以尽可能少的人力和其他资源投入实现尽可能多的产出。目标的实现者同时也是目标的制定者，即由药剂科的领导和全体人员共同确定和实现目标。药剂科引进目标管理的基本内容是：药剂科领导根据药剂科面临的形势和任务，制定出一定时期内本级组织所要达到的总目标，然后层层分解，各室主管人员及每个员工根据本部门或本人的任务，围绕药剂科的总目标，制定各自的分目标和保证措施，形成一个目标体系，期末将目标完成的情况作为考核药剂科、所属各部门、全体管理人员和员工工作绩效的依据。

3. 量化管理

就是把计量管理的方法运用于药剂科的管理，计量管理是管理科学的精髓，其核心是定量评价，即在特定范围内按量化指标实施考核评价。量化管理往往与目标管理和标准化管理相结合，在量化指标的基础上，制定量化标准；在标准的基础上，确定目标，按照目标实施考核。例如，我国卫生部对三级综合性医院的考核指标规定：药品临床试验实行患者告知率100%，处方合格率≥95%，药品收入占总收入比例≤45%；患者与医师、护理人员对药学部门服务的满意度≥90%等。

4. 标准化管理

对药剂科各项业务工作中可重复的事、物和概念，通过制定标准、实施标准，以期获得最佳运行秩序和社会效益。由于事物处于不断发展和变化中，因此，一个标准制定并实施后，还需要对其进行评价和修订，以确保对药剂科各个环节的科学、合理的管理。

5. 责任制管理

将药剂科管理的主体、内容和基本方式紧密结合，组成药剂科管理的责任体系。这是以各级管理者的职、权、责、利有机结合与统一为核心的管理模式。常用的责任制管理模式有：双向责任制管理模式，即在工作任务和服务质量两方面承担责任。医疗机构领导以国家政策、法规为依据，以药品质量、服务质量、工作质量为中心，以保证服务为前提，以完成一定的利润为指标，通过竞争考评、民主评议聘任科主任。另一方面，科主任拥有人事、财务、业务管理权。定额协议管理模式，即由医疗机构领导与药剂科、药剂科领导与科内各部门分别协商制定定额指标，任务清楚、责任明确、定期考核、奖惩分明。责任制管理有利于激发药学人员的责任感和积极性。

二、药剂科的组织结构

药剂科根据规模可设置以下部门：调剂部门、制剂部门、药库、药品质量检验部门、临床药学室、办公室等。图7-1为我国综合性医院药剂科可设置的组织机构示意图，各医院可以参照设置必需的部门。

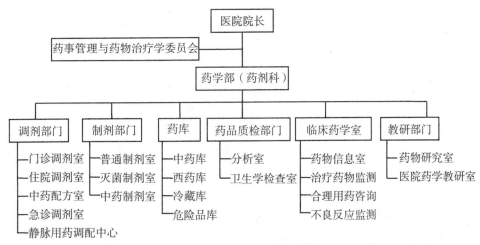

图7-1　我国综合性医院药剂科可设置的组织机构图

药剂科的组织机构属于直线型组织结构类型。其特点是：组织中的各级机构按垂直系统直线排列，各级主管人员对所属下级拥有直接的领导职权，组织中的每个成员只对直接上级负责。药剂科的组织结构图虽然简单，但仍然反映出任何一个组织结构都存在的三个相互联系的问题。

（一）管理层次的划分

设计合理的组织结构应当构建严格的权力等级。药剂科主任对院长负责，药剂科内各部门的主管对科主任负责。药剂科领导通过科室负责人（或部门主管）控制各具体岗位的工作人员，其直接管理的幅度比较小，能在维持药剂科稳步运行的基础上，集中更多的精力抓药剂科的提高和发展。

（二）部门的划分

药剂科的各部门基本上是按职能划分的，即根据产出专业化的原则，以工作或任务的性质为基础来划分部门。这些部门可以分为基本的职能部门和派生的职能部门，直接从事药品供应和药学服务的科室（如急诊药房、住院药房、中药房、静脉用药配制中心、临床药学室等）为药学部的基本职能部门；保障药品供应和支撑药学服务的科室（如药品物流中心、制剂室、药品检验室、药学研究室等）为派生的职能部门。

（三）职权的划分

药剂科的各部门是根据业务活动的职能和目标设计的。组织中的每个部门和岗位都必须完成规定的工作，并为此赋予相应的职责和权力。例如，负责药品供应的药师必须履行药品购入、保管、发放的职责，也有权拒绝不符合规定的药品采购和请领要求。

三、药剂科的人员配备

有了设计合理的组织结构，还需要为不同的岗位选配合适的人员。人员配备的直接任务是：通过分析组织中岗位与人员的特点，谋求人员与功能的最佳组合，实现人员与事业的不断发展。

（一）人员配备的基本原则

1. 功能需要原则

人员配备是为各个职位配备合适的人员，首先要满足组织功能的需要，因事择人。药剂科是多功能的组织，既有供应药品和指导临床合理用药的服务功能，也有医院制剂配制、静脉药物配制、药剂质量控制、医院药学研究等功能，必须根据任务的多寡及各项任务的具体业务要求配备具有相应知识技能和工作能力的称职人员。

2. 能级对应原则

不同的岗位赋予人员不同的权力和责任，因而对人员的要求也不相同。各级人员的学历、资历、工作能力、素质都应与其所占据的职位相称，各个岗位配置称职的人员。唯有如此，才能做到人尽其才、各尽所能。

3. 比例合理原则

为了保证医院药剂科工作的正常开展，各类人员的比例应当合理。首先，医院临床医务人员与药剂人员之间的比例应合理；其次，医院药剂科内部不同层次人员的比例应适当。

4. 动态发展原则

医院药剂科的人员配备应当随着医院药学工作范围的扩大、药学业务工作技术服务含量的提高而不断调整。医院药剂科人才结构调整可以经过多条途径实现。一条途径是自己培养或引进复合型人才，如既有药学专业学历，又掌握了某项特殊技能的人才；另一条途径是吸纳其他学科和专业的人才，如生物工程、信息技术和精密仪器维护等非药学专业人才。

（二）医院药剂科的人员编制及要求

我国卫生部于 2010 年 12 月颁布的《二、三级综合医院药学部门基本标准（试行）》规定：

（1）三级医院药学部、二级医院药剂科的药学专业技术人员数量均不得少于医院卫生专业技术人员总数的 8%；设置静脉用药调配中心、对静脉用药实行集中调配的药学部（药剂科），所需的人员以及药学部（药剂科）的药品会计、运送药品的工人，应当按照实际需要另行配备。

（2）三级医院药学部的药学人员中，具有高等医药院校临床药学专业或者药学专业全日制本科毕业以上学历的人员，应当不低于药学专业技术人员总数的30%，二级医院药剂科的比例则不得低于20%。

（3）三级医院药学部的药学专业技术人员中，具有副高级以上药学专业技术职务任职资格的应当不低于13%，教学医院应当不低于15%，二级医院药剂科则不得低于6%。

（4）医疗机构应当根据本机构性质、任务、规模配备适当数量的临床药师，三级医院临床药师不少于5名，二级医院临床药师不少于3名。

（5）三级医院药学部负责人应由具有药学专业或药学管理专业本科以上学历并具有本专业高级技术职务任职资格者担任；二级医院药剂科负责人应由具有药学专业或药学管理专业专科以上学历并具有本专业中级以上技术职务任职资格者担任；一级医院和其他医疗机构药房负责人应由具有药学专业中专以上学历并具有药师以上药学专业技术职务任职资格者担任。

（三）医院药剂科人员的职责分工

药剂科的人员分为行政管理人员、专业技术人员和辅助人员3个群体。药剂科各类人员都必须接受过必要的教育或培训，取得与所从事业务相应的资格。行政管理人员指药剂科的正副主任、各专业科室的主管（药学部的各专业科应设科主任）以及主任助理，全面负责药剂科的行政和业务技术管理工作，制定本院药学发展规划和各项管理制度并组织实施，对所属各业务科室进行检查、指导、监督、考核和必要的奖惩。

专业技术人员即具有中专以上学历和专业技术职称的人员。是医院药学工作的主体，主要是药士、药师、主管药师、副主任药师和主任药师系列的药剂人员，也包括负责制剂生产、计算机系统维护和仪器设备维护的工程师。他们承担着药剂科各项关键性专业技术工作。

辅助人员是药剂科通过合同方式聘用的非药学专业技术人员，如财会人员、制剂生产工人、勤杂人员等，在专业技术人员的指导下完成各项具体操作。

第三节　调剂业务和处方管理

《医疗机构药事管理规定》对调剂业务和处方管理做出了明确规定：药品调剂工作是药学技术服务的重要组成部分。医疗机构门、急诊药品调剂室应实行大窗口或者柜台式发药。住院（病房）药品调剂室对注射剂按日剂量配发，对口服制剂药品实行单剂量调剂配发。药学专业技术人员应当严格按照《药品管理法》《处方管理办法》"药品调剂质量管理规范"等有关法律、法规、规章制度和技术操作规程，认真审核处方或者用药医嘱，经适宜性审核后调剂配发药品。发出药品时应当告知用法、用量和注意事项，指导患者安全用药。为保障患者用药安全，除药品质量原因外，药品一经发出，不得退换。肠外营养液、危害药品静脉用药应当实行集中调配供应。医疗机构根据临床需要建立静脉用药调配中心（室），实行集中调配供应。

调剂工作是医院药剂科的常规业务工作之一，工作量约占整个药剂科业务工作的50%～70%。在医院药学工作中，调剂业务是药剂科直接为患者和临床服务的窗口，是药师与医生、护士联系、沟通的重要途径。调剂工作的质量反映药剂科的形象，也是反映医院医疗服务质量的一个方面。因此，调剂业务管理一直是医院药事管理的重要内容。

调剂业务管理可以概括为运转管理和技术管理。运转管理涉及维持调剂工作正常进行的各个方面，包括调剂工作流程的合理化、候药室管理、药品分装、账卡登记、二级药品库存的管理、药品消耗统计、人员调配和调剂室环境管理等。技术管理主要指从接受处方到向患者交代用药注意事项全过程技术方面的管理，包括药品分装质量、调剂技术和设备、处方、用药指导等方面的内容。

一、调剂工作概述

（一）调剂的概念

调剂指配药、配方、发药，又称为调配处方。调剂包括：收方（包括从患者处接收医生的处方，从病房医护人员处接收处方或请领单）；检查处方；调配药剂及取出药品；核对处方与药剂、药品；发给患者（或病房护士）并进行交代和答复询问的全过程。调剂是专业性、技术性、管理性、法律性、事务性、经济性综合一体的活动过程，也是药师、医生、护士、患者（或患者家属）、一般药剂人员、会计协同活动的过程。

医院药剂科的调剂工作大体可分为：门诊调剂（包括急诊调剂）、住院部调剂、中药配方3部分。

（二）调剂的流程和步骤

调剂是一个过程，其活动流程如图7-2所示。

调剂活动可分为6个步骤：①收方。②检查处方。③调配处方。④包装、贴标签。⑤复查处方。⑥发药。药房药师在调配处方中的作用主要是保证处方的正确性，以及正确调配和使用药品，许多具体操作活动应由其他药剂人员完成。

（三）调剂业务管理的目的

1. 提高调剂工作效率

充分发掘现有调剂技术的潜力，降低调剂人员的劳动负荷，更快地分流患者，提高调剂工作的效率。

2. 保证调剂工作质量

首先要严格规范化操作，严守各项调剂规章制度，降低调剂差错率。其次要努力创建文明服务窗口，端正服务态度，让患者和临床满意。在此基础上，加强对患者的用药指导，推动临床合理用药；积极开展新的贴近患者、贴近社会的药学服务项目。

3. 推动调剂业务发展

增强调剂工作流程的科学性和合理性，组织设计或引进自动化的调剂系统，将药师从劳动密集型的调剂操作中解放出来，腾出更多时间向患者提供药学保健服务，提高调剂业务的专业知识和技术含量。

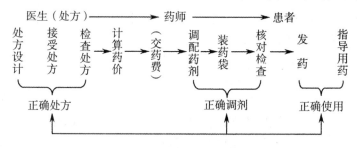

图7-2 调剂流程

二、调剂工作的组织

（一）门（急）诊调剂工作的组织

门诊和急诊调剂工作虽然都是面对流动的患者，但各有特点。门诊调剂工作作业量大，活动高峰时间明显。急诊调剂工作经常需要应急作业，关键在于平时充分做好应付突发事件的准备，做到急救药品随时需要、随时供应。

门（急）诊调剂工作应当根据医院门诊量和调配处方量，选择适宜的配方方法。实行窗口发药的配方方法有3种形式。

1. 独立配方法

各发药窗口的调剂人员从收方到发药均由一人完成。优点是节省人力、责任清楚。由于是一人独立配方，从程序上不易纠正可能发生的差错，因此对调剂人员的要求比较高。独立配方发药方法一般适合于小药房和急诊药房的调剂工作。

2. 流水作业配方法

收方发药由多人协同完成，1 人收方和审查处方，1～2 人调配处方、取药，另设 1 人专门核对和发药。这种方法适用于大医院门诊调剂室以及候药患者比较多的情况。流水作业必须规范配方制度，以确保配方的准确性和高效率。

3. 结合法

独立配方与分工协作相结合的方法，每个发药窗口配备 2 名调剂人员，1 人负责收方、审查处方和核对发药，另外 1 人负责配方。这种配方方法吸收了上述两种方法的长处，配方效率高、差错少、人员占用较多，符合调剂工作规范化的要求，适用于各类医院门诊调剂室。

（二）住院部调剂工作的组织

住院部与门诊调剂有所不同，既要准确无误，而且还要考虑是否有利于提高患者的依从性。目前我国医院大多采用以下方式。

1. 凭方发药

医生给住院患者分别开出处方，治疗护士凭处方到住院调剂室取药，调剂室依据处方逐件配发。优点是能够使药师直接了解患者的用药情况，便于及时纠正临床用药不当的现象，促进合理用药；缺点是增加药剂人员和医生的工作量。这种发药方式现在多用于麻醉药品、精神药品、医疗用毒性药品等少数临床用药。

2. 病区小药柜制

病区使用药品请领单向住院调剂室领取协商规定数量的常用药品，存放在病区专设的小药柜内。每日医师查房后，治疗护士按医嘱取药发给患者服用。这种发药制度的优点是便于患者及时用药，可减轻护士的工作量，有利于护理工作的开展；同时也便于住院调剂室有计划地安排发药时间，减少忙乱现象。缺点是药师不易了解患者的用药情况，不便于及时纠正不合理用药。此外由于病区和科室分别保存相当数量的药品，如果护士管理不善，且药师及护士长检查不严，容易造成药品积压、过期失效，甚至遗失和浪费，不利于治疗。

3. 集中摆药制

根据病区治疗单或医嘱由药剂人员或护士在药房（或病区药房）将药品摆入患者的服药杯（盒）内，经病区治疗护士核对后发给患者服用。通常在病区的适中位置设立病区药房（摆药室），亦可在药剂科内设立中心摆药室。摆药室的人员多由药士和护士组成。药品的请领、保管和账目由药师负责。摆药方式大致有 3 种：①摆药、查对均由药剂人员负责。②护士摆药，药剂人员核对。③护士摆药并相互核对。

摆药制的优点是便于药品管理，避免药品变质、失效和损失；能保证药剂质量和合理用药，减少差错，提高药疗水平；护士轮流参加摆药，不但能提高护士知识水平，而且还可了解药品供应情况，自觉执行有关规定，使医、药、护的关系更为密切。

急救药品多按基数贮备存放在病区专门的急救药柜或急救药推车上。药品消耗后凭处方领取，补足基数。

三、药品单位剂量调配系统

（一）简介

药品单位剂量调配系统是一种医疗机构药房协调调配和控制药品的方法，又称为单位剂量系统，即基于单位剂量包装的发药制度。20 世纪六七十年代，随着美国制药业的快速发展，药品生产企业开始关注临床用药的剂型和剂量，它们想用更方便的剂型和剂量规格满足医院的需要，从而占领原本属于医院药房调配的领域。另一方面，由于传统的发药方式容易产生发药错误；患者常因剩余的药品无法安全保管而造成浪费。在这种情况下，单位剂量包装开始出现，美国医疗机构药房利用单位剂量包装首创单位剂量发药制度。这种制度一出现，就受到普遍好评，并很快在全美得到推广。

（1）单位剂量系统虽然可因各医院的具体情况而异，但有几点是共同的：①药物按单位剂量包装。②用已包装好的现成包装进行分发。③大部分药物不超过患者一天（24 h）的剂量，可在任何时候分配或使用于病房。

（2）近年来，人们对单位剂量系统进行了大量研究，这些研究表明此种分配系统优于其他方法，表现为：①对患者安全。②对医院来说有利于提高效率，并且更为经济。③能更有效地利用专业人员的人才资源。

（3）单位剂量系统本身具有以下优点：①减少药品差错的发生。②降低与药品活动有关的全部费用。③更为有效地使用药学和护理人员，使他们有更多的时间去照顾患者。④促进全面的药品控制和用药监督。⑤患者服用药品更准确。⑥消除药品用量不足的问题或将其减少到最小程度。⑦药师可更好地控制药房工作负荷和药房人员工作时间表。⑧减少在病房贮存药品的规模。⑨更适用于计算机化和自动化。

由于单位剂量系统具有其独特的优越性，美国、日本、荷兰、西班牙、英国等国家已广泛采用。目前我国已有部分医院正在实行该制度。

（二）实施

根据医院具体情况实施单位剂量系统方法，大体上可以分为两种方式，即集中式和分散式。

1. 集中式

按照处方在药房准备每位患者每种药品一天（24 h）的剂量，放在每位患者的小抽屉里，这些抽屉被组合在一个手推车上，可以方便地在病房和药房之间来回穿梭。

2. 分散式

医院按科或几个小科设立病区药房，例如外科药房、内科药房、妇儿科药房等。各小药房按照处方准备每位患者一天（24 h）内所需药品的各个剂量，然后放在患者的专用抽屉或盒子里。另外，有的医院在总药房进行单位剂量包装，经自动传送装置送到小药房，小药房按患者24 h剂量再次包装，放在药车的小抽屉里，由护士将药车推至各病床发给患者。

单位剂量发药系统有利于发药向自动化方向发展。在发达国家，医院配备自动发药机的现象已经相当普遍。近年我国很多大医院也购置了自动发药机。药师的用药咨询和合理用药指导已采用更贴近患者的方式来进行。

四、处方管理

（一）处方的概念及组成

1. 处方的概念

2007年5月1日起施行的《处方管理办法》明确规定：处方是指由注册的执业医师和执业助理医师在诊疗活动中为患者开具的，由取得药学专业技术职务任职资格的药学专业技术人员审核、调配、核对，并作为患者用药凭证的医疗文书。处方包括医疗机构病区用药医嘱单。可以说，处方既是医生为预防和治疗疾病而为患者开写的取药凭证，也是药师为患者调配和发放药品的依据，还是患者进行药物治疗和药品流向的原始记录。

处方具有法律上、技术上和经济上的意义。在医疗工作中，处方反映了医、药、护各方在药物治疗活动中的法律权利与义务，并且可以作为追查医疗事故责任的证据，具有法律上的意义。处方记录了医师对患者药物治疗方案的设计和对患者正确用药的指导，而且药剂人员调剂活动自始至终按照处方进行，具有技术上的意义。处方的经济意义表现在它是患者药费支出的详细清单，同时可以作为调剂部门统计特殊管理和贵重药品消耗的单据。

2. 处方的格式

处方由前记、正文和后记 3 部分组成。

（1）前记：包括医疗机构名称、费别、患者姓名、性别、年龄、门诊或住院病历号、科别或病区和床位号、临床诊断、开具日期等。可添列特殊要求的项目。麻醉药品和第一类精神药品处方还应当包括患者身份证明编号，代办人姓名、身份证明编号。

（2）正文：以 Rp 或 R 拉丁文〔Recipe（请取）的缩写〕标示，分列药品名称、剂型、规格、数量、用法、用量。

（3）后记：医师签名或者加盖专用签章，药品金额，审核、调配，核对发药药师签名或者加盖专用签章。

处方由各医疗机构按照规定的格式统一印制。普通处方的印刷用纸为白色；急诊处方印刷用纸为淡黄色，右上角标注"急诊"；儿科处方印刷用纸为淡绿色，右上角标注"儿科"。

（二）处方管理制度

1. 处方权限的规定

（1）经注册的执业医师在执业地点取得相应的处方权。经注册的执业助理医师在医疗机构开具的处方，应当经所在执业地点执业医师签名或加盖专用签章后方有效。

（2）经注册的执业助理医师在乡、民族乡、镇、村的医疗机构独立从事一般的执业活动，可以在注册的执业地点取得相应的处方权。

（3）医师应当在注册的医疗机构签名留样或者专用签章备案后，方可开具处方。

（4）医疗机构应当按照有关规定，对本机构执业医师和药师进行麻醉药品和精神药品使用知识和规范化管理的培训。执业医师经考核合格后取得麻醉药品和第一类精神药品的处方权。医师取得麻醉药品和第一类精神药品处方权后，方可在本机构开具麻醉药品和第一类精神药品处方，但不得为自己开具该类药品处方。

（5）试用期人员开具处方，应当经所在医疗机构有处方权的执业医师审核，并签名或加盖专用签章后方有效。

（6）进修医师由接收进修的医疗机构对其胜任本专业工作的实际情况进行认定后授予相应的处方权。

2. 处方书写规定

（1）患者一般情况、临床诊断应填写清晰、完整，并与病历记载相一致。

（2）每张处方限于一名患者的用药。

（3）字迹清楚，不得涂改；如需修改，应当在修改处签名并注明修改日期。

（4）药品名称应当使用规范的中文名称书写，没有中文名称的可以使用规范的英文名称书写；医疗机构或者医师、药师不得自行编制药品缩写名称或者使用代号，而应当使用经药品监督管理部门批准并公布的药品通用名称、新活性化合物的专利药品名称和复方制剂药品名称。医师开具院内制剂处方时，应当使用经省级卫生行政部门审核、药品监督管理部门批准的名称。医师可以使用由卫生部公布的药品习惯名称开具处方。

书写药品名称、剂量、规格、用法、用量要准确规范。药品剂量与数量用阿拉伯数字书写。剂量应当使用法定剂量单位：重量以克（g）、毫克（mg）、微克（μg）、纳克（ng）为单位；容量以升（L）、毫升（mL）为单位；中药饮片以克（g）为单位。片剂、丸剂、胶囊剂、颗粒剂分别以片、丸、粒、袋为单位；溶液剂以支、瓶为单位；软膏及乳膏剂以支、盒为单位；注射剂以支、瓶为单位，应当注明含量。药品用法可用规范的中文、英文、拉丁文或者缩写体书写，但不得使用"遵医嘱""自用"等含糊不清的字句。

（5）患者年龄应当填写实足年龄，新生儿、婴幼儿写日、月龄，必要时应注明体重。

（6）西药和中成药可以分别开具处方，也可以开具一张处方，中药饮片应当单独开具处方。

（7）开具西药、中成药处方，每一种药品应当另起一行，每张处方不得超过5种药品。

（8）中药饮片处方的书写，一般应当按照"君、臣、佐、使"的顺序排列；调剂、煎煮的特殊要求注明在药品右上方并加括号，如布包、先煎、后下等；对饮片的产地、炮制有特殊要求的，应当在药品名称之前写明。

（9）药品用法、用量应当按照药品说明书规定的常规用法、用量使用，特殊情况需要超剂量使用时，应当注明原因并再次签名。

（10）除特殊情况外，应当注明临床诊断。

（11）开具处方后于空白处画一斜线以示处方完毕。

（12）处方医师的签名式样和专用签章应当与院内药学部门留样备查的式样相一致，不得任意改动，否则应当重新登记留样备案。

3. 处方限量规定

（1）处方一般不得超过7 d用量；急诊处方一般不得超过3 d用量；对于某些慢性病、老年病或特殊情况，处方用量可适当延长，但医师应注明理由。医疗用毒性药品、放射性药品的处方用量应当严格按照国家有关规定执行。

（2）为门（急）诊患者开具的麻醉药品注射剂，每张处方为一次常用量；控缓释制剂，每张处方不得超过7 d常用量；其他剂型，每张处方不得超过3 d常用量。

第一类精神药品注射剂，每张处方为一次常用量；控缓释制剂，每张处方不得超过7 d常用量；其他剂型，每张处方不得超过3 d常用量。哌甲酯用于治疗儿童多动症时，每张处方不得超过15 d常用量。第二类精神药品一般每张处方不得超过7 d常用量；对于慢性病或某些特殊情况的患者，处方用量可以适当延长，医师应当注明理由。

（3）为门（急）诊癌症疼痛患者和中、重度慢性疼痛患者开具的麻醉药品、第一类精神药品注射剂，每张处方不得超过3 d常用量；控缓释制剂，每张处方不得超过15 d常用量；其他剂型，每张处方不得超过7 d常用量。

（4）为住院患者开具的麻醉药品和第一类精神药品处方应当逐日开具，每张处方为1 d常用量。

4. 处方保管规定

（1）每日处方应按普通药及控制药品分类装订成册，妥善保存，便于查阅。

（2）处方由调剂处方药品的医疗机构妥善保存。普通处方、急诊处方、儿科处方保存期限为1年，医疗用毒性药品、第二类精神药品处方保存期限为2年，麻醉药品和第一类精神药品处方保存期限为3年。

（3）处方保存期满后，经医疗机构主要负责人批准、登记备案，方可销毁。

（三）处方审查

收到处方后，根据处方管理规定，药师应当认真逐项检查处方前记、正文和后记书写是否清晰、完整，并确认处方的合法性。按照《处方管理办法》的规定，药师应当对处方用药适宜性进行审核，审核内容包括：①规定必须做皮试的药品，处方医师是否注明过敏试验及结果的判定。②处方用药与临床诊断的相符性。③剂量、用法的正确性。④选用剂型与给药途径的合理性。⑤是否有重复给药现象。⑥是否有潜在临床意义的药物相互作用和配伍禁忌。⑦其他用药不适宜情况。

药师审核处方后，认为存在用药不适宜时，应当告知处方医师，请其确认或者重新开具处方。药师发现严重不合理用药或者用药错误，应当拒绝调剂，及时告知处方医师，并应当记录，按照有关规定报告。在实际工作中，药师还需对以下内容仔细审查。

1. 药品名称

药品正确是安全、有效给药的前提，一字之差即可铸成大错，为此，要防止不应有的错误发生，如药品外文名近似、中文名类似、缩写词相近或自创药品的缩写等均易引起混淆而张冠李戴，英文药名近似仅差一两个字母者有千余种之多，但药效大不相同，审查中不可不认真对待。勤查药典或词典等有时是很必要的。

2. 用药剂量

剂量过小不能达到应有的血药浓度以发挥疗效；剂量过大，轻者引起不良反应，重者导致中毒。审查时要依据药典或药物学的常用量，不得超过极量。如因治疗上的需要而超剂量者，必须经过医生再次签字方可调配。特别注意儿童、老年人以及孕妇和哺乳期妇女用药剂量的酌减问题。

3. 用药方法

包括给药途径、间隔时间、注射速度等与药效的关系；并应考虑患者的病情及其肝、肾功能等情况。

4. 药物配伍变化

药物的体外配伍变化是药物在使用前，调制混合而发生的物理性或化学性变化，多半在外观上可以观察出来。

5. 药物相互作用和不良反应

两种以上药物在体内引起治疗上的变化，亦即引起药物动力学和药效学变化而改变药理作用者。审查时要尽可能地预见到这种药物相互作用，因为其可引起药效的增强、协同或拮抗、减弱，甚至发生副作用及毒性。调配时要特别注意，如有疑问应同执业医师商讨解决。如果在不同科室就诊，则应审查同一患者的几张处方笺有无服药禁忌等问题。

目前有关药理学、药物学等参考书较多，另外采用电子计算机的药物咨询软件也有发展，审查处方时尽量核对，可提高准确性，切不可迷信自己的经验及记忆力。

（四）准确无误地调配处方和发药

1. 配方

审查处方合格后应及时调配，取得药学专业技术职务任职资格的人员才能从事处方调剂工作。调配处方时，必须做到"四查十对"，即，查处方，对科别、姓名、年龄；查药品，对药名、剂型、规格、数量；查配伍禁忌，对药品性状、用法用量；查用药合理性，对临床诊断。为保证配方准确无误，还要注意以下几方面。

（1）仔细阅读处方：用法用量是否与瓶签或药袋上书写的一致。

（2）有次序调配，防止杂乱无章：急诊处方随到随配；装置瓶等用后立即放回原处。

（3）严格遵守操作规程，称量准确。

（4）经两人复核无误签字后发出。

2. 发药

发药时呼叫患者姓名，确认无误后方可发出。向患者交付药品时，按照药品说明书或者处方用法，进行用药交代与指导，包括每种药品的用法、用量及注意事项，例如"不得内服""用时摇匀""孕妇禁服"等；有些镇静、安定药及精神药品、抗过敏药等特别要说明服后不得驾驶车辆或机器等，以防危险。由于有些食物可与药物产生相互作用，饮酒（含醇饮料）等亦有影响，必要时要加解释。对患者的询问要耐心解答。

向科室发出的药品经查对无误后，按病区、科、室分别放于固定处的盛药篮中；护士取药时应当面点清并签字；如为新药或有特殊用法，亦应向护士交代清楚。

（五）处方点评

为了提高处方质量，促进合理用药，保障医疗安全，根据《药品管理法》《执业医师法》《医疗机构管理条例》《处方管理办法》等有关法律、法规、规章，2010年原卫生部制定并印发了《医院处方点评管理规范（试行）》，用以规范医院处方点评工作。

1. 处方点评

处方点评是根据相关法规、技术规范，对处方书写的规范性及药物临床使用的适宜性（用药适应证、药物选择、给药途径、用法用量、药物相互作用、配伍禁忌等）进行评价，发现存在或潜在的问题，制定并实施干预和改进措施，促进临床药物合理应用的过程。医院处方点评工作是在医院药物与治疗学委员会（组）和医疗质量管理委员会的领导下，由医院医疗管理部门和药学部门共同组织实施的。

2. 处方点评的实施

医院药学部门应当会同医疗管理部门，根据医院诊疗科目、科室设置、技术水平、诊疗量等实际情况，确定具体抽样方法和抽样率，其中门急诊处方的抽样率不应少于总处方量的1‰，且每月点评处方绝对数不应少于100张；病房（区）医嘱单的抽样率（按出院病历数计）不应少于1%，且每月点评出院病历绝对数不应少于30份。医院处方点评小组应当按照确定的处方抽样方法随机抽取处方，并按照《处方点评工作表》对门急诊处方进行点评；病房（区）用药医嘱的点评应当以患者住院病历为依据，实施综合点评，点评表格由医院根据本院实际情况自行制定。三级以上医院应当逐步建立健全专项处方点评制度，对特定的药物或治疗特定疾病的药物（如国家基本药物、血液制品、中药注射剂、肠外营养制剂、抗菌药物、辅助治疗药物、激素等临床使用，及超说明书用药、肿瘤患者和围术期用药等）使用情况进行处方点评。处方点评的结果分为合理处方和不合理处方，不合理处方包括不规范处方、用药不适宜处方及超常处方，并对各种不同结果进行了规定。处方点评结果将作为重要指标纳入医院评审评价和医师定期考核指标体系。医院应将处方点评结果纳入相关科室及其工作人员绩效考核和年度考核指标，建立健全相关的奖惩制度。

五、临床静脉用药集中调配的管理

静脉用药集中调配，是指医疗机构药学部门根据医师处方或用药医嘱，经药师进行适宜性审核，由药学专业技术人员按照无菌操作要求，在洁净环境下对静脉用药物进行加药混合调配，使其成为可供临床直接静脉输注使用的成品输液操作过程。静脉用药集中调配是药品调剂的一部分。近年来，我国静脉注射液调配业务已普遍为医务人员所接受，开展静脉药物集中调配业务的医疗机构也越来越多，今后还将会继续扩展。因此，原卫生部于2010年4月印发了《静脉用药集中调配质量管理规范》和《静脉用药集中调配操作规程》，这将加大和规范静脉药物的调配业务。

（一）静脉药物调配业务的产生

由于临床治疗上的需要，两种以上药物同时给药的机会很多，为了减少注射次数、减轻患者的损伤和疼痛，在用药前，将两种以上药物在注射器内或者输液瓶（袋）内调配，然后再给患者注射。习惯上，静脉注射药物调配是由护士来完成的。但是实践证明，由于注射药物调配涉及药物的物理、化学、生物和药理的配伍问题，超出了护士的知识面和实际经验，可能会导致一些严重的不良后果：①药物未经适当稀释或稀释量不准确，造成给药剂量不准；由于选用稀释剂不当，致使患者感觉疼痛或者造成药物的稳定性降低。②病房加药无法采用必要的无菌技术，有可能使药液遭受污染。③病房加药一般做不到恰当地贴标签，可能会对患者造成潜在危险。④病房加药缺乏对药品正确贮存的知识，可能会因贮存不当而影响药品的稳定性。相反，由药师来实施这项业务，则可避免上述弊端，增加用药的安全性。

随着临床药学的进展，静脉注射液调配业务也就逐渐开展起来。实际上，早在20世纪60年代，欧美国家少数医院就开始了注射药物调配业务。到了20世纪七八十年代，注射药物调配业务受到欧美国家的普遍重视，成为医院药学的一个重要发展领域。

（二）管理体系及发药方式

静脉用药集中调配业务改变了医院药品供应方式，对医院用药管理体系产生了一定的冲击。静脉用药集中调配业务的程序包括：医生开写处方，通过电脑网络传送到输液调配中心，经药师审方后根据处方要求，在无菌层流罩下进行输液加药操作，完成之后立即封口并贴上标签，再由护士或专门的传送装置送到病房供临床使用。这一过程改变了传统的发药方式，将药房更紧密地与临床治疗结合在一起，对药房工作模式提出了挑战，对医生、护士的工作方式提出了新的要求。

（三）基本条件

开展静脉注射液调配业务应具备相当于医疗机构注射剂配制的净化条件。因此，具体操作应当按照《静脉用药集中调配质量管理规范》的规定进行。现将重点叙述如下。

1. 人员配备

静脉用药调配中心（室）人员可以由药师、护士和勤杂人员组成，中心负责人应当具有药学专业本科以上学历、本专业中级以上专业技术职务任职资格，有较丰富的实际工作经验，责任心强，有一定的管理能力。负责静脉用药医嘱或处方适宜性审核的人员，应当具有药学专业本科以上学历、5 年以上临床用药或调剂工作经验、药师以上专业技术职务任职资格。负责摆药、加药混合调配、成品输液核对的人员，应当具有药士以上专业技术职务任职资格。从事静脉用药集中调配工作的药学专业技术人员，应当接受岗位专业知识培训并经考核合格，定期接受药学专业继续教育。其中药师负责药品管理，审查用药医嘱或处方的适宜性并打印标签，核对调配好的输液与安瓿。药师或护士负责配制药物，包括贴标签、摆药、核对和调配，并应严格遵守无菌操作技术和查对制度。勤杂人员负责将调配好的输液在规定时间内送到各病区，以及各区域的清洁卫生等。

2. 设备设施

静脉用药调配中心（室）应当设于人员流动少的安静区域，且便于与医护人员沟通和成品的运送。设置地点应远离各种污染源，禁止设置于地下室或半地下室，周围的环境、路面、植被等不会对静脉用药调配过程造成污染。洁净区采风口应当设置在周围 30 米内环境清洁、无污染地区，离地面高度不低于 3 米。内部应包括洁净区、辅助工作区和生活区。洁净区、辅助工作区应当有适宜的空间摆放相应的设施与设备；洁净区应当包括一次更衣、二次更衣及调配操作间；辅助工作区应当包括与之相适应的药品与物料贮存、审方打印、摆药准备、成品核查、包装和普通更衣等功能室。并能保证洁净区、辅助工作区和生活区的划分，不同区域之间的人流和物流出入走向合理，不同洁净级别区域间应当有防止交叉污染的设施。

静脉用药调配中心（室）洁净区应当设有温度、湿度、气压等监测设备和通风换气设施，保持静脉用药调配室温度 18 ~ 26 ℃，相对湿度 40% ~ 65%，保持一定量新风的送入。静脉用药调配中心（室）洁净区的洁净标准应当符合国家相关规定，经法定检测部门检测合格后方可投入使用。

各功能室的洁净级别要求：一次更衣室、洗衣洁具间为十万级；二次更衣室、加药混合调配操作间为万级；层流操作台为百级。其他功能室应当作为控制区域加强管理，禁止非本室人员进出。洁净区应当持续送入新风，并维持正压差；抗生素类、危害药品静脉用药调配的洁净区和二次更衣室之间应当呈 5 ~ 10 Pa 负压差。

（四）调配程序及操作规程

临床医师开具静脉输液治疗处方或用药医嘱后，应按卫生部《静脉用药集中调配操作规程》进行，主要有：①调配中心药师通过电脑网络接受静脉注射药物调配医嘱，药师审查调配处方，合格的按用药量领取药物，并记录使用量，打印标签。②药师或护士在核对处方无误后，根据标签挑选药品放入塑料篮内（一位患者配一个篮子），并将标签贴在输液袋上。③调配室人员将药品与标签进行核对，准确无误后开始混合调配。由药师对空安瓿、空抗生素瓶与输液标签核对并签名，调配后再核对输液成品。④包装，将灭菌塑料袋套于静脉输液袋外，封口。⑤分发，将封口后的输液按病区分别放置于有病区标识的整理箱内，记录数量，加锁或封条。将整理箱置于专用药车上，由勤杂人员送至各病区交病区药疗护士，并由药疗护士在送达记录本上签收。给患者用药前，护士应当再次与病历用药医嘱核对，然后给患者静脉输注用药。其流程见图 7 - 3。

（五）质量保证

建立输液调配质量管理规范和相关文件，如质量管理文件、人员管理文件、药物领用流程、配药工作流程、设备管理文件、安全和环保措施、质量控制总则等。用一系列的规章制度规范和约束静脉输液调配中心人员的行为，确保调配质量。

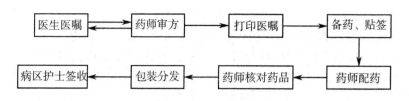

图 7 - 3 静脉输液调配的流程

医疗机构静脉用药调配中心（室）建设应当符合《静脉用药集中调配质量管理规范》相关规定。由县级和设区的市级卫生行政部门核发《医疗机构执业许可证》的医疗机构，设置静脉用药调配中心（室）应当通过设区的市级卫生行政部门审核、验收、批准，报省级卫生行政部门备案；由省级卫生行政部门核发《医疗机构执业许可证》的医疗机构，设置静脉用药调配中心（室）应当通过省级卫生行政部门审核、验收、批准。

第四节　医疗机构制剂管理

一、加强医疗机构制剂法制化管理

（一）医疗机构制剂的定义及产生与发展

医疗机构制剂，是指医疗机构根据本单位临床需要经过批准而配制、自用的固定处方制剂。医院制剂中一些新剂型、新配方有时成为新药开发的前体。目前我国医院制剂仅为市场供应不足的补充。医疗机构制剂不同于临时配方，它属于药品生产范畴。加上医院制剂存在小批量、多品种、配制环境及设施设备差、质量检验机构不健全、质检不严格等缺陷，由此引起许多质量问题。因此，国内外药品监督管理部门普遍加强了对医院制剂质量的监督管理，并限制配制大输液等生产条件要求很高的品种。

我国为了保证患者所用医疗机构制剂的安全性和有效性，1984 年卫生部根据《中华人民共和国药品管理法》（以下简称《药品管理法》）的规定，对配制医疗机构制剂实行制剂许可证制度，对部分品种规定了审批程序，并组织编写出版了《医院制剂规范》《中国人民解放军药品制剂规范》，建立了对医院制剂的法制化管理制度，取得了一定效果。但因医院的性质和任务与药品生产企业不同，不可能大量投资新建、改建制剂室，以达到生产企业药品 GMP 要求。我国加入世贸组织后，在制药企业全面推进 GMP 制度，药品质量明显提高，品种、规格、数量得到很大丰富。同时，医疗卫生改革对药物治疗、合理用药等各方面提出更高要求，形势的发展对医院制剂配制质量及其管理提出更严格的要求。随着国家食品药品监督管理局颁布的《医疗机构制剂质量管理规范》的施行，医疗机构制剂与上市药品之间的质量差别将减小。

（二）医疗机构制剂相关法律法规的颁布与实施

《药品管理法》及其《中华人民共和国药品管理法实施条例》（以下简称《实施条例》）对医疗机构配制制剂做出明确规定。一是医疗机构配制制剂实行许可证制度，必须经省级食品药品监督管理部门验收合格，予以批准，方可设立制剂室；二是医疗机构制剂实行注册管理制度，必须报送有关资料和样品，经省级食品药品监督管理部门批准，方可配制。原国家食品药品监督管理局根据《药品管理法》的规定，于 2001 年 3 月 13 日发布了《医疗机构制剂配制质量管理规范》，使得医疗机构制剂许可证验收有了明确依据。2002 年，原卫生部、国家中医药管理局发布的《医疗机构药事管理暂行规定》中，根据《药品管理法》，对"临床制剂管理"作了进一步规定。原国家食品药品监督管理局于 2005 年先后颁布了《医疗机构制剂配制监督管理办法（试行）》和《医疗机构制剂注册管理办法（试行）》。随后，相关部门开展换发《医疗机构制剂许可证》工作，促进了医疗机构制剂配制向规范化方向发展。

二、《药品管理法》及其相关法规对医疗机构制剂的主要规定

（一）实行《医疗机构制剂许可证》制度

《药品管理法》规定"医疗机构配制制剂，须经所在省、自治区、直辖市人民政府卫生行政部门审核同意，由省、自治区、直辖市人民政府药品监督管理部门批准，发给《医疗机构制剂许可证》。无《医疗机构制剂许可证》的，不得配制制剂。"

（二）医疗机构制剂注册管理制度

《药品管理法》及其《实施条例》规定：①"医疗机构配制的制剂，应当是本单位临床需要而市场上没有供应的品种"。②"医疗机构配制制剂，必须按照国务院药品监督管理部门的规定报送有关资料和样品，经所在地省、自治区、直辖市人民政府药品监督管理部门批准，并发给制剂批准文号后，方可配制"。

2005年8月1日施行的《医疗机构制剂注册管理办法》对制剂配制范围做了进一步规定。有下列情形之一者，不得作为医疗机构制剂申请注册：①市场上已有供应的品种。②含有未经国家食品药品监督管理局批准的活性成分的品种。③除变态反应原外的生物制品。④中药注射剂。⑤中药、化学药组成的复方制剂。⑥麻醉药品、精神药品、医疗用毒性药品、放射性药品。⑦其他不符合国家有关规定的制剂。同时，允许无制剂许可证的医疗机构申请委托配制中药制剂的注册。

申请医疗机构制剂注册的申请人应当是持有《医疗机构执业许可证》，并取得《医疗机构制剂许可证》的医疗机构。申请时应向省级食品药品监督管理部门提出申请，并报送有关资料和样品。省级食品药品监督管理部门在完成技术审评后，做出是否许可的决定。

准予配制的医疗机构制剂应持有《医疗机构制剂注册批件》及制剂批准文号。医疗机构制剂批准文号的格式为：x药制字H（z）+4位年号+4位流水号。其中x是省、自治区、直辖市的简称；H是化学制剂的代号；z是中药制剂的代号。

（三）医疗机构制剂检验、使用规定

《药品管理法》及其《实施条例》规定：①"医疗机构配制的制剂必须按照规定进行质量检验"。②"合格的，凭执业医师处方在本医疗机构使用"。③"医疗机构配制的制剂，不得在市场销售或者变相销售，不得发布医疗机构制剂广告"。④"经国务院或省、自治区、直辖市人民政府的药品监督管理部门批准，医疗机构配制的制剂可以在指定的医疗机构之间调剂使用""国务院药品监督管理部门规定的特殊制剂的调剂使用以及省、自治区、直辖市之间医疗机构制剂的调剂使用，必须经国务院药品监督管理部门批准"。

第五节　医疗机构药品供应管理

一、采购药品管理

采购药品管理的主要目标是依法、适时购进质量优良、价格便宜的药品。

1. 遵守国家法律、法规，依法购药

《药品管理法》和原国家食品药品监督管理局、原卫生部规章的有关条款，对医疗机构购药做出了明确规定。

（1）《药品管理法》规定：①医疗机构必须从具有药品生产、经营资格的企业购进药品。②医疗机构购进药品，必须建立并执行进货检查验收制度，验明药品合格证明和其他标识；不符合规定要求的，不得购进和使用。③医疗机构购进药品，必须有真实、完整的药品购进记录。④个人设置的门诊部、诊所等医疗机构不得配备常用药品和急救药品以外的其他药品。

《药品流通监督管理办法》（2007 年 5 月 1 日起施行）规定：药品购进记录必须注明药品通用名称、生产厂商（中药材标明产地）、剂型、规格、批号、生产日期、有效期、批准文号、供货单位、数量、价格、购进日期。药品购进记录必须保存至超过药品有效期 1 年，但不得少于 3 年。

（2）医疗机构应当根据《国家基本药物目录》《处方管理办法》《药品采购供应质量管理规范》，本机构《药品处方集》和《基本用药供应目录》，制订药品采购计划，购入药品。①药学部门要掌握新药动态和市场信息，制订药品采购计划，加速周转，减少库存，保证药品供应。同时，做好药品成本核算和账务管理。②医疗机构必须从政府药品集中招标采购网上进行药品采购。药学部门要制定和规范药品采购工作程序，建立并执行药品进货检查验收制度，验明药品合格证明和其他标识；不符合规定要求的，不得购进和使用。药学部门对购入药品质量有异议时，医疗机构可委托国家认定资格的药品检验部门进行抽检。经药事管理委员会审核批准，除核医学科可购售本专业所需的放射性药品外，其他科室不得从事药物配制或药品购售工作。

经 2009 年 1 月 17 日，原卫生部等相关部门联合印发了《进一步规范医疗机构药品集中采购工作的意见》后，2010 年 7 月由原卫生部等部门联合发布实施《医疗机构药品集中采购工作规范》及《药品集中采购监督管理办法》，明确规定：医疗机构药品集中采购工作，要以省（区、市）为单位组织开展。县及县以上人民政府、国有企业（含国有控股企业）等所属的非营利性医疗机构，必须全部参加药品集中采购。鼓励其他医疗机构参加药品集中采购活动。药品集中采购要充分考虑各级各类医疗机构的临床用药需求特点。集中采购周期原则上一年一次。全面推行网上集中采购，提高医疗机构药品采购透明度。医疗机构按申报集中采购药品的品种、规格、数量，通过药品采购平台采购所需的药品。除麻醉药品、第一类精神药品和第二类精神药品、医疗用毒性药品和放射性药品等少数品种以及中药材和中药饮片等可不纳入药品集中采购目录外，医疗机构使用的其他药品原则上必须全部纳入集中采购目录。对纳入集中采购目录的药品，实行公开招标、网上竞价、集中议价和直接挂网（包括直接执行政府定价）采购。对经过多次集中采购、价格已基本稳定的药品，可采取直接挂网采购的办法，具体品种由省级集中采购管理部门确定。医疗机构要与中标（入围）药品生产企业或其委托的批发企业签订药品购销合同，明确品种、规格、数量、价格、回款时间、履约方式、违约责任等内容。合同采购数量要以医疗机构上年度的实际药品使用数量为基础，适当增减调整后确定。

2. 药品集中招标采购程序

①各医疗机构制定、提交拟集中招标的药品品种规格和数量。②认真汇总各医疗机构药品采购计划。③依法组织专家委员会审核各医疗机构提出的采购品种、规格，确认集中采购的药品品种、规格、数量，并反馈给医疗机构。④确定采购方式，编制和发送招标采购工作文件。⑤审核药品供应企业（投标人）的合法性及其信誉和能力，确认供应企业（投标人）资格。⑥审核投标药品的批准文件和近期质检合格证明文件。⑦组织开标、评标或议价，确定中标企业和药品品种、品牌、规格、数量、价格、供应（配送）方式以及其他约定。在评标过程中，前述④项和⑤项应为首先条件。⑧决标或洽谈商定后，组织医疗机构直接与中标企业按招标（洽谈）结果签订购销合同。购销合同应符合国家有关法规规定，明确购销双方的权利和义务。⑨监督中标企业（或经购销双方同意由中标企业依法委托的代理机构）和有关医疗机构依据招标文件规定和双方购销合同做好药品配送工作。

3. 购进药品的验收

与药品经营企业购进管理相似。

二、药品保管

《药品管理法》规定："医疗机构必须制定和执行药品保管制度，采取必要的冷藏、防冻、防潮、防虫、防鼠等措施，保证药品质量。"《医疗机构药事管理规定》规定："医疗机构应当制定和执行药品保管制度，定期对库存药品进行养护与质量检查。药品库的仓储条件和管理应符合药品采购供应质量管理规范的有关规定。""化学药品、生物制品、中成药和中药饮片应当分别储存，分类定位存放。易燃、易爆、强腐蚀性等危险性药品应当另设仓库单独储存，并设置必要的安全设施，制定相关的工作制度和应急预案。"

1. 药品保管的主要措施

（1）分类储存：按药品的自然属性分类，按区、排、号进行科学储存。做到以下几点：①"六分开"：处方药与非处方药分开；基本医疗保险药品目录的药品与其他药品分开；内用药与外用药分开；性能相互影响、容易串味的品种与其他药品分开；新药、贵重药品与其他药品分开；配制的制剂与外购药品分开。②麻醉药品、第一类精神药品、医疗用毒性药品、放射性药品专库或专柜存放。③危险性药品、易燃、易爆物专库存放。④准备退货药品、过期、霉变等不合格药品单独存放。

（2）针对影响药品质量的因素采取措施：①对易受光线影响变质的药品，存放室门窗可悬挂黑色布、纸遮光，或者存放在柜、箱内。②易受湿度影响变质的药品，应控制药库湿度，一般保持在45% ~ 75%。③易受温度影响变质的药品，应分库控制药库温度，冷库2 ~ 8 ℃，阴凉库 < 20 ℃，常温库0 ~ 30 ℃。④采取防虫、防鼠措施。

（3）定期检查、养护，发现问题及时处理。

2. 建立并执行药品保管的制度

药剂科为保管好药品、制剂，应建立以下制度：①药库人员岗位责任制。②入库验收、出库验发制度。③在库药品检查养护制度。④有效期药品管理制度。⑤病区药柜管理制度。⑥不合格药品处理制度。⑦记录。⑧药品档案制度。

3. 有效期药品管理

药品有效期是指在一定贮藏条件下，能够保证药品质量合格的期限。《药品管理法》规定，超过有效期的药品按照劣药论处。

（1）我国药品有效期的表示方法：2006 年，原国家食品药品监督管理局发布的《药品说明书和标签管理规定》中规定了药品有效期应当按年月日的顺序标注，年份用四位数字表示，月、日用两位数字表示。其具体标注格式为"有效期至××××年××月"，或者"有效期至××××年××月××日"；也可以用数字和其他符号表示为"有效期至××××.××."或者"××××/××/××"等。有效期若标注到日，应当为起算日期对应年月日的前一天；若标注到月，应当为起算月份对应年月的前一月。

（2）世界各国对年、月、日的表示方法。

1）欧洲国家大部分是按"日-月-年"排列。如"10/09/2000"，或"10th Sept. 2000"，即 2000 年 9 月 10 日。

2）美国产品大多是按"月-日-年"排列。如上例则表示为"09/10/2000"，或"Sept. 10th 2000"。

3）日本产品按"年-月-日"排列。如上例表示为"2000 - 09 - 10"。

（3）有效期药品的管理：购进药品验收时应注意该药品入库要按批号堆放或上架，出库必须贯彻"先产先出、近期先出、按批号发货"的原则。若库存药品或病区小药柜药品过期，必须按制度单独存放、销毁，绝不能发给患者使用。

4. 危险药品的管理

危险药品指受光、热、空气、水分、撞击等外界因素的影响可引起燃烧、爆炸或具有腐蚀性、刺激性和放射性的药用物质。

危险药品应单独存放在合乎消防规定的危险品库房，远离病房和其他建筑物。危险品库房应指派专人负责，严格验收和领发制度。有专家根据危险药品的特性和长期的实践经验，总结归纳出 10 项管理措施：①熟悉性质。②分类保管。③堆放稳固。④包装严密。⑤通风降温。⑥严禁明火。⑦防爆装置。⑧安全操作。⑨耐火建筑。⑩消防措施。

5. 高危药物的管理

高危药物的概念：根据美国的医疗安全协会（ISMP）的定义，高危药物亦称高警讯药物，指使用不当会对患者造成严重伤害或死亡的药物。2001 年，ISMP 最先确定的前 5 位高危药物分别是：胰岛素、安眠药及麻醉剂、注射用浓氯化钾或磷酸钾、静脉用抗凝药（肝素）、高浓度氯化钠注射液

（＞0.9％）。2003 年，ISMP 公布了包含 19 类及 13 项特定药物的高危药物目录并逐年更新。2008 年 ISMP 公布的 19 类高危险药物种类为：①静脉用肾上腺素能受体激动剂。②静脉用肾上腺素能受体拮抗剂。③麻醉剂，全身、吸入或静脉给药。④静脉用抗心律失常药。⑤抗凝血药（抗血栓药），溶栓剂。⑥心脏停搏液。⑦化疗药物，注射或口服。⑧20％ 以上浓度的葡萄糖注射液。⑨腹膜透析液或血透析液。⑩硬膜外或鞘内给药。⑪口服降糖药。⑫影响肌收缩力药物。⑬脂质体剂型。⑭中等作用强度镇静剂，静脉给药（如咪达唑仑）。⑮中等作用强度镇静剂，小儿口服（如水合氯醛）。⑯阿片类麻醉剂，静脉、经皮给药或口服剂型。⑰骨骼肌松弛剂。⑱静脉放射性造影剂。⑲全胃肠外营养。

目前国内有高危药物的概念，但没有一个明确的定义：高危药物即药物本身毒性大、不良反应严重，或因使用不当极易发生严重后果甚至危及生命的药物。也有定义称高危险药物是指药理作用显著且迅速、易危害人体的药品。2008 年，国家食品药品监督管理局药品评价中心（药品不良反应监测中心）发出了"高风险品种'风险管理计划'推进行动"，并列出高风险品种——"化学药品注射剂高风险品种""中药注射剂高风险品种""有严重不良反应报告的注射剂品种"目录。医疗机构应逐步实行高危药品的管理。

三、药品分级管理制度

医院对药品的管理实行"金额管理，重点统计，实耗实销"的管理办法。所谓"金额管理"是指用金额控制药品在医疗机构流通的全过程。药品入库、出库、消耗、销售、库存都要按购进价或零售价进行金额核算，库存的总金额应按周转金定额加以控制。"重点统计"是指药剂科对各种医疗用毒性药品、麻醉药品、精神药品、贵重药品的领退、销售、结存都必须按数量进行统计。"实耗实销"是指药剂科和临床各科室销售、消耗的药品，按进价金额列报支出。我国医疗机构在上述管理办法的基础上，根据药品的特点，普遍实行三级管理制度。

1. 一级管理

（1）范围：麻醉药品和医疗用毒性药品的原料药。如吗啡缓释片、吗啡注射液、硫酸阿托品粉等。

（2）管理办法：处方要求单独存放，每日清点，必须做到账物相符，如发现药品短少，要及时追查原因，并上报领导。

2. 二级管理

（1）范围：精神药品、贵重药品及自费药品。

（2）管理办法：专柜存放，专账登记。贵重药品要每日清点，精神药品定期清点。

3. 三级管理

（1）范围：普通药品。

（2）管理办法：金额管理，季度盘点，以存定销。

第六节　药物临床应用管理

一、药物临床应用管理概述

药物临床应用管理是指对医疗机构临床诊断、预防和治疗疾病用药全过程实施监督管理。医疗机构应当遵循安全、有效、经济的合理用药原则，尊重患者对药品使用的知情权和隐私权。

（一）临床用药管理的发展过程

1966 年，Brodie 首次将用药管理作为药房业务工作的主流。他把用药管理定义为一个集知识、理解、判断、操作过程、技能、管理和伦理为一体的系统，该系统的目的在于保证药物使用的安全性。药师进行临床用药管理最重要和有效的方法，就是对药品的获得、开处方、给药和使用过程全程进行监测和有效的管理。

20 世纪 70 年代，随着临床药学的兴起和发展，药师逐渐涉足临床用药的领域。临床药师的主要任务包括参加查房和会诊，对患者的药物治疗方案提出合理建议；对特殊药物进行治疗药物监测（TDM），确保药物使用的有效和安全；向医护人员和其他药学人员提供药物情报咨询服务；监测和报告药物不良反应和有害的药物相互作用；培训药房在职人员和实习学生等。这些任务始终贯穿于临床用药管理这个主题。

20 世纪 90 年代开始崭露头角的"药学保健"开创了医院药学的新时代，代表了医院药学工作模式由"以药品为中心"向"以患者为中心"的根本转变。药学保健的基本原则是以患者为中心和面向用药结果。其目标不只是治愈疾病，而是强调通过实现药物治疗的预期结果，改善患者的生存质量。药师向患者提供药学保健的具体任务是发现、防止和解决用药过程中出现的问题。药师不仅应对所提供的药品质量负责，而且还要对药品使用的结果负责，即由传统的管理药品提高到管理药品的使用及其结果。明确规定了用药管理是现代医院药学工作的中心。

（二）临床用药管理的核心是合理用药

临床用药管理的基本出发点和归宿是合理用药。合理用药最起码的要求是：将适当的药物，以适当的剂量，在适当的时间，经适当的途径，给适当的患者使用适当的疗程，达到适当的治疗目标。

20 世纪 90 年代以来，国际药学界的专家已就合理用药问题达成共识，赋予了合理用药更科学、完整的定义：以当代药物和疾病的系统知识和理论为基础，安全、有效、经济、适当地使用药品。从用药的结果考虑，合理用药应当包括安全、有效、经济三大要素。安全、有效强调以最小的治疗风险获得尽可能大的治疗效益；而经济则强调以尽可能低的治疗成本取得尽可能好的治疗效果，合理使用有限的医疗卫生资源，减轻患者及社会的经济负担。

临床合理用药涉及医疗卫生大环境的综合治理，依赖于国家相关方针政策的制定和调整，受到与用药有关各方面人员的道德情操、行为动机、心理因素等的影响。当前，临床用药管理已经成为医院药事管理研究讨论的重要课题。

二、临床不合理用药现状和分析

合理用药是临床用药的理想境界。实际上，临床用药中存在着相当普遍的不合理用药现象。这些不合理用药现象正是用药管理这个命题的依据。因此，临床用药管理首先必须正视临床不合理用药的现状，分析造成这种现状的各种因素，然后有针对性地寻求解决的办法。

（一）不合理用药的主要表现

目前临床用药普遍存在的问题至少有以下几种。

（1）用药不对症。多数情况属于选用药物不当，有的则是开错、配错、发错、服错药物造成的。无用药适应证而保险或安慰性用药，或者有用药适应证而得不到药物治疗，则属于两种极端情况。

（2）使用无确切疗效的药物。受经济利益驱动，给患者使用疗效不确切的药物。

（3）用药不足。首先指剂量偏低，达不到有效治疗剂量；再就是疗程太短，不足以彻底治愈疾病，导致疾病反复发作，耗费更多的医药资源。

（4）用药过度。用药过度分四种情况：一是给药剂量过大。二是疗程过长。三是无病用药，主要指长期使用以保健为目的的药品，以及不必要的预防用药。四是轻症用重药，这里的"重"有两层含义，一层含义指贵重药；另一层含义指用药分量重，如治疗普通感冒也要主治药、辅助药形成系列，预防药、对症药、保健药配套使用。

（5）使用不良反应过大的药物。无必要地让患者承受较大的治疗风险，容易发生本可以避免的药物不良反应或药源性疾病。

（6）合并用药不适当。合并用药又称联合用药，指在同一位患者身上同时或相继使用两种或两种以上的药物，治疗一种或多种同时存在的疾病。合并用药不适当包括：无必要地合并使用多种药物；不适当地联合用药，导致不良的药物相互作用。

（7）给药方案不合理。未在适当的时间、间隔，经适当的途径给药。

（8）重复给药。多名医生给同一位患者开具相同的药物或者提前续开处方。

（二）导致不合理用药的因素

临床用药不只是医师、药师或患者单方面的事，而涉及诊断、开方、配方发药、给药及服药各个方面，涉及医生、药师、护士、患者及其家属乃至社会各有关人员。

（1）医师因素。医师是疾病诊断和治疗的主要责任人，掌握着是否用药和如何用药的决定权，即只有具有法定资格的医师才有处方权。因此，临床用药不合理，医师有不可推卸的责任。医生个人的医药知识、临床用药经验、药物信息掌握程度、职业道德、工作作风、服务态度，都会影响其药物治疗决策和开处方行为，并可能导致不合理用药。

（2）药师因素。药师在整个临床用药过程中是药品的提供者和合理用药的监督者。药师调配处方时审方不严、对患者的正确用药指导不力、缺乏与医护人员的密切协作与信息交流等，都可导致不合理用药。

（3）护士因素。护理人员负责给药操作，住院患者口服药品也经护士之手发给患者。给药环节发生的问题也可能造成临床不合理用药。例如，未正确执行医嘱，使用了失效的药品，临床观察、监测、报告不力，给药过程操作不规范等。

（4）患者因素。患者积极配合治疗，遵照医嘱正确服药是保证合理用药的另一个关键因素。患者不遵守医生制定的药物治疗方案的行为，称为患者不依从性。患者产生不依从的原因主要有：对药物疗效期望过高，理解、记忆偏差，不能耐受药物不良反应，经济承受能力不足，滥用药物等。

（5）药物因素。药物本身的作用是客观存在的，无合理与不合理的问题，关键是药物的一些特性容易造成不合理用药。因药物固有的性质导致的不合理用药往往是错综复杂的，归纳起来主要有以下两种。

1）药物的作用和使用因人而异：采用《药典》规定的常用剂量，患者获得的疗效可能各不相同。而严重的药物不良反应往往是个别现象，只发生在极少数患者身上，有些患者对某些药品会产生严重的过敏反应，甚至危及生命。

2）多药并用使药物不良相互作用发生概率增加：药物相互作用分为体外相互作用（又称药物配伍禁忌）和体内相互作用。前者主要由药物之间的理化反应、药物与赋形剂之间的相互作用造成。后者主要包括药动学方面和药效学方面的相互作用。药动学方面的相互作用，可以影响合并使用的其他药物的吸收、分布、代谢和排泄，使受影响的药物毒性增强或者疗效减弱。药效学方面的相互作用，一方面指生理活性的相互作用，使疗效增强或拮抗；另一方面指药物作用部位的相互作用，如竞争受体或靶位，增敏受体，改变作用部位递质及酶的活力等。

（6）社会因素。主要是药品营销过程中的促销活动、广告宣传以及经济利益驱动等。

综上所述，造成不合理用药的原因错综复杂，涉及医学、药学、心理学、行为科学、社会伦理学等诸多方面。

（三）不合理用药的后果

不合理用药必然导致不良的结果，这些不良后果有些是单方面的，有些是综合性的；有些程度轻，有些后果十分严重。归纳起来，不合理用药导致的后果主要有以下几方面。

（1）延误疾病治疗。有些不合理用药直接影响到药物治疗的有效性，轻者降低疗效，使治疗失败或得不到治疗。

（2）浪费医药资源。不合理用药可造成药品乃至医疗卫生资源（物资、资金和人力）有形和无形的浪费。

（3）发生药物不良反应甚至药源性疾病。药物不良反应和药源性疾病的病原都是药物，差别在于对患者机体损害的程度。药源性疾病指人类在治疗用药或诊断用药过程中，因药物或者药物相互作用而引起的与治疗目的无关的不良反应，致使机体某一（几）个器官或某一（几）个局部组织产生功能性或器质性损害而出现各种临床症状。

（4）酿成药疗事故。因用药不当所造成的医疗事故，称为药疗事故。不合理用药的不良后果被称为事故的，一方面是发生严重的甚至是不可逆的损害，如致残、致死；另一方面是涉及人为的责任。药疗事故通常分为三个等级：因用药造成严重毒副作用，给患者增加重度痛苦者为三等药疗事故；因用药造成患者残废者为二等药疗事故；因用药造成患者死亡者为一等药疗事故。

三、药物临床应用管理的实施

（一）《医疗机构药事管理规定》规定的内容

（1）制定药物临床应用管理办法及相关制度。"医疗机构应当依据国家基本药物制度，抗菌药物临床应用指导原则和中成药临床应用指导原则，制定本机构基本药物临床应用管理办法，建立并落实抗菌药物临床应用分级管理制度。""医疗机构应当建立临床用药监测、评价和超常预警制度，对药物临床使用安全性、有效性和经济性进行监测、分析、评估，实施处方和用药医嘱点评与干预。""医疗机构应当建立药品不良反应、用药错误和药品损害事件监测报告制度，医疗机构临床科室发现药品不良反应、用药错误和药品损害事件后，应当积极救治患者，立即向药学部门报告，并做好观察与记录。医疗机构应当按照国家有关规定向相关部门报告药品不良反应，用药错误和药品损害事件应当立即向所在地县级卫生行政部门报告"。

（2）建立临床治疗团队。"医疗机构应当建立由医师、临床药师和护士组成的临床治疗团队，开展临床合理用药工作。"

（3）对医师处方的适宜性进行审核。"医疗机构应当遵循有关药物临床应用指导原则、临床路径、临床诊疗指南和药品说明书等合理使用药物；对医师处方、用药医嘱的适宜性进行审核。"

（4）配备临床药师。"医疗机构应当配备临床药师。临床药师应当全职参与临床药物治疗工作；对患者进行用药教育，指导患者安全用药。"

（二）临床用药管理的具体措施

（1）发挥药事管理委员会的作用。医院药事管理委员会是协调、监督医院内部合理用药，解决不合理用药问题的特殊组织。药事管理委员会的工作，对综合医药知识，统一医院管理人员与业务人员对合理用药的认识，促进临床科室和药剂科之间的沟通，发挥着重要的作用。

（2）制定和完善医院处方集。围绕国家基本药物目录建立医院自己的处方系统。这个系统包括医院基本用药目录和处方集，以及在本院范围内的执行政策和措施。医院基本用药目录规定了保证本院患者医疗需要的药物品种，处方集比较详细地提出了每种药物的使用原则。

每个医院的处方集或基本药物目录应当具有鲜明的本院特点。对药物品种、规格、剂型等的选择必须能体现本院临床对药物的需求，具有先进性。对药物的评价和用法、用量、注意事项等的表述应能满足临床合理用药对药物信息的需要。处方集必须定期修改，更新陈旧的知识，补充新的内容。最重要的是通过行政手段，增强医院处方集和基本药物目录的权威性，使之成为医生、药师和护理人员在药物治疗过程中必须遵守的准则，充分发挥其确保药物使用质量、指导医务人员合理用药、优化药物治疗成本—效果的作用。

（3）做好处方和病历用药调查统计。处方调查（又称处方分析）和病历用药调查的目的是及时总结临床用药的经验与教训，把握临床药品使用的规律和发展趋势，发现医生普遍性的不良处方和医嘱行为，以便针对问题，采取有力措施，不断提高合理用药水平。

处方调查的内容包括处方书写规范化和合理用药两个方面，采用普查或者随机抽样的方式进行。但是，处方所含的用药信息比较简单，最大的不足是没有疾病诊断信息，得不到详细的患者背景资料，不容易发现比较深层次的不合理用药问题，无法结合药物治疗结果进行评价。

病历用药调查分析可以弥补处方调查的缺陷。回顾性病历用药调查的对象是出院患者的病历。同步性或前瞻性研究的对象是在院患者的病历，优点是发现问题可以通过药师干预、及时解决，从而取得更好的治疗结果。病历用药调查的用途比较广泛,可用于评价新、老药物的疗效和不良反应;揭示本院一定时期的用药现状和趋势;了解临床合并用药情况;统计药源性疾病的发生率;反映不合理用药现状等。

为加强医疗机构药物临床应用的管理,建立统一、规范的药物使用管理机制,推进临床合理用药,保障医疗质量和医疗安全,原卫生部、国家中医药管理局等相关部门2009年联合印发了《关于加强全国合理用药监测工作的通知》,建立了全国合理用药监测系统,组织制定了全国合理用药监测方案(技术部分)。方案确定,全国合理用药监测系统包括4个子系统,分别为:药物临床应用监测子系统、处方监测子系统、用药(械)相关医疗损害事件监测子系统、重点单病种监测子系统。其中,药物临床应用监测子系统监测的主要范围为化学药品、生物制品与中成药的购药与库存信息;处方监测子系统监测的主要范围为处方(门、急诊)、病案首页和医嘱;用药(械)相关医疗损害事件监测子系统监测的主要范围为药物不良事件、严重药物不良事件、医疗器械不良事件;重点单病种监测子系统监测的主要范围为发病率较高的常见病、多发病的有关用药信息。

(4)加强医德医风教育。医药知识的继续教育固然重要,但是促进医务人员合理用药的关键在于职业道德教育,促进他们树立良好的医德医风,一切从患者的利益出发。

(5)开展临床药学工作,建立药学保健模式。

四、药学保健

药学保健又译为药疗监护、药疗保健。它是一种工作模式,是药师的工作以保障供应药品为主向临床的延伸,"以药品为中心"向"以患者为中心"的转移。

(一)定义

美国药剂师协会对药学保健的定义是:药学保健是直接、负责地提供与药物治疗相关的服务,其目的是达到获得患者生命质量的确切效果。药师的任务是提供药学保健。这一定义表明,药学保健囊括了药师与患者和其他卫生专业人员协作设计、实施、监测药物治疗计划的过程,从而为患者创造特定的治疗结果。这一过程依次包括三项主要功能:①确认潜在或实际存在的与药物治疗相关的问题。②解决实际存在的与药物治疗相关的问题。③预防潜在的与药物治疗相关的问题。

药学保健是卫生保健的组成部分,而且应与其他部分相结合。在药学保健中,药师给患者带来直接的利益,并直接对提供给患者的保健质量承担责任。患者承认提供者(药师)的权威性,药师以其能力承担责任和义务。

(二)药学保健的职能及方法

(1)收集和整理患者的相关信息。建立有关患者信息的数据库,从而有效地发现、防止和解决与药物治疗相关的问题,这是使患者得到最佳药物治疗结果的基础。这些信息应当包括:①患者的人口学资料,如姓名、地址、出生日期、性别、宗教信仰、职业等。②患者管理资料,如医生和处方者、药房、科/床号、知情同意形式、患者识别号等。③医学资料,身高、体重、急性和慢性健康问题、当前体征、生命迹象、各项检测项目的结果、过敏和耐药性、既往病史、诊断和外科手术史等。④药物治疗资料,处方药、非处方药、入院前服用的药物、家庭用药及使用的其他卫生保健产品、药物治疗方案、患者对治疗的依从性、药物过敏和耐药性、患者对治疗的担心和疑问等。⑤患者行为及生活方式资料,饮食、锻炼娱乐、香烟/酒精/咖啡因的使用、有无滥用的其他物质、性格类型、性生活、日常起居活动等。⑥患者社会状况及经济情况。

药师应通过各种途径收集患者当前的全面的信息。其中,与患者进行直接交流,建立起一种直接的联系尤为重要,这可以让药师理解患者的需要和期望。在决定为患者实施治疗方案之前,应充分理解和解释所得的资料并保证其准确性。在获取患者的健康记录的过程中,药师有责任保护患者的隐私权和信任患者。

(2)确定存在的药物治疗问题。药师应将药物、疾病、实验室检查及具体患者的信息进行综合,进而得出结论。对患者的资料进行评估，从而找出任何与药物治疗有关的问题，而这些问题的相对重要性则需要在具体患者或药物的基础上进行评估，并应当着重考虑以下问题：①没有医疗指征用药。②有指征而未得到药物治疗。③处方开出的药物不适合这一病症。④剂量、剂型、用法、给药途径或给药方法不当等。⑤重复用药。⑥开具了易致患者过敏的药物。⑦现有的或潜在的药物不良反应。⑧有临床意义的现有的或潜在的药物与药物、药物与疾病、药物与营养品、药物与实验室检测物质的相互作用。⑨社交性或娱乐性药物使用对医疗的干扰。⑩未能达到药物治疗的全部效果。⑪由于经济条件而产生的影响患者药物治疗的问题。⑫患者对药物治疗缺乏理解。⑬患者没能坚持按药物治疗方案进行治疗。

（3）概括患者的卫生保健需要。在确定与药物治疗相关的保健要素时，应考虑患者总体的需要和期望的结果，以及其他卫生人员的评估、目标和治疗计划，以期阻止患者健康的恶化。

（4）明确药物治疗目标。药物治疗目标应是对药物、疾病、实验室检查以及具体患者信息的综合考虑，同时，要考虑到伦理和生命质量。药物治疗目标应切实可行，能得到明确的与药物相关的治疗结果，并能提高患者的生命质量。

（5）设计药物治疗方案。治疗方案应适合前述的药物治疗目标，还应遵循药物经济学原则，遵守卫生系统中的药品政策，如临床保健计划和疾病管理计划等。方案设计还应能从卫生系统和患者的承受能力及财政来源两方面实现最佳的药物使用。

（6）设计药物治疗方案的监测计划。监测计划应能有效地评价患者是否达到药物治疗目标，发现该药物治疗方案实际存在的和潜在的不良反应。对药物治疗方案的每一目标均应确定可测量和可观察的参数，监测计划应给出判断达到药物治疗目标的终点标志。应当注意的是患者的医疗保健需要、药物的特性、其他卫生人员的需要以及政府的卫生保健政策和程序都会影响监测计划的制定。

（7）制定药物治疗方案及相应的监测计划。药师在与患者和其他卫生专业人员的合作之下，不断发展和修正药物治疗方案和监测计划，使其趋向系统化和逻辑化，并应代表患者、处方者、药师的一致意见。治疗方案和监测计划应记录在患者的健康档案中，从而确保所有卫生保健组织的成员都能了解这些信息。

（8）开始实施药物治疗方案。依据药物治疗方案和监测计划，药师可以适时地实施全部或部分药物治疗方案。药师的活动应符合卫生系统的政策和程序（如处方协定），并遵守药物治疗方案和监测计划。有关药物治疗、实验室检查及其他措施的医嘱均应清楚、准确。与药物治疗有关的所有活动都要记录在患者的健康档案中。

（9）监测药物治疗方案的结果。根据监测计划，所收集的数据应充分、可靠和有效，这样才能对药物治疗的结果作出判断。药师应对监测计划中每一参数与预期的终点之间的差距进行评估，并得出药物治疗目标是否实现的结论。在调整药物治疗方案之前，药师应明确未达到药物治疗目标的原因。

（10）修订药物治疗方案和监测计划。药师应根据患者的治疗结果调整治疗方案和监测计划。如果临床条件允许，药师可以一次调整治疗方案的一个方面，并对此重新评估。药师应以一致的态度记录最初的建议和调整后的建议。

药学保健模式中的一个重要因素是药师对患者的治疗结果负有责任。药师无论是设计还是执行患者的药物治疗方案和监测计划，都应履行相同的义务。实施药学保健要求药师监测药物治疗方案，根据患者情况的变化修正治疗方案、记录结果，并对药物治疗结果负责。

实施药学保健并不否认药剂科的其他工作。例如，药品供应仍然是药剂科工作的必要和重要的组成部分，但药品供应的相对重要性已降为第二位。同时，还需要强调的是，药学保健是一种工作模式，这种工作模式未必与其他工作模式发生冲突，它们可以共存于医疗机构药剂科的工作中，并共同发挥作用。实践证明，医疗机构药剂科的工作模式本身处于不断的演变和进化之中，如调剂工作模式、发药工作模式、药物情报工作模式、临床药学工作模式、药学保健工作模式等。有学者指出，这些工作模式应当更好地综合起来，构成一个全面药学服务模式。

第八章

抗菌药物的临床应用与管理

第一节　抗菌药物临床应用的基本原则

《抗菌药物临床应用指导原则》中对抗菌药物治疗性应用、预防性应用和在特殊病理、生理状况患者中应用三个方面进行了相应规定。

一、抗菌药物治疗性应用的基本原则

（1）诊断为细菌感染者，方有指征应用抗菌药物。根据患者症状、体征及血、尿常规等实验室检查结果，初步诊断为细菌性感染者以及经病原检查确诊为细菌性感染者方有指征应用抗菌药物；由真菌、支原体、衣原体、螺旋体、立克次体等病原微生物所致的感染亦有指征应用抗菌药物。缺乏细菌及上述病原微生物感染的证据，诊断不能成立者，以及病毒性感染者，均无指征应用抗菌药物。

（2）尽早查明感染病原，根据病原种类及细菌药物敏感试验结果选用抗菌药物。抗菌药物品种的选用原则上应根据病原菌种类及病原菌对抗菌药物敏感或耐药，即细菌药物敏感试验（以下简称药敏）的结果而定。住院患者必须在开始抗菌治疗前，先留取相应标本，立即送细菌培养，以尽早明确病原菌和药敏结果；门诊患者可以根据病情需要开展药敏工作。

危重患者在未获知病原菌及药敏结果前，可根据患者的发病情况、发病场所、原发病灶、基础疾病等推断最可能的病原菌，并结合当地细菌耐药状况先给予抗菌药物经验治疗，获知细菌培养及药敏结果后，对疗效不佳的患者调整给药方案。如对入住 ICU 的社区获得性肺炎患者，如有结构性肺疾病（如支气管扩张、肺囊肿、弥漫性泛细支气管炎等）、应用糖皮质激素（泼尼松 >10 mg/d）、过去 1 个月中广谱抗生素应用 >7 d、营养不良、外周血中性粒细胞计数 $<1 \times 10^9$/L 等情况时，应考虑有铜绿假单胞菌感染危险因素，可选用具有抗铜绿假单胞菌活性的抗菌药。

（3）按照药物的抗菌作用特点及其体内过程特点选择用药。各种抗菌药物的药效学（抗菌谱和抗菌活性）和人体药代动力学（吸收、分布、代谢和排出过程）特点不同，因此各有不同的临床适应证。临床医师应根据各种抗菌药物的上述特点，按临床适应证正确选用抗菌药物。如第一代头孢菌素对革兰阳性菌具有良好的抗菌活性，适用于治疗革兰阳性菌感染及预防手术切口感染，第三代头孢菌素对革兰阴性菌具有良好的抗菌活性，适用于治疗革兰阴性菌感染及预防阑尾手术、结肠直肠手术、肝胆系统手术、胸外科手术（食管、肺）等清洁——污染或污染手术后手术部位感染。

（4）抗菌药物治疗方案应综合患者病情、病原菌种类及抗菌药物特点制订。根据病原菌、感染部位、感染严重程度和患者的生理、病理情况制订抗菌药物治疗方案，包括抗菌药物的选用品种、剂量、给药次数、给药途径、疗程及联合用药等。在制订治疗方案时应遵循下列原则。

1）品种选择：根据病原菌种类及药敏结果选用抗菌药物。如对甲氧西林耐药的金黄色葡萄球菌感染，应首先选用糖肽类抗生素。

2）给药剂量：按各种抗菌药物的治疗剂量范围给药。治疗重症感染（如败血症、感染性心内膜炎

等）和抗菌药物不易达到的部位的感染（如中枢神经系统感染等），抗菌药物剂量宜较大（治疗剂量范围高限）；而治疗单纯性下尿路感染时，由于多数药物尿药浓度远高于血药浓度，则可应用较小剂量（治疗剂量范围低限）。

3）给药途径：①轻症感染可接受口服给药者，应选用口服吸收完全的抗菌药物，不必采用静脉或肌内注射给药。重症感染、全身性感染患者初始治疗应予静脉给药，以确保药效；病情好转能口服时应及早转为口服给药。②抗菌药物的局部应用宜尽量避免：皮肤黏膜局部应用抗菌药物后，很少被吸收，在感染部位不能达到有效浓度，反易引起过敏反应或导致耐药菌产生，因此治疗全身性感染或脏器感染时应避免局部应用抗菌药物。抗菌药物的局部应用只限于少数情况，例如全身给药后在感染部位难以达到治疗浓度时可加用局部给药作为辅助治疗。此情况见于治疗中枢神经系统感染时某些药物可同时鞘内给药；包裹性厚壁脓肿脓腔内注入抗菌药物以及眼科感染的局部用药等。某些皮肤表层及口腔、阴道等黏膜表面的感染可采用抗菌药物局部应用或外用，但应避免将主要供全身应用的品种作局部用药。局部用药宜采用刺激性小、不易吸收、不易导致耐药性和不易致过敏反应的杀菌药，青霉素类、头孢菌素类等易产生过敏反应的药物不可局部应用。氨基糖苷类等耳毒性药不可局部滴耳。

4）给药次数：为保证药物在体内能最大地发挥药效，杀灭感染灶病原菌，应根据药代动力学和药效学相结合的原则给药。青霉素类、头孢菌素类和其他β-内酰胺类、红霉素、克林霉素等消除半衰期短者，应一日多次给药。氟喹诺酮类、氨基糖苷类等可一日给药一次（重症感染者例外）。

5）疗程：抗菌药物疗程因感染不同而异，一般宜用至体温正常、症状消退后72～96 h，特殊情况，妥善处理。但是败血症、感染性心内膜炎、化脓性脑膜炎、伤寒、布鲁菌病、骨髓炎、溶血性链球菌咽炎和扁桃体炎、深部真菌病、结核病等需较长的疗程方能彻底治愈，并防止复发。

6）抗菌药物的联合应用要有明确指征：单一药物可有效治疗的感染，不需联合用药，仅在下列情况时有指征联合用药。①原菌尚未查明的严重感染，包括免疫缺陷者的严重感染。②单一抗菌药物不能控制的需氧菌及厌氧菌混合感染，2种或2种以上病原菌感染。③单一抗菌药物不能有效控制的感染性心内膜炎或败血症等重症感染。④需长程治疗，但病原菌易对某些抗菌药物产生耐药性的感染，如结核病、深部真菌病。⑤由于药物协同抗菌作用，联合用药时应将毒性大的抗菌药物剂量减少，如两性霉素B与氟胞嘧啶联合治疗隐球菌脑膜炎时，前者的剂量可适当减少，从而减少其毒性反应。联合用药时宜选用具有协同或相加抗菌作用的药物联合，如青霉素类、头孢菌素类等其他β-内酰胺类与氨基糖苷类联合，两性霉素B与氟胞嘧啶联合。联合用药通常采用2种药物联合，3种及3种以上药物联合仅适用于个别情况。此外必须注意联合用药后药物不良反应将增多。

二、抗菌药物预防性应用的基本原则

1. 内科及儿科预防用药

（1）用于预防一种或两种特定病原菌入侵体内引起的感染，可能有效；如目的在于防止任何细菌入侵，则往往无效。

（2）预防在一段时间内发生的感染可能有效；长期预防用药，常不能达到目的。

（3）患者原发疾病可以治愈或缓解者，预防用药可能有效。原发疾病不能治愈或缓解者（如免疫缺陷者），预防用药应尽量不用或少用。对免疫缺陷患者，宜严密观察其病情，一旦出现感染征兆时，在送检有关标本作培养同时，首先给予经验治疗。

（4）以下情况通常不宜常规预防性应用抗菌药物：普通感冒、麻疹、水痘等病毒性疾病，昏迷、休克、中毒、心力衰竭、肿瘤、应用肾上腺皮质激素等患者。

2. 外科手术预防用药

（1）外科手术预防用药目的：预防手术后切口感染，以及清洁—污染或污染手术后手术部位感染及术后可能发生的全身性感染。

《外科手术部位感染预防与控制技术指南（试行）》根据外科手术切口微生物污染情况，外科手术切口分为清洁切口、清洁—污染切口、污染切口、感染切口。①清洁切口：手术未进入感染炎症区，未进入呼吸道、消化道、泌尿生殖道及口咽部位。②清洁—污染切口：手术进入呼吸道、消化道、泌尿生殖道及口咽部位，但不伴有明显污染。③污染切口：手术进入急性炎症但未化脓区域。开放性创伤手术；胃肠道、尿路、胆道内容物及体液有大量溢出污染；术中有明显污染（如开胸心脏按压）。④感染切口：有失活组织的陈旧创伤手术；已有临床感染或脏器穿孔的手术。

（2）外科手术预防用药基本原则：根据手术是否有污染或污染可能，决定是否预防用抗菌药物。①清洁手术：手术野为人体无菌部位，局部无炎症、无损伤，也不涉及呼吸道、消化道、泌尿生殖道等人体与外界相通的器官。手术野无污染，通常不需预防用抗菌药物，仅在下列情况时可考虑预防用药：手术范围大、时间长、污染机会增加；手术涉及重要脏器，一旦发生感染将造成严重后果者，如头颅手术、心脏手术、眼内手术等；异物植入手术，如人工心瓣膜植入、永久性心脏起搏器放置、人工关节置换等；高龄或免疫缺陷者等高危人群。②清洁—污染手术：上下呼吸道、上下消化道、泌尿生殖道手术，或经以上器官的手术，如经口咽部大手术、经阴道子宫切除术、经直肠前列腺手术，以及开放性骨折或创伤手术。由于手术部位存在大量人体寄殖菌群，手术时可能污染手术野引致感染，故此类手术需预防用抗菌药物。③污染手术：由于胃肠道、尿路、胆道体液大量溢出或开放性创伤未经扩创等已造成手术野严重污染的手术。此类手术需预防用抗菌药物。④术前已存在细菌性感染的手术，如腹腔脏器穿孔腹膜炎、脓肿切除术、气性坏疽截肢术等，属抗菌药物治疗性应用，不属预防应用范畴。

（3）外科预防用抗菌药物的选择：抗菌药物的选择视预防目的而定。为预防术后切口感染，应针对金黄色葡萄球菌（以下简称金葡菌）选用药物。预防手术部位感染或全身性感染，则需依据手术野污染或可能的污染菌种类选用，如结肠或直肠手术前应选用对大肠埃希菌和脆弱拟杆菌有效的抗菌药物。选用的抗菌药物必须是疗效肯定、安全、使用方便及价格相对较低的品种。

（4）外科预防用抗菌药物的给药方法：接受清洁手术者，在术前 2 h 内给药，或麻醉开始时给药，使手术切口暴露时局部组织中已达到足以杀灭手术过程中入侵切口细菌的药物浓度。如果手术时间超过 3 h，或失血量 >1 500 mL，手术中可给予第二剂。抗菌药物的有效覆盖时间应包括整个手术过程和手术结束后 4 h，总的预防用药时间不超过 24 h，个别情况可延长至 48 h。手术时间较短（<2 h）的清洁手术，术前用药一次即可。清洁—污染手术预防用药时间亦为 24 h，必要时延长至 48 h。污染手术可依据患者情况适当延长。对手术前已形成感染者，抗菌药物使用时间应按治疗性应用而定。

三、抗菌药物在特殊病理、生理状况患者中应用的基本原则

1. 肾功能减退患者抗菌药物的应用

（1）基本原则：许多抗菌药物在人体内主要经肾排出，而某些抗菌药物具有肾毒性，肾功能减退的感染患者应用抗菌药物的原则如下：①尽量避免使用肾毒性抗菌药物，确有应用指征时，必须调整给药方案。②根据感染的严重程度、病原菌种类及药敏试验结果等选用无肾毒性或肾毒性低的抗菌药物。③根据患者肾功能减退程度以及抗菌药物在人体内排出途径调整给药剂量及方法。

（2）抗菌药物的选用及给药方案调整：根据抗菌药物体内过程特点及其肾毒性，肾功能减退时抗菌药物的选用有以下几种情况：①主要由肝胆系统排泄或由肝代谢，或经肾和肝胆系统同时排出的抗菌药物用于肾功能减退者，维持原治疗量或剂量略减。②主要经肾排泄，药物本身并无肾毒性，或仅有轻度肾毒性的抗菌药物，肾功能减退者可应用，但剂量需适当调整。③肾毒性抗菌药物避免用于肾功能减退者，如确有指征使用该类药物时，需进行血药浓度监测，据以调整给药方案，达到个体化给药；也可按照肾功能减退程度（以内生肌酐清除率为准）减量给药，疗程中需严密监测患者肾功能。如肾功能不全患者使用左氧氟沙星时，其剂量需要调整。

2. 肝功能减退患者抗菌药物的应用

肝功能减退时抗菌药物的选用及剂量调整，需要考虑肝功能减退对该类药物体内过程的影响程度，以及肝功能减退时该类药物及其代谢物发生毒性反应的可能性。由于药物在肝代谢过程复杂，不少药物的体内代谢过程尚未完全阐明，根据现有资料，肝功能减退时抗菌药物的应用有以下几种情况。

（1）主要由肝清除的药物，肝功能减退时清除明显减少，但并无明显毒性反应发生，肝病时仍可

正常应用，但需谨慎，必要时减量给药，治疗过程中需严密监测肝功能。红霉素等大环内酯类（不包括酯化物）、林可霉素、克林霉素属此类。

（2）药物主要经肝或有相当量经肝清除或代谢，肝功能减退时清除减少，并可导致毒性反应的发生，肝功能减退患者应避免使用此类药物，氯霉素、利福平、红霉素酯化物等属此类。

（3）药物经肝、肾两途径清除，肝功能减退者药物清除减少，血药浓度升高，同时有肾功能减退的患者血药浓度升高尤为明显，但药物本身的毒性不大。严重肝病患者，尤其肝、肾功能同时减退的患者在使用此类药物时需减量应用。经肾、肝两途径排出的青霉素类、头孢菌素类均属此种情况。

（4）药物主要由肾排泄，肝功能减退者不需调整剂量。氨基糖苷类抗生素属此类。

3. 老年患者抗菌药物的应用

由于老年人组织器官呈生理性退行性变，免疫功能也见减退，一旦罹患感染，在应用抗菌药物时需注意以下事项。

（1）老年人肾功能呈生理性减退，按一般常用量接受主要经肾排出的抗菌药物时，由于药物自肾排出减少，导致在体内积蓄，血药浓度增高，容易有药物不良反应的发生。因此老年患者，尤其是高龄患者接受主要自肾排出的抗菌药物时，应按轻度肾功能减退情况减量给药，可用正常治疗量的 1/2 ~ 2/3。青霉素类、头孢菌素类和其他 β-内酰胺类的大多数品种即属此类情况。

（2）老年患者宜选用毒性低并具杀菌作用的抗菌药物，青霉素类、头孢菌素类等 β-内酰胺类为常用药物，毒性大的氨基糖苷类、万古霉素、去甲万古霉素等药物应尽可能避免应用，有明确应用指征时在严密观察下慎用，同时应进行血药浓度监测，据此调整剂量，使给药方案个体化，以达到用药安全、有效的目的。

4. 新生儿患者抗菌药物的应用

新生儿期一些重要器官尚未完全发育成熟，在此期间其生长发育随日龄增加而迅速变化，因此新生儿感染使用抗菌药物时需注意以下事项。

（1）新生儿期肝、肾均未发育成熟，肝酶的分泌不足或缺乏，肾清除功能较差，因此新生儿感染时应避免应用毒性大的抗菌药物，包括主要经肾排泄的氨基糖苷类、万古霉素、去甲万古霉素等，以及主要经肝代谢的氯霉素。确有应用指征时，必须进行血药浓度监测，据此调整给药方案，个体化给药，以确保治疗安全有效。不能进行血药浓度监测者，不可选用上述药物。

（2）新生儿期避免应用或禁用可能发生严重不良反应的抗菌药物。可影响新生儿生长发育的四环素类、喹诺酮类禁用，可导致脑性核黄疸及溶血性贫血的磺胺类药和呋喃类药避免应用。

（3）新生儿期由于肾功能尚不完善，主要经肾排出的青霉素类、头孢菌素类等 β-内酰胺类药物需减量应用，以防止药物在体内蓄积导致严重中枢神经系统毒性反应的发生。

（4）新生儿的体重和组织器官日益成熟，抗菌药物在新生儿的药代动力学亦随日龄增长而变化，因此使用抗菌药物时应按日龄调整给药方案。

5. 小儿患者抗菌药物的应用

小儿患者抗菌药物的使用应注意以下几点。

（1）氨基糖苷类抗生素：该类药物有明显耳、肾毒性，小儿患者应尽量避免应用。临床有明确应用指征且又无其他毒性低的抗菌药物可供选用时，方可选用该类药物，并在治疗过程中严密观察不良反应。有条件者应进行血药浓度监测，根据其结果个体化给药。

（2）万古霉素和去甲万古霉素：该类药也有一定肾、耳毒性，小儿患者仅在有明确指征时方可选用。在治疗过程中应严密观察不良反应，并应进行血药浓度监测，个体化给药。

（3）四环素类抗生素：可导致牙齿黄染及牙釉质发育不良。不可用于 8 岁以下小儿。

（4）喹诺酮类抗菌药：由于对骨骼发育可能产生的不良影响，该类药物避免用于 18 岁以下未成年人。

6. 妊娠期和哺乳期患者抗菌药物的应用

（1）妊娠期患者抗菌药物的应用：妊娠期抗菌药物的应用需考虑药物对母体和胎儿两方面的影响。

①对胎儿有致畸或明显毒性作用者，如四环素类、喹诺酮类等，妊娠期避免应用。②对母体和胎儿均有毒性作用者，如氨基糖苷类、万古霉素、去甲万古霉素等，妊娠期避免应用。确有应用指征时，须在血药浓度监测下使用，以保证用药安全有效。③药毒性低，对胎儿及母体均无明显影响，也无致畸作用者，妊娠期感染时可选用。青霉素类、头孢菌素类等β-内酰胺类和磷霉素等均属此种情况。

（2）哺乳期患者抗菌药物的应用：哺乳期患者接受抗菌药物后，药物可自乳汁分泌，通常母乳中药物含量不高，不超过哺乳期患者每日用药量的1%；少数药物乳汁中分泌量较高，如氟喹诺酮类、四环素类、大环内酯类、氯霉素、磺胺甲噁唑、甲氧苄啶、甲硝唑等。青霉素类、头孢菌素类等β-内酰胺类和氨基糖苷类等在乳汁中含量低。然而无论乳汁中药物浓度如何，均存在对乳儿潜在的影响，并可能出现不良反应，如氨基糖苷类抗生素可导致乳儿听力减退，氯霉素可致乳儿骨髓抑制，磺胺甲噁唑等可致核黄疸、溶血性贫血，四环素类可致乳齿黄染，青霉素类可致过敏反应等。因此治疗哺乳期患者时应避免选用氨基糖苷类、喹诺酮类、四环素类、氯霉素、磺胺药等。哺乳期患者应用任何抗菌药物时，均宜暂停哺乳。

第二节　抗菌药物调剂管理

《抗菌药物临床应用管理办法》中对抗菌药物的调剂管理有相应规定。

一、药师抗菌药物调剂资格的取得

药师经培训并考核合格后，方可获得抗菌药物调剂资格。二级以上医院应当定期对药师进行抗菌药物临床应用知识和规范化管理的培训；其他医疗机构从事处方调剂工作的药师，由县级以上地方卫生行政部门组织相关培训、考核。经考核合格的，授予相应的抗菌药物调剂资格。

抗菌药物临床应用知识和规范化管理培训和考核内容应当包括以下内容：①《药品管理法》《执业医师法》《抗菌药物临床应用管理办法》《处方管理办法》《医疗机构药事管理规定》《抗菌药物临床应用指导原则》《国家基本药物处方集》《国家处方集》和《医院处方点评管理规范（试行）》等相关法律、法规、规章和规范性文件。②抗菌药物临床应用及管理制度。③常用抗菌药物的药理学特点与注意事项。④常见细菌的耐药趋势与控制方法。⑤抗菌药物不良反应的防治。

二、药师抗菌药物调剂资格的取消与恢复

药师未按照规定审核抗菌药物处方与用药医嘱，造成严重后果的，或者发现处方不适宜、超常处方等情况未进行干预且无正当理由的，医疗机构应当取消其药物调剂资格。

药师药物调剂资格取消后，在6个月内不得恢复其药物调剂资格。

第三节　抗菌药物临床应用管理

《抗菌药物临床应用管理办法》中对抗菌药物的临床应用管理有相应规定。

一、设立管理机构并明确职责

（1）医疗机构主要负责人是本机构抗菌药物临床应用管理的第一责任人。

（2）二级以上的医院、妇幼保健院及专科疾病防治机构应当在药事管理与药物治疗学委员会下设立抗菌药物管理工作组。抗菌药物管理工作组由医务、药学、感染性疾病、临床微生物、护理、医院感染管理等部门负责人和具有相关专业高级技术职务任职资格的人员组成，医务、药学等部门共同负责日常管理工作。其他医疗机构设立抗菌药物管理工作小组或者指定专（兼）职人员，负责

具体管理工作。

医疗机构抗菌药物管理工作机构或者专（兼）职人员的主要职责是：①贯彻执行抗菌药物管理相关的法律、法规、规章，制定本机构抗菌药物管理制度并组织实施。②审议本机构抗菌药物供应目录，制定抗菌药物临床应用相关技术性文件，并组织实施。③对本机构抗菌药物临床应用与细菌耐药情况进行监测，定期分析、评估、上报监测数据并发布相关信息，提出干预和改进措施。④对医务人员进行抗菌药物管理相关法律、法规、规章制度和技术规范培训，组织对患者合理使用抗菌药物的宣传教育。

（3）二级以上医院应当设置感染性疾病科，配备感染性疾病专业医师。感染性疾病科和感染性疾病专业医师负责对本机构各临床科室抗菌药物临床应用进行技术指导，参与抗菌药物临床应用管理工作。

二级以上医院应当配备抗菌药物等相关专业的临床药师。临床药师负责对本机构抗菌药物临床应用提供技术支持，指导患者合理使用抗菌药物，参与抗菌药物临床应用管理工作。

二级以上医院应当根据实际需要，建立符合实验室生物安全要求的临床微生物室。临床微生物室开展微生物培养、分离、鉴定和药物敏感试验等工作，提供病原学诊断和细菌耐药技术支持，参与抗菌药物临床应用管理工作。

二、控制抗菌药物品种数量，建立遴选和定期评估制度

（1）关于菌药物供应目录的品种数量：《关于进一步开展全国抗菌药物临床应用专项整治活动的通知》（卫办医政发［2013］37号）中的《2013年抗菌药物临床应用专项整治活动方案》（以下简称《2013年抗菌药物临床应用专项整治活动方案》）中规定：三级综合医院抗菌药物品种原则上不超过50种，二级综合医院抗菌药物品种原则上不超过35种；口腔医院抗菌药物品种原则上不超过35种，肿瘤医院抗菌药物品种原则上不超过35种，儿童医院抗菌药物品种原则上不超过50种，精神病医院抗菌药物品种原则上不超过10种，妇产医院（含妇幼保健院）抗菌药物品种原则上不超过40种。同一通用名称注射剂型和口服剂型各不超过2种，具有相似或者相同药理学特征的抗菌药物不得重复采购。头孢霉素类抗菌药物不超过2个品规；三代及四代头孢菌素（含复方制剂）类抗菌药物口服剂型不超过5个品规，注射剂型不超过8个品规；碳青霉烯类抗菌药物注射剂型不超过3个品规；氟喹诺酮类抗菌药物口服剂型和注射剂型各不超过4个品规；深部抗真菌类抗菌药物不超过5个品种。

《抗菌药物临床应用管理办法》规定：因特殊治疗需要，医疗机构需使用本机构抗菌药物供应目录以外抗菌药物的，可以启动临时采购程序。临时采购应当由临床科室提出申请，说明申请购入抗菌药物名称、剂型、规格、数量、使用对象和使用理由，经本机构抗菌药物管理工作组审核同意后，由药学部门临时一次性购入使用。严格控制临时采购抗菌药物品种和数量，同一通用名抗菌药物品种启动临时采购程序原则上每年不得超过5例次。如果超过5例次，应当讨论是否列入本机构抗菌药物供应目录。调整后的抗菌药物供应目录总品种数不得增加。

（2）关于建立抗菌药物遴选和定期评估制度医疗机构遴选和新引进抗菌药物品种，应当由临床科室提交申请报告，经药学部门提出意见后，由抗菌药物管理工作组审议。

抗菌药物管理工作组2/3以上成员审议同意，并经药事管理与药物治疗学委员会2/3以上委员审核同意后方可列入采购供应目录。

抗菌药物品种或者品规存在安全隐患、疗效不确定、耐药率高、性价比差或者违规使用等情况的，临床科室、药学部门、抗菌药物管理工作组可以提出清退或者更换意见。清退意见经抗菌药物管理工作组1/2以上成员同意后执行，并报药事管理与药物治疗学委员会备案；更换意见经药事管理与药物治疗学委员会讨论通过后执行。

清退或者更换的抗菌药物品种或者品规原则上12个月内不得重新进入本机构抗菌药物供应目录。

三、抗菌药物临床应用实行分级管理

根据抗菌药物的安全性、疗效、细菌耐药性、价格等因素，将抗菌药物分为三级：非限制使用级、

限制使用级与特殊使用级。具体划分标准如下。

（1）非限制使用级抗菌药物是指经长期临床应用证明安全、有效，对细菌耐药性影响较小，价格相对较低的抗菌药物。

（2）限制使用级抗菌药物是指经长期临床应用证明安全、有效，对细菌耐药性影响较大，或者价格相对较高的抗菌药物。

（3）特殊使用级抗菌药物是指具有以下情形之一的抗菌药物：①具有明显或者严重不良反应，不宜随意使用的抗菌药物。②需要严格控制使用，避免细菌过快产生耐药的抗菌药物。③疗效、安全性方面的临床资料较少的抗菌药物。④价格昂贵的抗菌药物。

抗菌药物分级管理目录由各省级卫生行政部门制定，报卫生和计划生育委员会（原卫生部）备案。

《卫生部办公厅关于抗菌药物临床应用管理有关问题的通知》（卫办医政发〔2009〕38号）中要求，以下药物作为"特殊使用"类别管理：①第四代头孢菌素：头孢吡肟、头孢匹罗、头孢噻利等。②碳青霉烯类抗菌药物：亚胺培南/西司他丁、美罗培南、帕尼培南/倍他米隆、比阿培南等。③多肽类与其他抗菌药物：万古霉素、去甲万古霉素、替考拉宁、利奈唑胺等。④抗真菌药物：卡泊芬净，米卡芬净，伊曲康唑（口服液、注射剂），伏立康唑（口服剂、注射剂），两性霉素B含脂制剂等。

四、严格管理医师抗菌药物处方权与特殊使用级抗菌药物使用

二级以上医院应当定期对医师进行抗菌药物临床应用知识和规范化管理的培训。医师经本机构培训并考核合格后，方可获得相应的处方权。其他医疗机构依法享有处方权的医师、乡村医生，由县级以上地方卫生行政部门组织相关培训、考核。经考核合格的，授予相应的抗菌药物处方权。

具有高级专业技术职务任职资格的医师，可授予特殊使用级抗菌药物处方权；具有中级以上专业技术职务任职资格的医师，可授予限制使用级抗菌药物处方权；具有初级专业技术职务任职资格的医师，在乡、民族乡、镇、村的医疗机构独立从事一般执业活动的执业助理医师以及乡村医生，可授予非限制使用级抗菌药物处方权。

医疗机构应当对出现抗菌药物超常处方3次以上且无正当理由的医师提出警告，限制其特殊使用级和限制使用级抗菌药物处方权。医师出现下列情形之一的，医疗机构应当取消其处方权：①抗菌药物考核不合格的。②限制处方权后，仍出现超常处方且无正当理由的。③未按照规定开具抗菌药物处方，造成严重后果的。④未按照规定使用抗菌药物，造成严重后果的。⑤开具抗菌药物处方牟取不正当利益的。医师处方权取消后，在6个月内不得恢复。

严格控制特殊使用级抗菌药物使用。特殊使用级抗菌药物不得在门诊使用。临床应用特殊使用级抗菌药物应当严格掌握用药指征，经抗菌药物管理工作组指定的专业技术人员会诊同意后，由具有相应处方权医师开具处方。特殊使用级抗菌药物会诊人员由具有抗菌药物临床应用经验的感染性疾病科、呼吸科、重症医学科、微生物检验科、药学部门等具有高级专业技术职务任职资格的医师、药师或具有高级专业技术职务任职资格的抗菌药物专业临床药师担任。因抢救生命垂危的患者等紧急情况，医师可以越级使用抗菌药物。越级使用抗菌药物应当详细记录用药指征，并应当于24 h内补办越级使用抗菌药物的必要手续。

五、严格控制Ⅰ类切口手术预防用药

《2013年抗菌药物临床应用专项整治活动方案》中规定，Ⅰ类切口手术患者预防使用抗菌药物比例不超过30%，原则上不联合预防使用抗菌药物。腹股沟疝修补术（包括补片修补术）、甲状腺疾病手术、乳腺疾病手术、关节镜检查手术、颈动脉内膜剥脱手术、颅骨肿瘤切除手术和经血管途径介入诊断手术患者原则上不预防使用抗菌药物；Ⅰ类切口手术患者预防使用抗菌药物时间原则上不超过24 h。

六、加强临床微生物标本检测并建立细菌耐药预警机制

临床微生物标本检测结果未出具前，可以根据当地和本机构细菌耐药监测情况经验选用抗菌药物，

临床微生物标本检测结果出具后根据检测结果进行相应调整。

《2013年抗菌药物临床应用专项整治活动方案》中规定，接受抗菌药物治疗的住院患者抗菌药物使用前微生物检验样本送检率不低于30%；接受限制使用级抗菌药物治疗的住院患者抗菌药物使用前微生物检验样本送检率不低于50%；接受特殊使用级抗菌药物治疗的住院患者抗菌药物使用前微生物送检率不低于80%。

根据细菌耐药监测工作，建立细菌耐药预警机制，并采取下列相应措施：①主要目标细菌耐药率超过30%的抗菌药物，应当及时将预警信息通报本机构医务人员。②主要目标细菌耐药率超过40%的抗菌药物，应当慎重经验用药。③主要目标细菌耐药率超过50%的抗菌药物，应当参照药敏试验结果选用。④主要目标细菌耐药率超过75%的抗菌药物，应当暂停针对此目标细菌的临床应用，根据追踪细菌耐药监测结果，再决定是否恢复临床应用。

七、建立本机构抗菌药物临床应用情况排名、内部公示和报告制度

对临床科室和医务人员抗菌药物使用量、使用率和使用强度等情况进行排名并予以内部公示；对排名后位或者发现严重问题的医师进行批评教育，情况严重的予以通报。按照要求对临床科室和医务人员抗菌药物临床应用情况进行汇总，并向核发其《医疗机构执业许可证》的卫生行政部门报告。非限制使用级抗菌药物临床应用情况，每年报告一次；限制使用级和特殊使用级抗菌药物临床应用情况，每半年报告一次。

八、充分利用信息化手段促进抗菌药物合理应用

如利用电子处方（医嘱）系统实现医师抗菌药物处方权限和药师抗菌药物处方调剂资格管理、控制抗菌药物使用的品种、时机和疗程等，实现抗菌药物临床应用全过程控制；开发利用电子处方点评系统加大抗菌药物处方点评工作力度，扩大处方点评范围和点评数量；开发相应统计功能软件实现抗菌药物临床应用动态监测、评估和预警。

九、抗菌药物临床应用异常的调查及处理

(1) 使用量异常增长的抗菌药物。
(2) 半年内使用量始终居于前列的抗菌药物。
(3) 经常超适应证、超剂量使用的抗菌药物。
(4) 企业违规销售的抗菌药物。
(5) 频繁发生严重不良事件的抗菌药物：应当加强对抗菌药物生产、经营企业在本机构销售行为的管理，对存在不正当销售行为的企业，应当及时采取暂停进药、清退等措施。

第四节　抗菌药物的相关管理办法

抗菌药物的相关管理办法主要有以下几个。

(1) 原卫生部、国家中医药管理局等部门于2004年8月19日联合发布的《关于施行〈抗菌药物临床应用指导原则〉的通知》（卫医发〔2004〕285号）。《抗菌药物临床应用指导原则》共分4部分，一是"抗菌药物临床应用的基本原则"，二是"抗菌药物临床应用的管理"，三是"各类抗菌药物的适应证和注意事项"，四是"各类细菌性感染的治疗原则及病原治疗"。其中抗菌药物临床应用的基本原则在临床治疗中必须遵循，其他三个部分供临床医师参考。

(2) 原卫生部于2009年3月23日下发的《关于抗菌药物临床应用管理有关问题的通知》（卫办医政发〔2009〕38号）。主要有4项内容：①以严格控制一类切口手术预防用药为重点，进一步加强围手术期抗菌药物预防性应用的管理，改变过度依赖抗菌药物预防手术感染的状况。②严格控制氟喹诺酮类

药物临床应用，规定氟喹诺酮类药物的经验性治疗用于肠道感染、社区获得性呼吸道感染和社区获得性泌尿系统感染，其他感染性疾病治疗要在病情和条件许可的情况下，逐步实现参照致病菌药敏试验结果或本地区细菌耐药监测结果选用该类药物，并严格控制氟喹诺酮类药物作为外科围手术期预防用药。对已有严重不良反应报告的氟喹诺酮类药物要慎重遴选，使用中密切关注安全性问题。③严格执行抗菌药物分级管理制度，规定第四代头孢菌素、碳青霉烯类抗菌药物、多肽类与利奈唑胺、抗真菌药物（卡泊芬净、米卡芬净、伊曲康唑、伏立康唑、两性霉素 B 含脂制剂等）作为特殊使用级抗菌药。④加强临床微生物检测与细菌耐药监测工作，建立抗菌药物临床应用预警机制。

（3）原卫生部于 2012 年 4 月 24 日发布的《抗菌药物临床应用管理办法》，分总则、组织机构和职责、抗菌药物临床应用管理、监督管理、法律责任、附则共 6 章 59 条，自 2012 年 8 月 1 日起施行。

（4）原卫生部于 2013 年 5 月 6 日发布的《关于进一步开展全国抗菌药物临床应用专项整治活动的通知》（卫办医政发［2013］37 号）。重点内容共 15 项：明确抗菌药物临床应用管理责任制；开展抗菌药物临床应用基本情况调查；建立完善抗菌药物临床应用技术支撑体系；严格落实抗菌药物分级管理制度；建立抗菌药物遴选和定期评估制度，加强抗菌药物购用管理；加大抗菌药物临床应用相关指标控制力度；定期开展抗菌药物临床应用监测与评估；加强临床微生物标本检测和细菌耐药监测；严格医师抗菌药物处方权限和药师抗菌药物调剂资格管理；落实抗菌药物处方点评制度；建立完善省级抗菌药物临床应用和细菌耐药监测网；充分利用信息化手段加强抗菌药物临床应用管理；建立抗菌药物临床应用情况通报和诫勉谈话制度；完善抗菌药物管理奖惩制度，严肃查处抗菌药物不合理使用情况；加大总结宣传力度，营造抗菌药物合理使用氛围。

参考文献

[1] 侯世科, 刘振华, 刘晓庆. 抗菌药物临床应用指南 [M]. 北京: 科学技术文献出版社, 2012.

[2] 陈吉生. 新编临床药物学 [M]. 北京: 中国中医药出版社, 2013.

[3] 姜远英. 临床药物治疗学 [M]. 3版. 北京: 人民卫生出版社, 2011.

[4] 郭涛, 史国兵. 内科常见疾病药物治疗手册 [M]. 北京: 人民军医出版社, 2016.

[5] 崔福德. 药剂学 [M]. 7版. 北京: 人民卫生出版社, 2011.

[6] 汪小根, 刘德军. 中药制剂技术 [M]. 2版. 北京: 人民卫生出版社, 2013.

[7] 刘世明, 陈敏生, 罗健东. 心血管疾病药物治疗与合理用药 [M]. 北京: 科学技术文献出版社, 2013.

[8] 张杰. 中药制剂技术 [M]. 2版. 北京: 化学工业出版社, 2013.

[9] 李泛珠. 药剂学 [M]. 北京: 中国中医药出版社, 2011.

[10] 王河, 汪安江, 朱萱. 胃食管反流病药物治疗进展 [M]. 世界华人消化杂志, 2011.

[11] 杨世杰. 药理学 [M]. 2版. 北京: 人民卫生出版社, 2012.

[12] 杨宝峰. 药理学 [M]. 8版. 北京: 人民卫生出版社, 2013.

[13] 张玉. 临床药物手册 [M]. 2版. 北京: 人民卫生出版社, 2012.

[14] 程德云, 陈文彬. 临床药物治疗学 [M]. 4版. 北京: 人民卫生出版社, 2012.

[15] 李兆申. 现代消化病药物治疗学 [M]. 北京: 人民军医出版社, 2005.

[16] 孙淑娟, 康东红. 内分泌疾病药物治疗学 [M]. 北京: 化学工业出版社, 2010.

[17] 王吉耀. 内科学 [M]. 北京: 人民卫生出版社, 2005.

[18] 李大魁, 张石革. 药学综合知识与技能 [M]. 北京: 中国医药科技出版社, 2013.

[19] 雍德卿. 新编医院制剂技术 [M]. 2版. 北京: 人民卫生出版社, 2004.

[20] 陈新谦, 金有豫, 汤光. 新编药物学 [M]. 17版. 北京: 人民卫生出版社, 2011.

[21] 阚全程. 医院药物高级教程 [M]. 北京: 人民军医出版社, 2015.

[22] 罗伯特 J. 奇波利, 琳达 M. 斯特兰德, 彼得 C. 莫利. 药学监护实践方法——以患者为中心的药物治疗管理服务 [M]. 康震, 金有豫, 朱珠, 译. 北京: 化学工业出版社, 2016.

[23] 梅全喜, 曹俊岭. 中药临床药学 [M]. 北京: 人民卫生出版社, 2013.

[24] Pulfer S K, Ciccotto S L. Distribution of small magnetic particles in brain tumor bearing rat [J]. Neurooncol, 1999, 41 (2): 99 – 105.

[25] 吴蓬. 药事管理学 [M] (第3版). 北京: 人民卫生出版社, 2003.